PROF. DR. MICHAEL HAMM
FRIEDRICH BOHLMANN

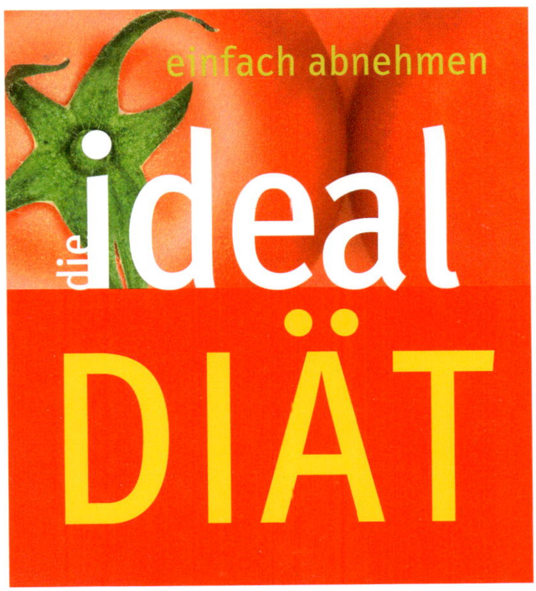

> Dauerhaft schlank mit dem Ampelkonzept

> Kein Kalorienzählen, kein Jo-Jo-Effekt

> Von Testpersonen erfolgreich durchgeführt

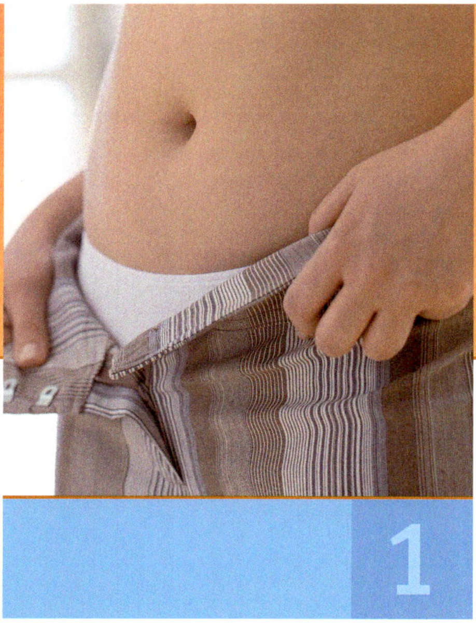

Abnehmen auf die ideale Art

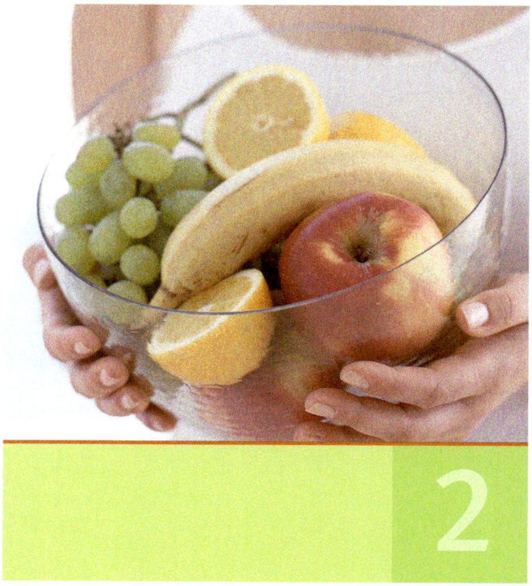

Inhalt

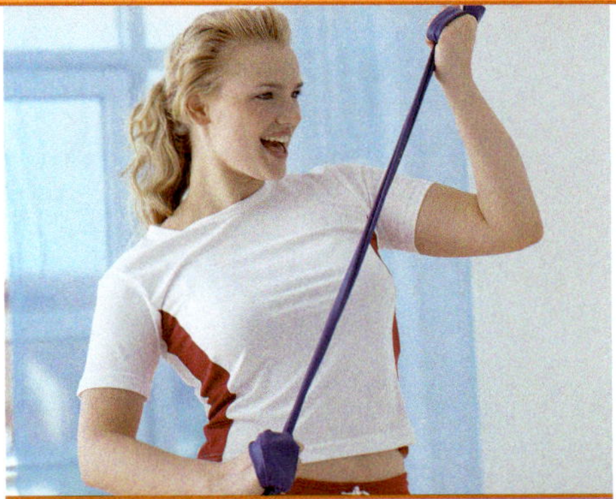

Die Ideal-Diät-Rezepte

Den Kilos Beine machen

3

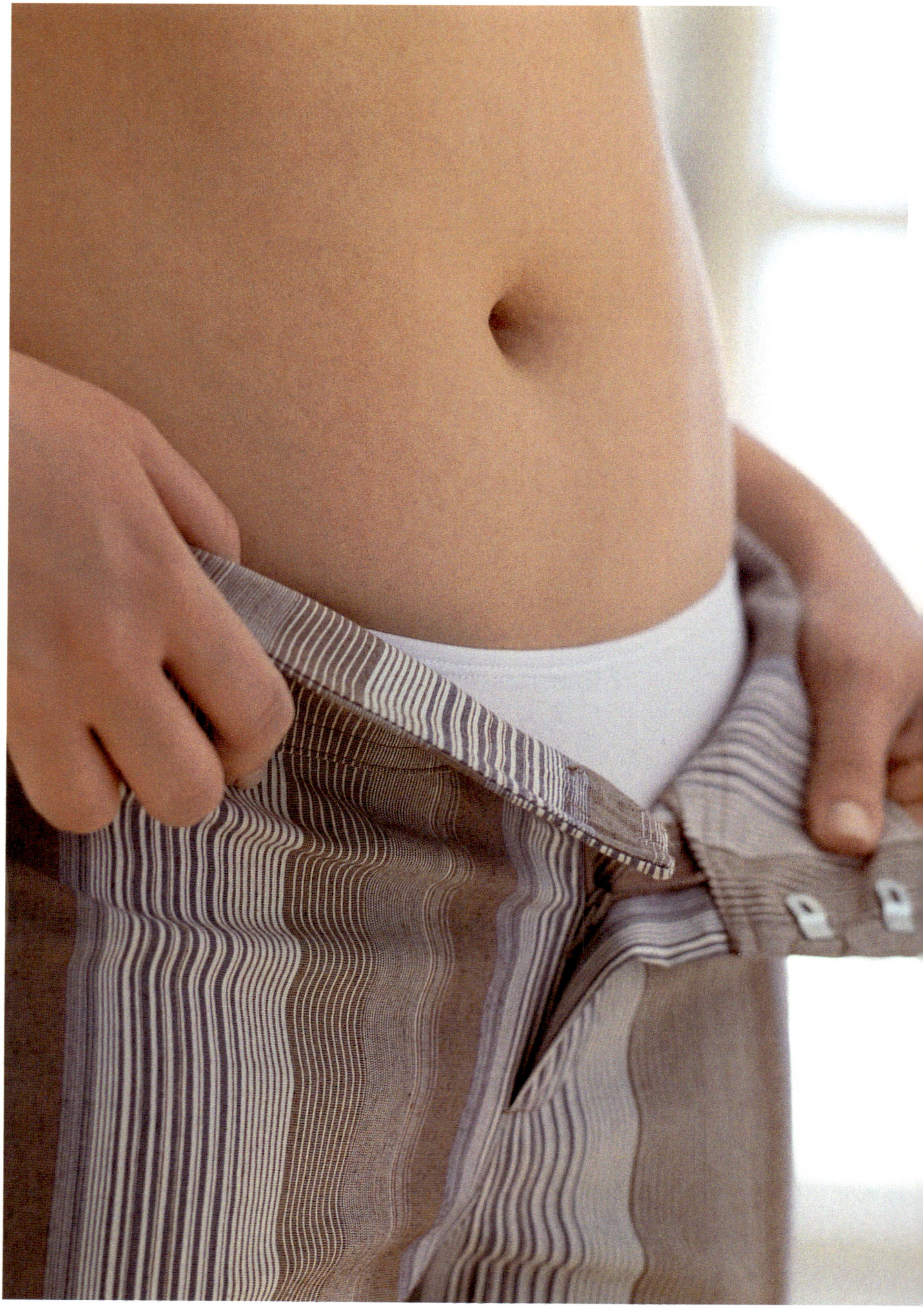

Abnehmen auf die ideale Art

1

Erfolgreich abzunehmen gelingt nur, wenn Sie Ihre Ess- und Lebensgewohnheiten dauerhaft ändern. Das entspricht auch dem ursprünglichen Verständnis von Diät. Das Wort stammt vom griechischen »diaita«, was so viel wie vernünftige Lebensweise – Essen und Bewegung eingeschlossen – bedeutet.

Wegweiser durchs Buch

→ Grüne Seiten

Freie Fahrt für purzelnde Pfunde. Die grünen Rezeptseiten ab Seite 82 bieten den besten Einstieg: kompromisslose Rezepte für alle, die mit der Diät beginnen und die mit Kohlenhydraten vorsichtig umgehen müssen. Kombinieren Sie sie mit softem Training.

→ Gelbe Seiten

Für alle, die sich beim Abnehmen weniger schwer tun oder die statt strenger Kalorien- und Fettkontrolle lieber regelmäßig sporteln. Testen Sie ab Seite 120, ob und wie Sie die gelben Rezepte in Ihren Speiseplan einbauen können, um Ihrem Typ gemäß abzunehmen oder um Ihr Wunschgewicht zu halten.

→ Rote Seiten

Weil auch beim Abnehmen hin und wieder Ausnahmen erlaubt sind, gibt es ab Seite 142 hier die fettbewussten Rezepte für süße Schleckermäuler. Und damit sich diese Ausnahmen auf der Waage nicht bemerkbar machen, sollten Sie regelmäßig mehrmals pro Woche Ihren Körper mit Ausdauer- und Kraftübungen trainieren.

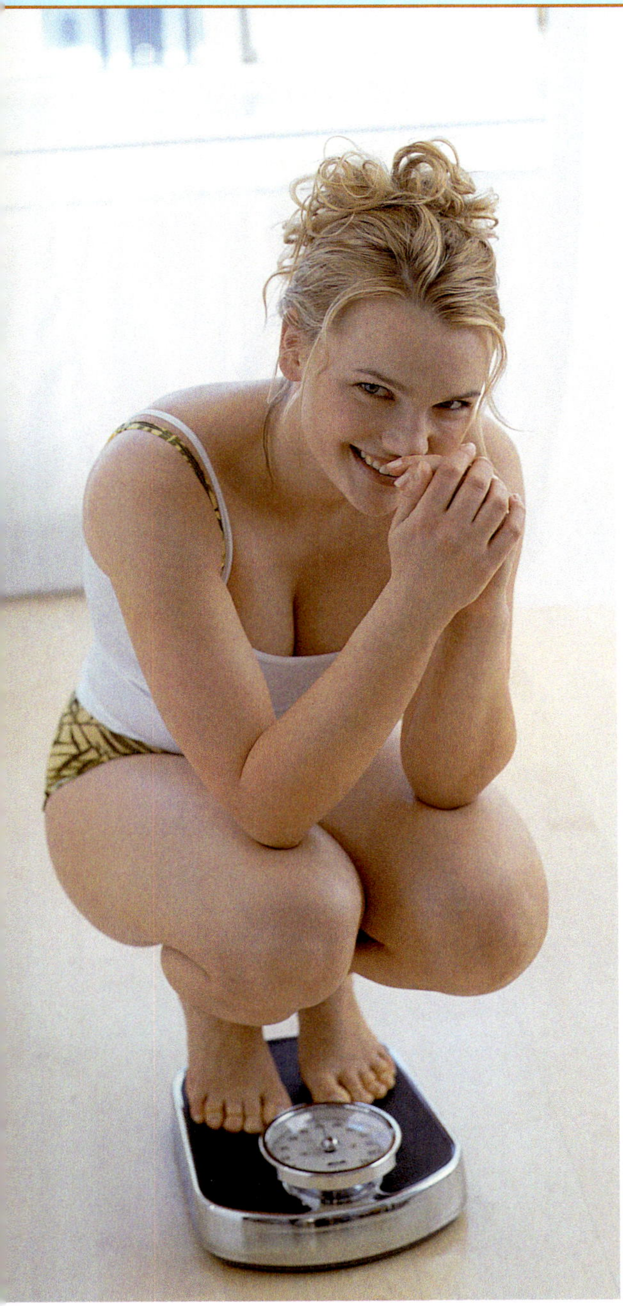

Diätwellen kommen und gehen. Eines haben sie alle gemeinsam: Sie werden jeweils als die ultimative Patentlösung angepriesen und machen alle bisherigen Strategien überflüssig und schlecht. Den größten Wandel in diesem Zusammenhang haben die Kohlenhydrate hinter sich, galten sie doch einmal als Dickmacher, ein anderes Mal als Fit- und Schlankmacher. Beim Fett läuft es ähnlich. »Fett macht fett:« Diese unverblümte Schuldzuweisung der Low-Fat-Riege wird durch provokante – zunächst sicherlich unglaubwürdige – Thesen der Gegner wie »Fett macht schlank« oder »Fit mit Fett« wieder aufgehoben. Solche Vereinfachungen und allzu simplen Patentrezepte für das Massenphänomen Übergewicht berücksichtigen jedoch nicht die komplexen Stoffwechselzusammenhänge im Körper und die jeweils individuell unterschiedlichen Voraussetzungen. Hat doch jeder andere Essbedürfnisse und besitzt eine ganz persönliche psychische und physische Struktur.

Warum ist diese Diät ideal?

Sie haben dieses Buch in der Hand, weil Sie sicher wie viele andere auch mit Ihrer Figur unzufrieden sind. Und vermutlich haben Sie bereits die frustrierende Erfahrung vieler Jo-Jo-Diäten gemacht, nach denen Sie jedes Mal sehr schnell wieder zunahmen – oft mehr Pfunde, als Sie vorher verloren hatten. Je weniger Sie essen und je mehr Sie rasche

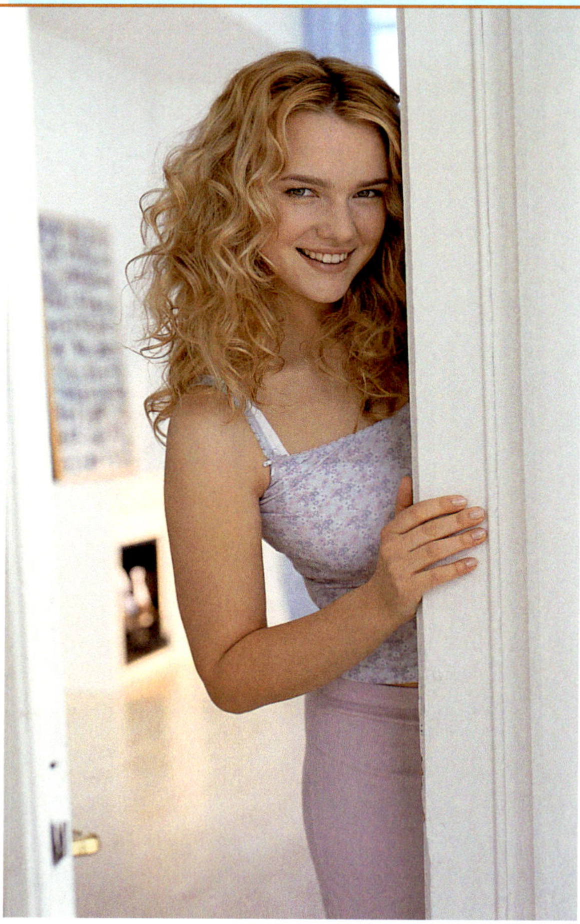

Kampf den Kilos ohne Krampf – mit der Ideal-Diät klappt's ohne Frust.

Gewichtsverluste durch rigorose Diäten erzwingen wollen, desto weiter entfernen Sie sich von Ihrem Ziel. Lassen Sie Diätstress und Diätfrust hinter sich, und finden Sie endlich den Ausweg aus der Diätfalle mit Ihrer Ideal-Diät.

Wir bieten Ihnen eine Diät, bei der Sie abwechslungsreich genießen dürfen und keinen Hunger leiden müssen. Die Diät kommt zugleich Ihrer Gesundheit und Ihrem Wohlbefinden zugute. Statt schlechter Laune, Nervosität, Lustlosigkeit und allgemeinem Energiemangel haben Sie vielmehr die richtige Power, um Ihr Aktivitätsniveau im Alltag zu steigern und beim fettverbrennenden Workout eine gute Figur zu bekommen und zu halten.

Wenn Sie sofort mit dem Abnehmen beginnen wollen, kein Problem: Schlagen Sie die Rezeptseiten mit der grünen Markierung auf. Mit ihnen können Sie gar nichts falsch machen. Sie liefern Ihnen die richtigen Fette und Kohlenhydrate, um schlank zu werden und es dauerhaft zu bleiben. Alles andere, zum Beispiel, warum diese neue Diät so gesund und gleichzeitig so wirkungsvoll ist, können Sie ja immer noch nachlesen.

Mit Erfolg getestet

Diese Diät ist nicht nur theoretisch erarbeitet und nach neuesten wissenschaftlichen Richtlinien entwickelt worden. Das hätte uns nicht gereicht, um sie »Ideal-Diät« zu nennen. Eine Gruppe von Übergewichtigen hat die Diät bereits in der Entstehungsphase getestet und dabei in zwei bis sieben Monaten zwischen 5 und 17 Kilogramm verloren. Nebenbei wurden Kritikbögen ausgefüllt, jede Woche Verbesserungsvorschläge gesammelt und genau besprochen, wie diese Diät noch besser, alltags- und bürotauglicher, aber auch familienfreundlicher werden kann. Die Anregungen der Testgruppe sind bereits in die Rezepte eingeflossen oder ergänzen sie in Form von Tipps.

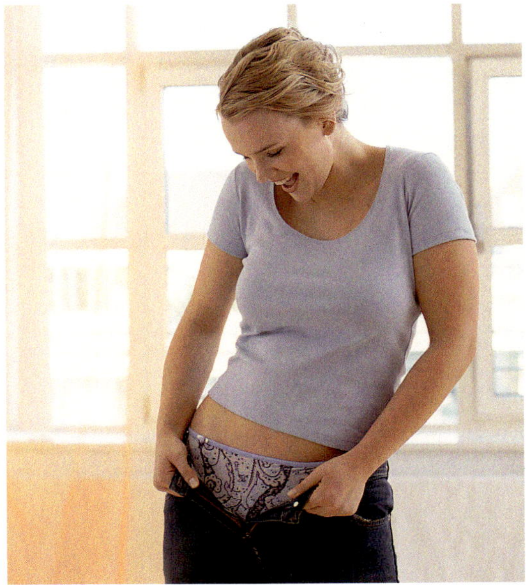

Ziel von vielen: Diäten, bis die Lieblingshose wieder passt.

Der Ideal-Tipp

Bürotauglichkeit

Für alle, die auch im Büro mittags gern etwas Frisches essen, ist die Ideal-Diät super geeignet. Denn aus frischem Gemüse wie Tomaten, Gurken, Möhren, Paprika und einigen Salatblättern ist morgens schnell ein knackiger Salat geschnipselt. Diese Gemüsesorten können Sie für drei, vier Tage auch im Voraus kaufen, im Kühlschrank halten sie sich frisch. Bereiten Sie die Salatsauce gleich in größerer Menge zu, und füllen Sie sie in eine Flasche um. Dann brauchen Sie nur die gewünschte Menge entnehmen – oder Sie nehmen gleich die ganze Flasche mit ins Büro.

Sie finden in diesem Buch eine Fülle an praktischen Erfahrungen, hilfreichen Tipps und Hinweisen, die Ihnen das Abnehmen so einfach wie nie machen. Sie profitieren von Problemen und Hürden, die unsere Testpersonen bereits erfolgreich gemeistert haben. Denn wir sagen Ihnen genau, wie Sie mit Heißhungerattacken, Diätfrust und Durchhängern umgehen können.

Ich hab's geschafft:

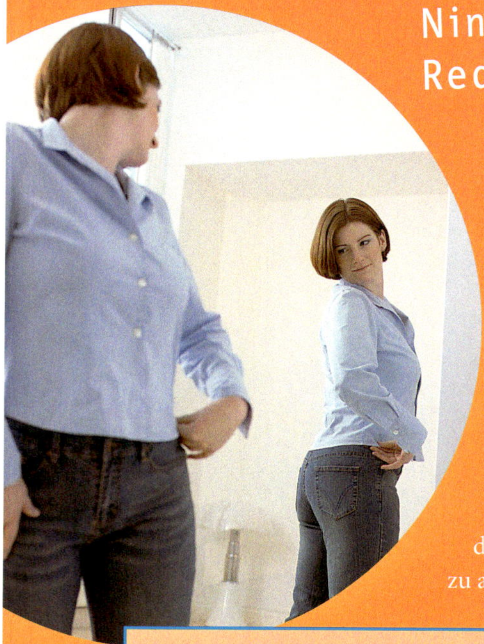

Nina, 29, 164 cm, Redakteurin, –5 kg

Besonders meinen Bauch und meine Oberschenkel finde ich zu dick. Bisher habe ich nach Diäten über kurz oder lang immer wieder zugenommen. Ein Arzt riet mir auch, ein paar Pfunde abzunehmen, da ich Probleme mit dem Cholesterin hätte. Acht Kilo weniger fänd' ich optimal, mit dem Gewicht habe ich mich am wohlsten gefühlt.

Die Motivation:

Wenn ich dünner bin, mache ich mehr Sport. Und sobald ich mich zu mehr Sport aufraffe ODER regelmäßig mehr Sport mache, habe ich abends nach dem Job noch die Energie, an meinem ersten Roman zu arbeiten.

Vorher: >>Ich kenne toll aussehende mollige Frauen – aber ich möchte lieber schlanker sein.<<

Wie es mir ergangen ist und warum ich Erfolg hatte:

Noch drei Kilo weniger, und ich habe mein Traumgewicht erreicht – obwohl ich zwischendurch immer mal wieder mit Gummibärchen und Sportverzicht gesündigt habe. Dann habe ich wieder die grünen Rezepte gekocht und versucht, die aufkommende Panik, weil sich der Zeiger der Waage nach oben bewegte, beim Sport wegzustrampeln. Das ist mir ganz gut gelungen. Die Diät ist ein super Anschub: Ich könnte Bäume ausreißen! Das Selbstbewusstsein ist mit jedem verlorenen Pfund gewachsen. Das hat mich mächtig angespornt, auch im Job und beim Schreiben auf neue Ziele zuzugehen. Danke!

Wo es für mich schwierig wurde:

Mein Bauch blieb lange Zeit dick. Ich dachte schon, dass die Diät nichts bringt. Dann stellte ich aber beim Messen fest, dass ich überall sonst um ein paar Zentimeter dünner geworden war. Anscheinend waren es Verdauungsprobleme wegen meiner Nahrungsmittelunverträglichkeiten. Als ich eine Zeit lang streng nach der Diät lebte, gingen die weg. Schwierig wurde es auch, weil ich schon immer viel gesportelt habe. Die Waage zeigte nur langsam weniger an und manchmal wieder mehr, das war frustrierend. Es ist aber wohl so, wenn man Fett durch Muskeln ersetzt. Man muss nur durchhalten.

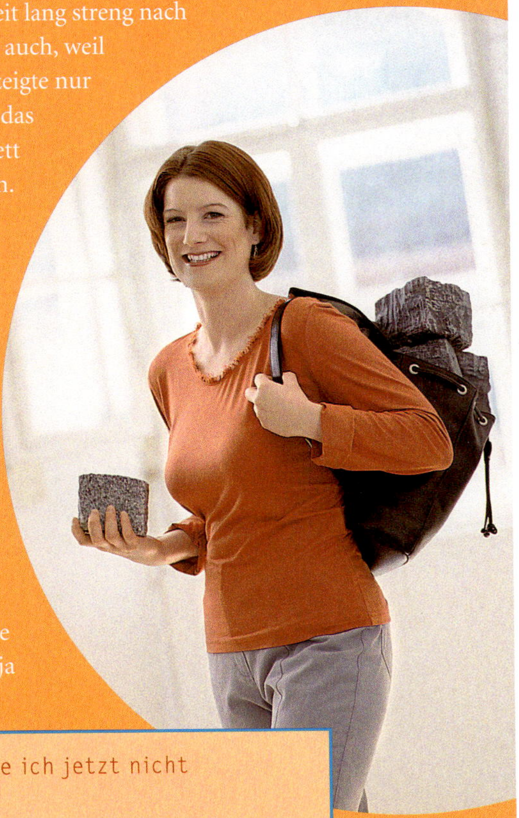

Das beste Erlebnis beim Abnehmen:

Als mir endlich wieder meine Testhose passte, das erste Mal seit fast drei Jahren, war ich total happy! Auch meine Arme gefielen mir besser, und ich habe mich getraut, wieder ärmelfreie Tops anzuziehen. Super Gefühl!

Meine nächsten Ziele und wie ich sie erreiche:

Noch drei Kilo weniger wären super. Ich muss mir überlegen, wie ich in meinem neuen Beruf die Ideal-Diät weiter durchziehe. Aber das Buch gibt ja genügend Tipps für Berufstätige.

Nachher: >>Diese Kilos schleppe ich jetzt nicht mehr mit mir herum!<<

Ich hab's geschafft:

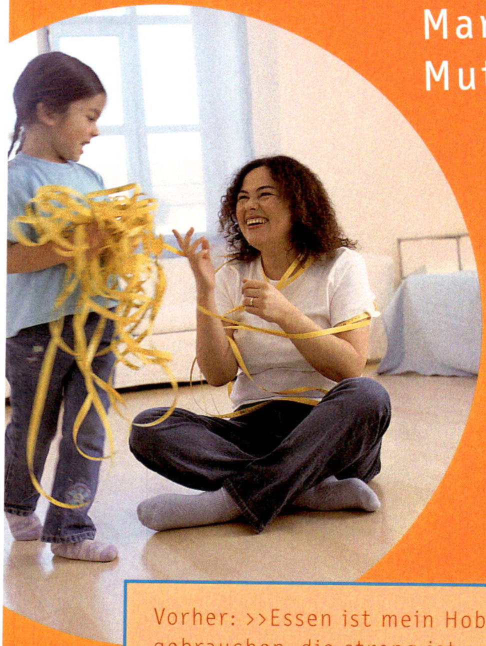

Marcela, 39, 173 cm, Mutter, –7 kg

Mit einem künstlichen Magenfüller hatte ich schon 18 Kilo in kurzer Zeit verloren. Doch das war fürs Bindegewebe nicht gut. Jetzt mache ich zum ersten Mal eine Diät, möchte langsam abnehmen und eine Ernährung finden, bei der ich mein Gewicht halten kann.

Die Motivation:

In meinem Schrank hängt immer noch eine wunderschöne rote Seidenhose, die mir schon seit über zwei Jahren nicht mehr passt. Die möchte ich wieder tragen und deshalb fünf Kilo abnehmen.

Vorher: >>Essen ist mein Hobby. Da kann ich keine Diät gebrauchen, die streng ist und viel verbietet.<<

Wie es mir ergangen ist und warum ich Erfolg hatte:

In den ersten beiden Wochen passierte bei mir auf der Waage gar nichts. Gleichzeitig musste ich mich auf die neuen Rezepte erst einstellen, ging jeden Tag einkaufen. Das ist mir schwer gefallen. Doch als ich dann jede Woche ein Pfund weniger wog, fand ich das super. Die gelben Rezepte lieben auch meine Kinder und mein Mann sehr, die strengeren grünen ergänze ich dann für meine Familie mit Nudeln oder Kartoffeln. Und so habe ich ohne viel Mehraufwand sieben Kilo verloren und mache weiter.

Wo es für mich schwierig wurde:

Anfangs quälten mich oft Hungerattacken. Da habe ich dann immer ein paar Süßigkeiten gegessen, aber nur fettfreie wie Gummibärchen.

Das beste Erlebnis beim Abnehmen:

Ich kann wieder Größe 38 tragen, vorher hatte ich 42! Und die rote Hose passt auch wieder. Na ja, an der Taille kneift sie noch. Aber ich war total überrascht, als ich plötzlich mein Ziel erreicht hatte.

Meine nächsten Ziele und wie ich sie erreiche:

Auf alle Fälle möchte ich, dass meine geliebte rote Hose super sitzt. Deshalb nehme ich auch weiterhin ab, aber ganz ohne Zwang. Ich esse mehr Obst und Gemüse, viel Fisch. Da fällt das Abnehmen wirklich nicht schwer. Im Restaurant sind mir jetzt sogar die Portionen zu groß. Neulich wurde mir ganz schlecht. Mein Körper hat sich also auf die Diät vollkommen eingestellt. So werde ich sicher noch zwei bis drei Kilo verlieren.

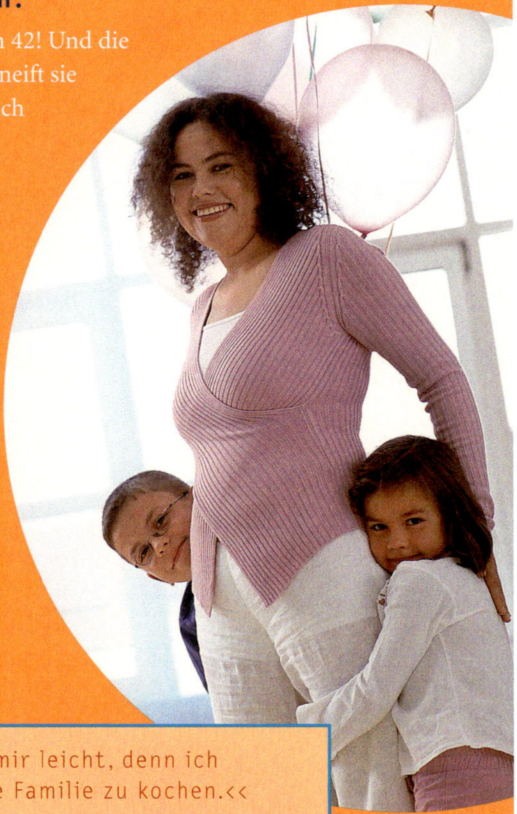

Nachher: >>Die Ideal-Diät fiel mir leicht, denn ich brauchte nicht extra für meine Familie zu kochen.<<

Ich hab's geschafft:

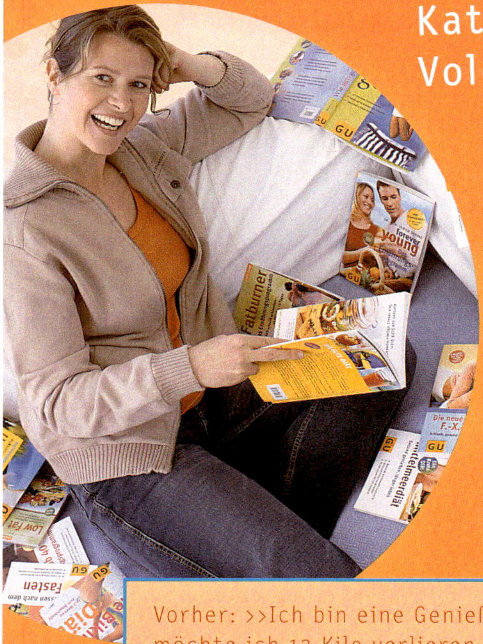

Katja, 32, 177 cm, Volontärin, –7 kg

Ich brauche eine Diät, die schmeckt, leicht zuzubereiten ist und satt macht. Das ist sicher viel verlangt von einer Diät. Außerdem war ich neugierig, ob ich mit der Ideal-Diät mehr Erfolg habe, nachdem ich bei den Weight Watchers nur zwei Kilo abgenommen hatte.

Die Motivation:

Ich fühlte mich rundum etwas zu füllig und wollte unbedingt etwa 12 Kilo abnehmen. Außerdem hatte ich beschlossen, wieder mehr Sport zu treiben und täglich joggen zu gehen.

Vorher: >>Ich bin eine Genießerin und esse gern. Trotzdem möchte ich 12 Kilo verlieren.<<

Wie es mir ergangen ist und warum ich Erfolg hatte:

Es war absolut einfach für mich, denn ich musste meine Ernährung nicht total umstellen. Das Müsli am Morgen statt der üblichen Toastscheiben schmeckte mir, und auch das viele Obst bekam mir sehr gut. Der Hunger auf Schokolade oder Süßes war schnell weg. Mein Körper konnte sich rasch auf diese Ernährung einstellen. Schon nach zwei Monaten hatte ich mein erstes Ziel erreicht, sieben Kilo weniger. Nur mittags habe ich nicht nach der Diät gekocht, sondern bin mit meinen Kollegen in die Kantine gegangen. Dort habe ich immer viel Gemüse und Salat gegessen, mit ganz wenig Sauce.

Wo es für mich schwierig wurde:

Ich habe oft Besuch über das Wochenende. Der kann zwar problemlos die Diätrezepte mitessen, weil die nicht nach Diät schmecken. Aber ich gehe mit den Leuten oft ins Restaurant – ganz ohne Diätregeln! Zum Glück hat das meine Vorsätze nicht erschüttert. Ich gönne mir solche Ausrutscher und mache am nächsten Tag mit der Diät wieder weiter. Augenblicklich gibt es sehr viel Arbeit. Dann belohnt man sich im Kollegenkreis schon mal mit einer Runde Eis oder Schokolade. Außerdem fällt zurzeit das Joggen flach. Trotzdem halte ich jetzt mein Gewicht! Die restlichen Pfunde werde ich noch abnehmen, wenn der Stress vorüber ist.

Das beste Erlebnis beim Abnehmen:

Als mehrere Bekannte sagten, »Du hast aber viel abgenommen«, war ich total happy.

Meine nächsten Ziele und wie ich sie erreiche:

Wenn der Beruf mir bald mehr Zeit lässt, koche ich wieder nach den grünen Rezepten und jogge. So nehme ich sicher weitere 5 Kilo ab, weit mehr als ich anfangs zu hoffen wagte.

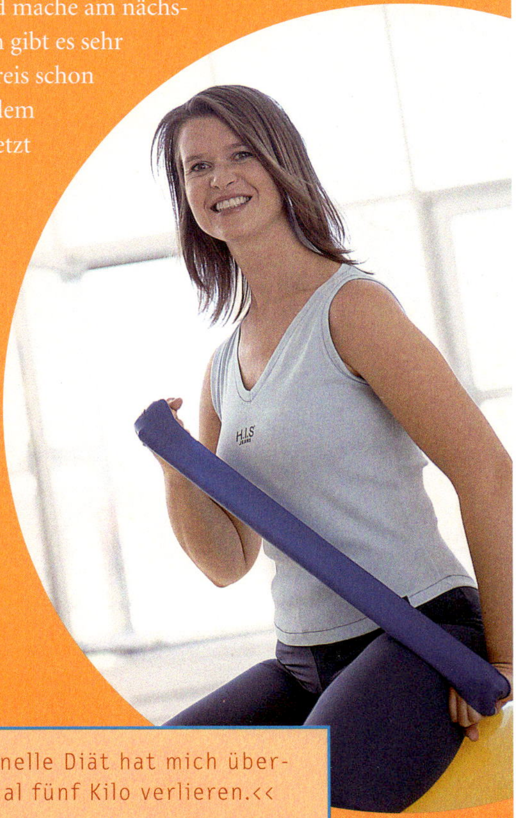

Nachher: >>Diese einfache, schnelle Diät hat mich überzeugt. Jetzt möchte ich nochmal fünf Kilo verlieren.<<

Ich hab's geschafft:

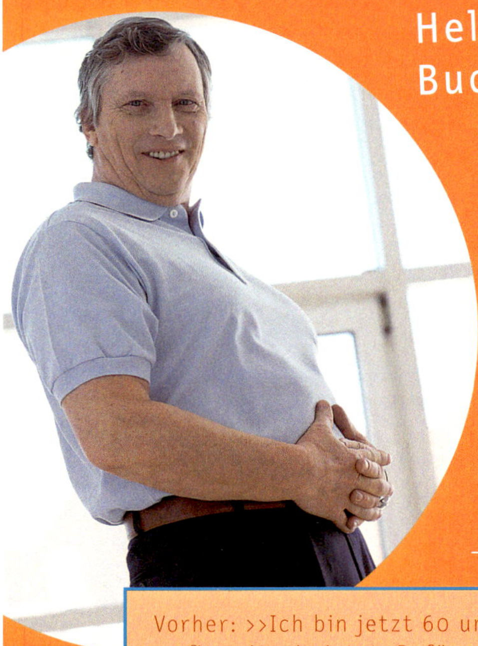

Helmut, 60, 170 cm, Buchhersteller, –8 kg

Auf mein Gewicht habe ich schon immer geachtet. Etwas für seine Gesundheit zu tun, nicht einfach gedankenlos zu essen, das finde ich wichtig. Deshalb wünsche ich mir eine Diät, die so gesund, ausgewogen und abwechslungsreich ist, dass ich mich dauerhaft danach ernähren kann.

Die Motivation:

Ich segle oft und möchte auch im Ruhestand fit dafür sein. Außerdem will ich mich noch in einigen Jahren gern ansehen und wohl fühlen. Genauso geht es meiner Frau. So machen wir die Diät zu zweit – und motivieren uns gegenseitig.

Vorher: >>Ich bin jetzt 60 und möchte auch im Ruhestand so fit sein wie jetzt. Dafür sind 8 Kilo weniger ideal.<<

Wie es mir ergangen ist und warum ich Erfolg hatte:

Bei den strengen grünen Rezepten fehlten mir zwar Kartoffeln und Nudelgerichte, doch der Erfolg überzeugte: In zehn Tagen war ich zwei Kilo los. Allerdings habe ich auch das Glas Wein am Abend gestrichen. Gut kam ich mit einem Mix aus grünen und gelben Rezepten zurecht. Damit wog ich bereits nach zwei Monaten acht Kilo weniger. Ich musste ja nie hungern, und die Rezepte waren überraschend lecker. Die schmecken überhaupt nicht nach Diät, und es fällt nicht schwer, sich an diese Ernährung zu gewöhnen.

Wo es für mich schwierig wurde:

Ich esse und trinke gern mit meinen Freunden. Manchmal vielleicht mehr, als ich sollte. Aber darauf möchte ich nicht verzichten. Im Urlaub mit den Freunden habe ich daher auch wieder ein Kilo zugelegt. Doch ich denke, das ist bei dem Abnehmerfolg auf jeden Fall drin.

Das beste Erlebnis beim Abnehmen:

Es gemeinsam mit meiner Frau zu schaffen, war sicherlich das Schönste dabei. Auch über Komplimente von den Kollegen habe ich mich sehr gefreut, denn man hat mir den Erfolg schnell angesehen.

Meine nächsten Ziele und wie ich sie erreiche:

Das Abnehmziel von acht Kilo haben meine Frau und ich mehr als erreicht und nun bereits drei Monate gehalten, allerdings mit leichten Schwankungen. In den nächsten Wochen will ich nochmal vier Kilo abnehmen. Da werde ich mich wieder an die grünen Rezepte halten und auf Wein verzichten.

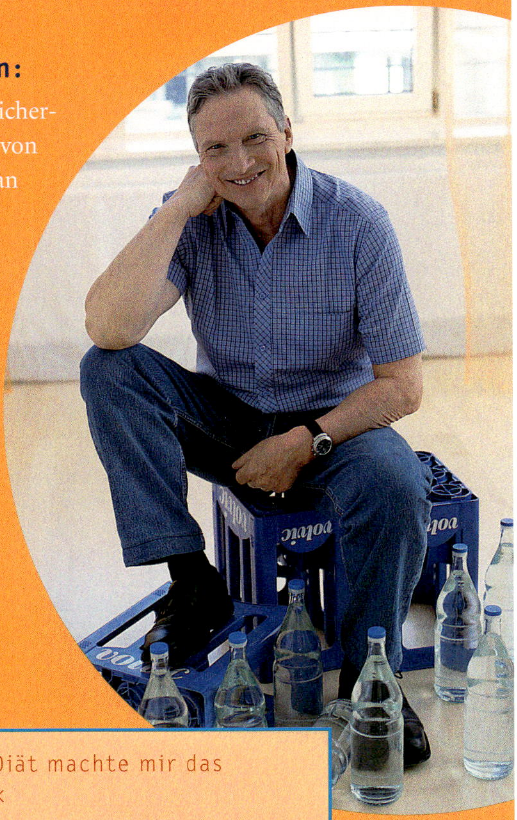

Nachher: >>Auch während der Diät machte mir das Leben noch jede Menge Spaß!<<

Ich hab's geschafft:

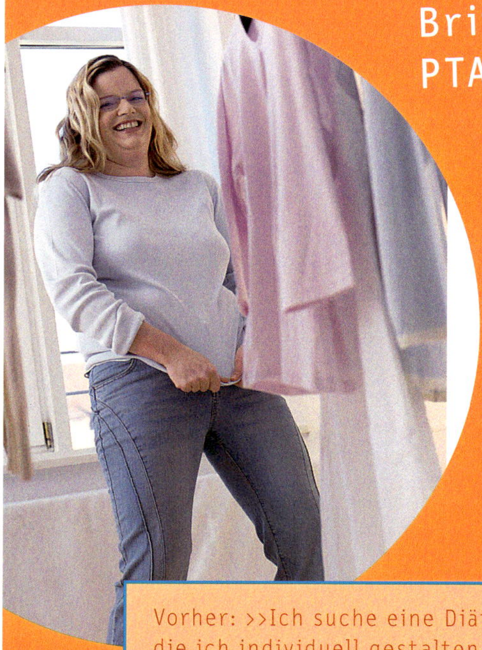

Britta, 27, 168 cm, PTA, –6 kg

Mit Low-Fat-Diäten hatte ich bereits 16 Kilo abgenommen. Seitdem weiß ich genau, wo die versteckten Fette lauern und kenne alle Fettspar-Tricks. Doch nach sieben Monaten streng fettarmer Diät brauchte ich mal etwas Abwechslung.

Die Motivation:

Ich habe zwar schon viel abgenommen, doch weitere fünf bis zehn Kilo weniger schaden nicht. Dann hätte ich mein Normalgewicht. Als ersten Schritt dahin wollte ich fünf Kilo verlieren.

Vorher: >>Ich suche eine Diät, die ausgewogen ist und die ich individuell gestalten kann.<<

Wie es mir ergangen ist und warum ich Erfolg hatte:

Erst fiel es mir schwer, in die Diät einzusteigen. Ich konnte mir nach Low Fat gar nicht vorstellen, dass ich nochmal abnehmen könnte. Doch die Rezepte reizten mich. Und schon nach zwei Wochen war ich um 1,5 Kilo leichter. Das hätte ich nie gedacht. Dann ging es allerdings langsamer weiter. Doch sechs Kilo weniger sind für mich riesig. Ich esse abends wenig, weil mir dann häufig die Zeit zum Kochen fehlt. Oft genügt mir eine Buttermilch oder ein Tomatensalat mit etwas Mozzarella. Aber das reicht ja, wie man sieht. Denn mein Gewicht habe ich gehalten, eher habe ich sogar noch leicht abgenommen.

Wo es für mich schwierig wurde:

Ich bekam zum Beispiel nach der leckeren Brokkolisuppe großen Appetit auf was Süßes. Irgendwie fehlte mir etwas. Aber als ich – zum Glück – auf die Schnelle keine Schokolade fand, verging dieser spontane Heißhunger auch wieder. Später habe ich bei solchen Anfällen ein Glas Fruchtsaft getrunken. Aber es gab auch die Pommes-Phase. Da habe ich dann auch mal Fritten aus dem Backofen gegessen! Und bei Stress im Beruf aß ich schon mal Negerküsse. Trotzdem habe ich immer weiter abgenommen.

Das beste Erlebnis beim Abnehmen:

Ich bin raus aus dem XXL-Loch, kann wieder Größe L oder sogar manchmal M tragen!

Meine nächsten Ziele und wie ich sie erreiche:

Ich esse jetzt insgesamt weniger und abends nicht mehr so viele Kohlenhydrate, wie Kartoffeln oder Nudeln, sondern mehr Gemüse, oft auch nur roh. Und ich jogge mehr. Damit will ich nochmal fünf Kilo abnehmen.

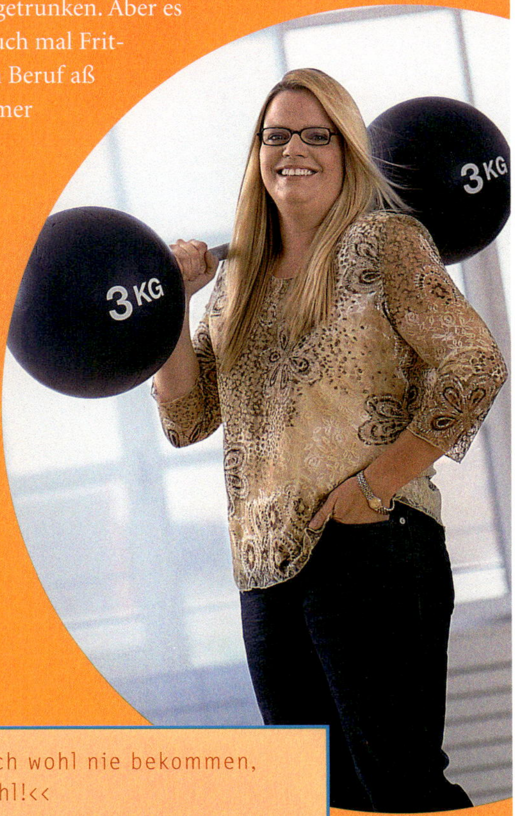

Nachher: >>Modelmaße werde ich wohl nie bekommen, aber ich fühle mich rundum wohl!<<

Ich hab's geschafft:

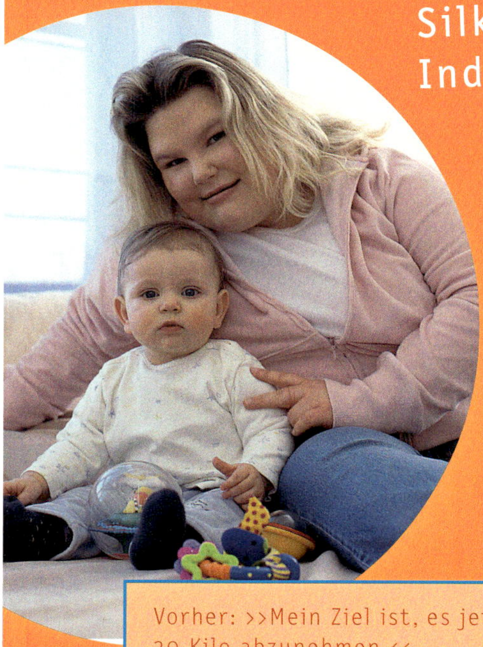

Silke, 25, 165 cm, Industriekauffrau, –12 kg

Bei meinem starken Übergewicht habe ich schon viele Diäten ausprobiert, dabei 20 Kilo abgenommen und dann mein Gewicht gehalten. Es stieg allerdings durch die Schwangerschaft wieder etwas an. Die zusätzlichen Pfunde bin ich danach leider nicht wieder losgeworden. Deshalb habe ich die Ideal-Diät ausprobiert.

Die Motivation:

Natürlich weiß ich, dass mein Gewicht meiner Gesundheit schadet und dass Herzinfarkt oder Diabetes drohen. Dem will ich vorbeugen.

Vorher: >>Mein Ziel ist, es jetzt endlich zu schaffen und 30 Kilo abzunehmen.<<

Wie es mir ergangen ist und warum ich Erfolg hatte:

Da man bei den Rezepten nicht verhungern muss, fällt es relativ leicht, am Ball zu bleiben. Außerdem sind sie einfach zuzubereiten. Da ich gern koche, variiere ich auch viel. Ich spare beim Fett und koche Nudeln oder Kartoffeln nur als kleine Beilage zu reichlich Gemüse. Manchmal brate ich einfach eine Hühnerbrust, und dazu gibt es Gemüse. Zwischenergebnis nach fünf Monaten: Neun weitere Kilos sind runter. Sicher kein Rekord, aber ich bin zufrieden.

Wo es für mich schwierig wurde:

Zu Beginn musste ich jeden Tag neu einkaufen und fand es ziemlich aufwändig. Jetzt plane ich im Voraus und mache einmal einen Großeinkauf.

Das beste Erlebnis beim Abnehmen:

Ich selber sehe mir nicht an, ob ich abgenommen habe. Aber beim letzten Besuch bei meinen Eltern waren die schon sehr erstaunt. Außerdem passen einige Hosen nur noch mit Gürtel.

Meine nächsten Ziele und wie ich sie erreiche:

Dass ich abnehmen kann, habe ich ja schon bewiesen. Doch 30 Kilo will ich noch abnehmen, stetig und langsam. Ich weiß, dass ich es schaffe, weil ich mir jede Woche einen Tag gönne, wo ich nach Herzenslust bei Pasta oder Pommes »sündige«. Jetzt fange ich nach dem Mutterschutz bald wieder an zu arbeiten. Da nehme ich etwas Obst oder Gemüse mit, und in der Kantine reicht Salat mit einfacher Essig-Öl-Sauce.

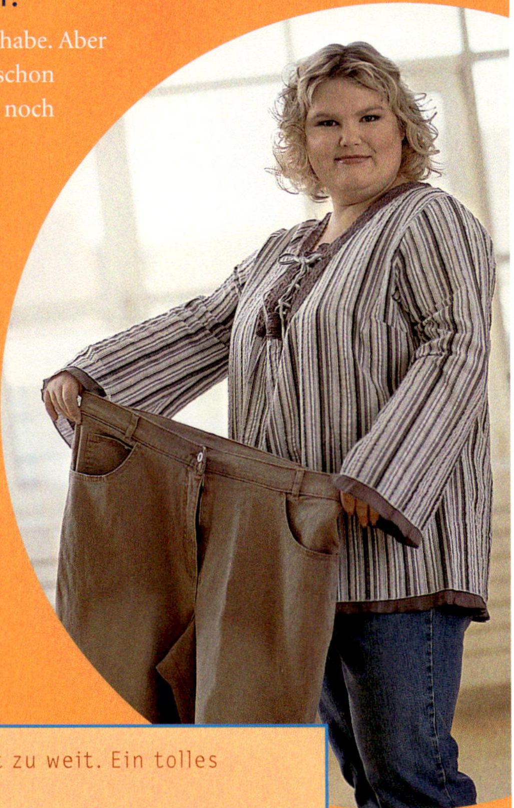

Nachher: >>Diese Hose ist jetzt zu weit. Ein tolles Erfolgserlebnis für mich!<<

Ich hab's geschafft:

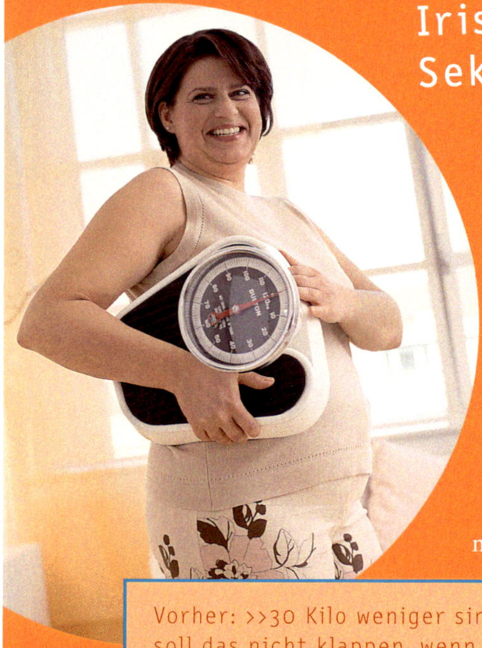

Iris, 38, 169 cm, Sekretärin, –17 kg

Ich war mal schlank, und so will ich wieder werden. 30 Kilo müssen runter. Ich weiß, dass ich mein Ziel nicht in wenigen Wochen erreiche. Doch ich habe genug innere Power, einen eisernen Willen, Spaß am Sport und eine gute Portion Gelassenheit. Das wird mir helfen.

Die Motivation:

Ich leide unter meinem Übergewicht. Da hilft nur Abnehmen. Doch Crash-Diäten, strenges Fasten und Kohlsuppen-Kuren habe ich schon ausprobiert, leider ohne dauerhaften Erfolg. Jetzt will ich mit der Ideal-Diät meine Ernährung umstellen.

Vorher: »30 Kilo weniger sind nicht einfach, aber warum soll das nicht klappen, wenn ich es will?«

Wie es mir ergangen ist und warum ich Erfolg hatte:

Gleich zu Anfang der Diät habe ich jede Woche ein ganzes Kilo abgenommen. Das hat mich total motiviert. Da war ich dann so eisern, dass mir im Skiurlaub, als alle Kaiserschmarrn aßen, eine Gabel voll davon gereicht hat. Schalte nun beim Essen immer mein Gehirn an: So kann ich abends gut auf Süßes verzichten, auch auf Kräcker und Chips. Ins Büro nehme ich mir immer etwas mit, was ich auch dort schnell und unproblematisch zubereiten kann. Da ist es nicht schwer, die Diät durchzuhalten. Ohne Heißhunger und mit wachsender Begeisterung.

Wo es für mich schwierig wurde:

Wenn's im Beruf zu stressig wird oder auch Freunde mich brauchen, setze ich mit der Diät aus. Dann nehme ich nicht mehr so schnell ab. Aber ich kann ja jederzeit wieder in die Diät einsteigen.

Das beste Erlebnis beim Abnehmen:

Da fallen mir gleich mehrere ein, etwa als ich bei einer Bergtour merkte, dass ich weit weniger schnaufen musste als bisher. Außerdem jogge ich jetzt drei- bis viermal die Woche statt zu walken. Ich bin viel fitter und habe ein ganz neues Körpergefühl! Auch mein Mann freut sich, denn er muss beim Bergwandern nicht mehr dauernd auf mich warten.

Meine nächsten Ziele und wie ich sie erreiche:

Klar, 17 Kilo weniger reichen noch nicht aus. Aber ich kenne nun das Prinzip der Ideal-Diät und probiere selber neue Rezepte aus. Ich kann das Abnehmen wunderbar in mein Leben integrieren. Mit dieser rundum einfachen und alltagstauglichen Ideal-Diät ist das kein Problem! Da schaffe ich die nächsten 10 bis 15 Kilo bis zu meinem Wunschgewicht auch noch.

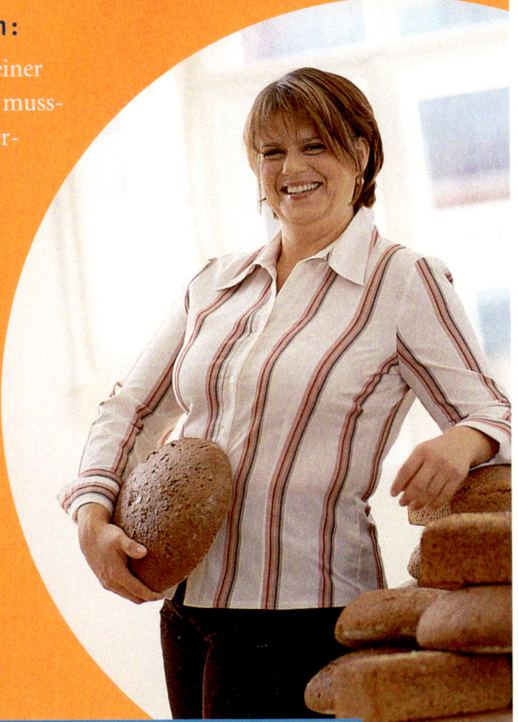

Nachher: >>17 Kilo schon weg! Mit der Diät komme ich an mein hoch gestecktes Ziel. Ich bin jetzt schon glücklich!<<

Ich hab's geschafft:

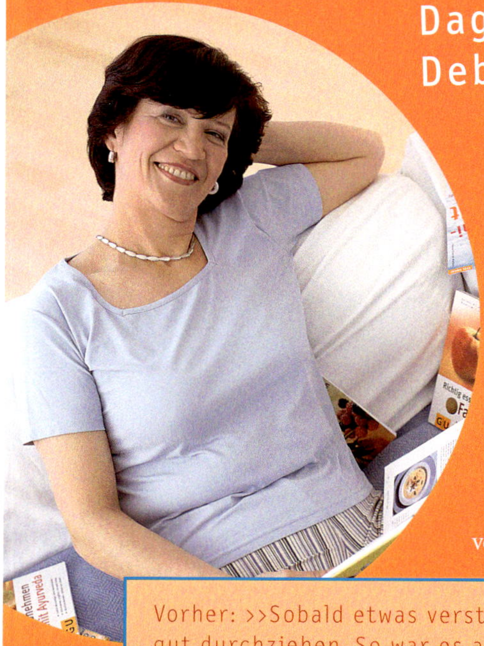

Dagmar, 47, 176 cm, Debitoren-Buchhalterin, –6 kg

Ich hatte zwar kein Übergewicht, aber mit der Tatsache, dass ich im Lauf der Jahre einen kleinen Bauch bekam, wollte ich mich nicht abfinden. Das hieß also: keine kurzfristige Diät, sondern die Ernährung umstellen.

Die Motivation:

Vier bis fünf Kilo mussten runter. Und das will ich langfristig auch halten. Dafür brauche ich eine Diät, die schmeckt und für die ich nicht recht lang einkaufen und kochen muss. Bei den tollen Rezepten der Ideal-Diät bereitet mir das Durchhalten von Haus aus keine Probleme.

Vorher: >>Sobald etwas verständlich ist, kann ich es sehr gut durchziehen. So war es auch mit der Ideal-Diät.<<

Wie es mir ergangen ist und warum ich Erfolg hatte:

Ich koche gern, und bei den leckeren Rezepten habe ich keine Schwierigkeiten, mich total auf diese Diät einzustellen. Außerdem habe ich mein Ziel schnell erreicht: In fünf Wochen sechs Kilo abgenommen. Das ist doch supergut! Weder mit Heilfasten noch mit FdH habe ich mehr geschafft. Ich mache auch viel Sport, gehe zweimal pro Woche ins Fitness-Studio, am Wochende zum Tanzen. Wenn das Wetter mitmacht, jogge ich regelmäßig.

Wo es für mich schwierig wurde:

Kleine Dämpfer gibt es immer, aber schwierig war's eigentlich nie. Am Wochenende, wenn alle entspannt zu Hause waren, wollte ich hin und wieder schon etwas mehr essen. Dann habe ich eben zu Obst, Wasser oder Joghurt gegriffen. Auf Gummibärchen kann ich manchmal nicht verzichten. Aber daran scheitert ja die Diät nicht.

Das beste Erlebnis beim Abnehmen:

Es freut mich, dass die Kleidergröße um eine Nummer runterging. Und dass mich meine Kollegen und Freunde bewundern. Die wollen alle mehr über die Diät erfahren.

Meine nächsten Ziele und wie ich sie erreiche:

Ich möchte noch weitermachen, aber nicht um noch mehr abzunehmen, sondern weil ich jetzt richtig süchtig bin nach diesem tollen Körpergefühl. Ich bin ein ganz neuer Mensch. Neue Frisur, neue Kleidung. Sogar meine Wohnung habe ich neu eingerichtet – nach Feng Shui. Diesen Kick durch die Diät haben auch meine Kollegen bemerkt. Sie sind ganz erstaunt, weil ich seither immer fit und top drauf bin.

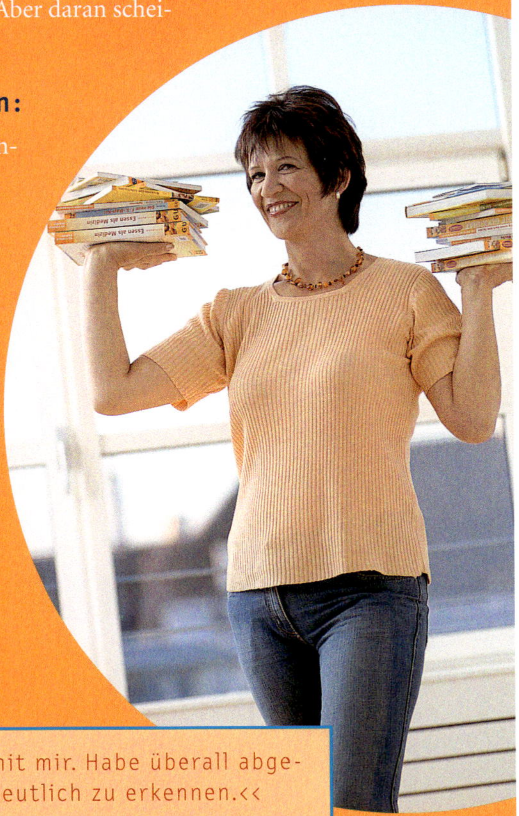

Nachher: >>Ich bin zufrieden mit mir. Habe überall abgenommen. An den Hosen ist es deutlich zu erkennen.<<

Abnehmen leicht gemacht

Fettaugen zählen oder Kohlenhydrate verteufeln: Das hat nun ein Ende. Steigen Sie ein in eine Diät, die beide Nährstoffe im Blick hat.

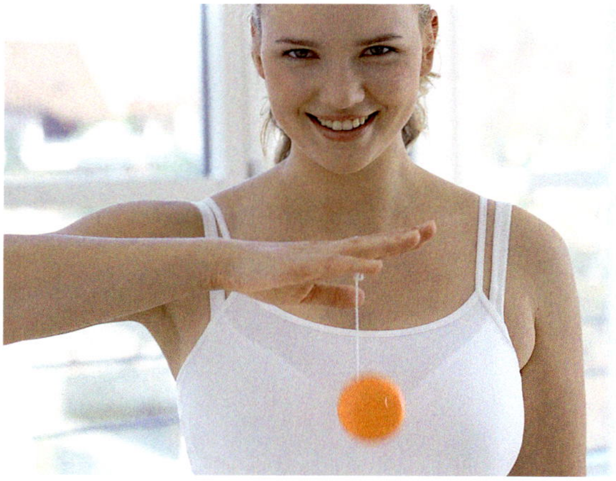

Auf und ab wie ein Jo-Jo hüpft das Gewicht nach vielen Diäten.

Der kritische Blick in den Spiegel offenbart Pölsterchen an Stellen, die einer Bikinifigur nicht gerade gut stehen. Jetzt muss eine Diät her – und davon gibt es nicht wenige. Über 400 Diäten werden inzwischen für Abnehmwillige gezählt. Wobei die Zahl größtenteils aus der Fantasie der Diäterfinder bei der Namensgebung für ihre jeweiligen Patentrezepte und Diätsensationen resultiert. Doch egal, ob Sie Trennkost essen, sich nur von Eiern oder Kartoffeln ernähren, Fett, Süßes, Kohlenhydrate oder alles meiden, sobald Sie zu Ihrem »normalen« Essen zurückkehren, kommen auch die Pfunde wieder. Und nicht zu knapp. Dann ist im nächsten Jahr erneut eine Hungerkur angesagt. Das nennt man Jo-Jo-Effekt. Wollen Sie wirklich abnehmen und dauerhaft Ihr niedriges Gewicht halten, sollten Sie die folgenden Grundsätze beherzigen.

→ Die Kalorienbilanz muss ausgeglichen sein. Das heißt ganz simpel: Die Energie, die man sich über das Essen zuführt, muss man auch wieder verbrauchen, sonst nimmt man zu. Trotz Kritik am Kalorienzählen gilt nach wie vor: Wenn Sie mehr essen, als Sie benötigen, steigt Ihr Gewicht, egal, ob die dick machenden Kalorien aus Fetten, Kohlenhydraten, Eiweiß oder Alkohol stammen. Und: Wer sich viel bewegt, darf auch mehr essen und genießen. Leichtarbeit im Schlaraffenland macht (es) uns eben schwer.

→ Die Zusammensetzung der Nahrung muss stimmen. Die Sündenböcke der letzten Jahre waren mal Fett, mal Kohlenhydrate. Die wechselweise Schuldzuweisung hat zu völlig konträren Diätprinzipien geführt. Auf der einen Seite steht die Atkins-Diät, das heißt eine extrem kohlenhydratarme, aber Fett-ohne-Limit-Diät, auf der anderen

Seite die Niedrigfettwelle mit Low Fat. Besonders provozierend wirkt die generelle Kohlenhydrat-Freigabe oder so genannte Kohlenhydrat-Liberalisierung: Egal, ob Zucker oder Stärke, von Kohlenhydraten darf man bei diesen Diäten so viel essen wie man will, angeblich ohne dick zu werden. Hauptsache, man hält das Fett knapp. Konsequenterweise wurden dann auch »Fettaugen« beziehungsweise nur noch die Fettkalorien und nicht mehr die Kalorien allgemein gezählt. Ausschlaggebend ist jedoch vor allem, wie viel wir essen und dass die Nahrung nicht zu viel konzentrierte Energie in Form von Fett, Stärke und Zucker enthält. Dagegen sind viele Ballaststoffe aus Obst und Gemüse das richtige Schlankheitskonzept.

→ Wie oft am Tag soll man essen? Sind drei oder fünf Mahlzeiten pro Tag richtig? Das lässt sich nicht so pauschal beantworten.

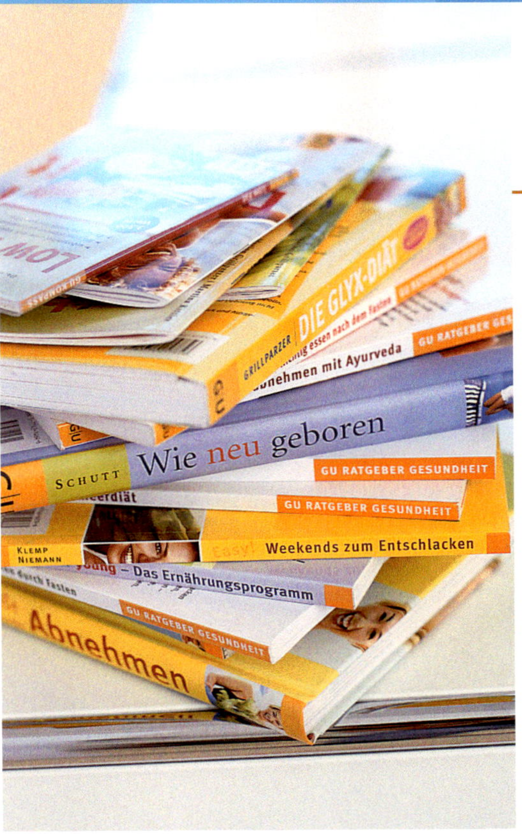

Viele Diätkonzepte gibt es. Doch nur mit Bücher lesen geht das Gewicht nicht runter.

Der Ideal-Tipp

Bevor Sie abnehmen, berechnen Sie, ob Sie überhaupt zu dick sind. Der BMI (Body-Mass-Index) gilt als Maßeinheit für Übergewicht. Ihren BMI berechnen Sie mit folgender Formel: BMI = Körpergewicht in Kilogramm, zweimal nacheinander dividiert durch Körpergröße in Metern. Beispielsweise: 60 kg : 1,65 m = 36,36; 36,36 : 1,65 m = 22. Bei 60 kg und 165 cm Größe liegt der BMI also bei etwa 22.

Unter Experten gilt

→ BMI weniger als 19: Untergewicht
→ BMI 19 bis 25: Normalgewicht
→ BMI 25 bis 30: leichtes Übergewicht
→ BMI ab 30: starkes Übergewicht

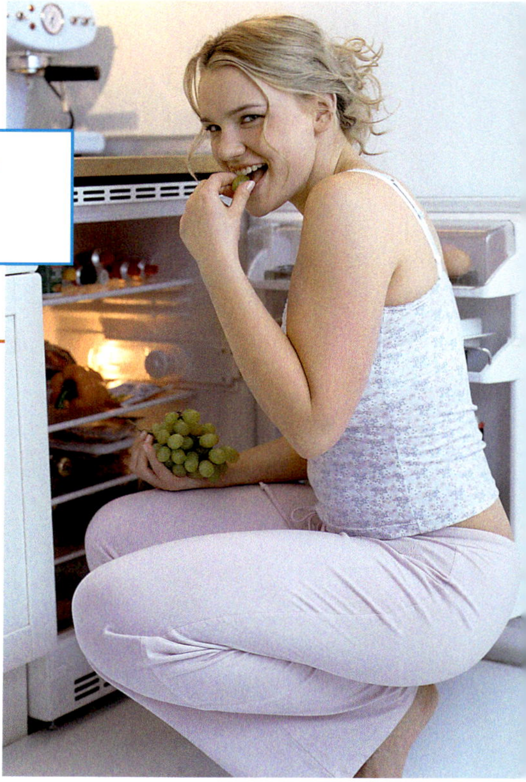

Bei Heißhunger: Obst aus dem Kühlschrank naschen. Schmeckt – und hält schlank.

Vielmehr gilt es zu unterscheiden, um wen es sich handelt, ob um Kinder und Jugendliche, um normalgewichtige Erwachsene mit hoher geistig-nervlicher Beanspruchung, um Sportler oder um Übergewichtige, die abnehmen wollen. Für Letztere kann ein entsprechend langer Abstand zwischen drei Hauptmahlzeiten durchaus Vorteile haben. So kann von einer Mahlzeit zur nächsten der Zucker im Blut verbraucht werden, und man entwickelt kein Insulinproblem. Doch dazu mehr ab Seite 42.
Insgesamt gilt aber, dass jeder für sich herausfinden muss, welcher Mahlzeitenrhythmus für ihn am besten passt. Fest steht allerdings: Tagsüber fast gar nichts und spätabends sehr viel auf einmal zu essen sowie ständig zwischendurch zu naschen, das ist für niemanden empfehlenswert.

Unsere Ideal-Diät

Trotz vertrackter gegensätzlicher Argumentationen und Auffassungen über die zweckmäßige Zusammensetzung von Schlankheitsdiäten und die Fragen nach dem Was, Wann und Wieviel: Es gibt eine einfache Lösung für ein gesundes Gewichtsmanagement. Die Diät muss zu Ihnen passen, das heißt Ihrem Stoffwechsel- und Aktivitätstyp entsprechen (siehe Check Seite 56). Nicht jeder speichert Energie gleich effizient und kann sie im Bedarfsfall wieder ebenso leicht mobilisieren. Bei Ihrer Diät sollten Sie sich daher lieber an das für alle Lebensbereiche gültige Prinzip der Ausgewogenheit halten. Wir haben deshalb aktuelle wissenschaftliche Erkenntnisse ausgewertet und das Beste aus den seriösen Ansätzen kombiniert. Daraus ergibt sich die Ideal-Diät, die so ist, wie sie heißt:

→ gut nachvollziehbar,
→ überraschend einfach,
→ alltagstauglich und unkompliziert,
→ motivierend, schmackhaft und gesund.

Also kurz gesagt: ideal.

Für alle Fälle das Beste

Für die Ideal-Diät haben wir die beiden weltweit populärsten Abnehmmethoden, die Low-Fat- und die GLYX-Diät, abgewandelt und die einseitige Fixierung entweder auf die eine oder die andere Methode vermieden. Low-Fat- und GLYX-Diät haben auf den ersten Blick ganz unterschiedliche Ansätze. Die erste Methode verknappt den kalorienschweren Nachschub für die Fettzellen, das heißt, diese werden nicht übermäßig gefüllt. Das zweite Prinzip setzt auf die richtige Kohlenhydratauswahl. Dabei ist GLYX die Abkürzung für glykämischer Index. Dieser besagt, wie stark ein Lebensmittel den Blutzucker ansteigen lässt und damit auch, wie viel Insulin der Körper produzieren muss, um den Blutzucker zu verwerten. Doch viel Insulin macht hungrig. Die richtigen Kohlenhydrate helfen also,

Interview

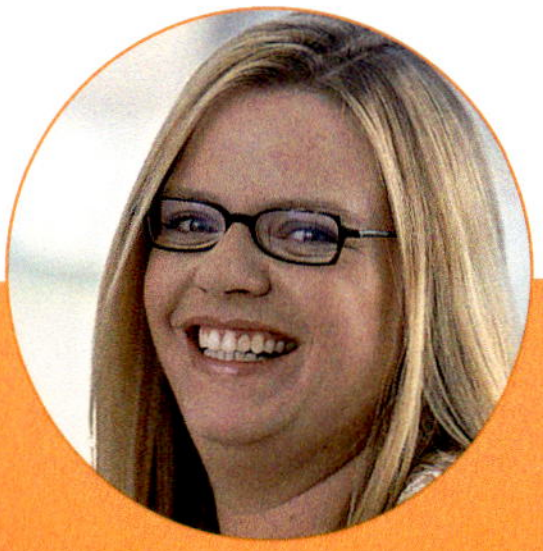

Low Fat versus Ideal-Diät

Frage: Warum bist du von der Low-Fat- zur Ideal-Diät umgestiegen?

Britta: Nach der Low-Fat-Methode esse ich schon sehr lange. Da brauchte ich mal neue Anregungen und wollte andere Rezepte kennen lernen, um mein Repertoire zu erweitern.

Frage: Warst du mit der Low-Fat-Diät unzufrieden?

Britta: Nein, schließlich habe ich damit lange Zeit sehr erfolgreich abgenommen und fand es auch recht einfach. Doch ich suchte nach einer Diät, die meinen Stoffwechsel individueller berücksichtigt, und das macht die Ideal-Diät. Sie ist ausgewogener als die Low-Fat-Diät, denn bei ihr wird nicht nur Wert auf die richtigen Fette gelegt, sondern auch auf die richtigen Kohlenhydrate. Und die haben, wie ich mir erklären ließ, einen großen Einfluss auf meinen Insulinspiegel. Entscheiden also mit, ob ich Fett ansetze oder verliere. Und ganz wichtig für mich war, dass die Rezepte der Ideal-Diät sättigender sind und mir auch besser schmecken.

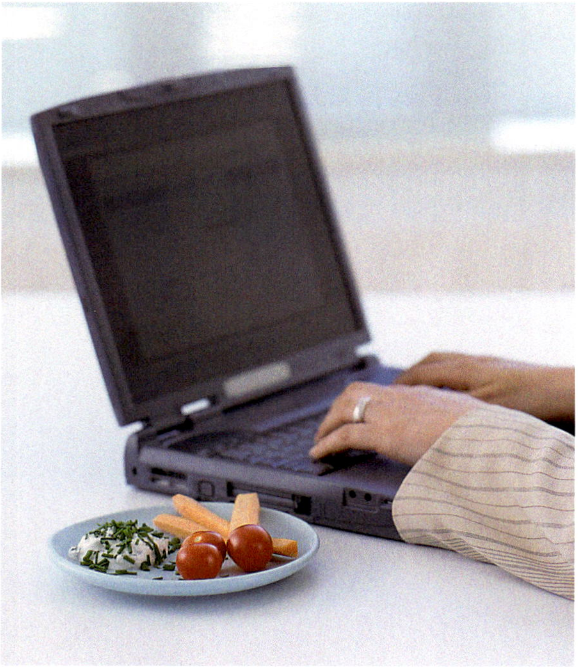

Die Ideal-Diät: bürotauglich und reich an Fitmachern für kreative Köpfe.

den Heißhunger in Schach zu halten. Und weil wir dann weniger essen, kann auch nicht übermäßig Fett gespeichert werden. Wie das funktioniert, siehe ab Seite 48.

Doch egal, ob mit Low Fat oder mit GLYX, man muss sowohl den Kalorieninput (Essen) als auch den -output (Verbrennen) ausgeglichen halten. Was bedeutet: Wer sich mehr bewegt, braucht beim Essen weder mit Fett noch mit Kohlenhydraten allzu stark zu sparen.

Das Erfolgsgeheimnis liegt in der für Sie persönlich richtigen Mischung und Schwerpunktsetzung: Sind Sie ein Typ, der mit Low Fat und der damit verbundenen Kohlenhydratfreigabe nicht zufriedenstellend abnimmt, müssen Sie aufgrund Ihrer Stoffwechsellage vermehrt die Kohlenhydrate und ihre Blutzuckerreaktion (glykämischer Index, siehe Seite 48) im Auge behalten.

Umgekehrt gilt natürlich das Gleiche: Sinkt trotz der Reduzierung der Kohlenhydrate und der Beachtung der GLYX-Werte das Gewicht nicht, sollten Sie beim Fett sparen.

Alles in allem darf bei der Zusammenstellung der Speisen weder der Kohlenhydrat- noch der Fettgehalt allein eine Rolle spielen. Zwei Beispiele mögen dies verdeutlichen:

→ Ein fettreicher Snack, etwa Chips oder Nüsse, liegt länger im Magen, bevor er endgültig verdaut ist. Deshalb haben Chips & Co. einen relativ niedrigen GLYX, das heißt, sie erhöhen den Blutzucker nicht so stark wie eine entsprechende Low-Fat-Mahlzeit, beispielsweise gekochte Kartoffeln. Doch wenn Übergewichtige jetzt glauben, dass sie in Fett schwelgen dürfen und Chips, Sahneeis und Schokolade ihrer Figur dienlicher sind als gekochte Kartoffeln und Brot, nur weil die zuletzt genannten Lebensmittel einen höheren glykämischen Index aufweisen, haben sie sich zu früh gefreut. Allzu leicht werden mit fettreichen Mahlzeiten und fettreichen Snacks nämlich viel zu viele Kalorien aufgenommen.

→ Zucker, Weißbrot und andere Weißmehlprodukte sowie zuckerreiche Limonaden sind zwar fettarme beziehungsweise sogar fettfreie, jedoch kohlenhydratreiche Nahrungsmittel. Man hat aber nicht so viel auf dem Teller, und sie machen nicht so satt wie beispielsweise Vollkorn, Gemüse, Hülsenfrüchte und Obst. Letztere Lebensmittel füllen den Magen, halten das Insulin in Schach und machen satt, und das, obwohl sie wenig Kalorien enthalten. Ein weiterer Vorteil: Sie sind reich an natürlichen Kohlenhydratbegleitern wie Vitaminen, Mineralstoffen, bioaktiven Substanzen und Ballaststoffen. Im Gegensatz dazu kann man von konzentrierten Stärke- und Zuckerlieferanten wie Weißmehlprodukten und ganz besonders von zuckerreichen Getränken viel verdrücken, ohne richtig satt zu werden. Aber sehr schnell nimmt man hierdurch ganz nebenbei größere Mengen an Kalorien zu sich. Außerdem bewirken diese Kohlenhydrate oft einen starken Anstieg des Hormons Insulin im Blut, der der Fettverbrennung geradezu entgegensteht.

Fazit: Sowohl mit fettkonzentrierter als auch zu kohlenhydratreicher Nahrung führen wir uns zu viele Kalorien zu und machen uns das Abnehmen schwer. Wir brauchen eine Diät, die sowohl mit Fetten als auch mit Kohlenhydraten bewusst umgeht.

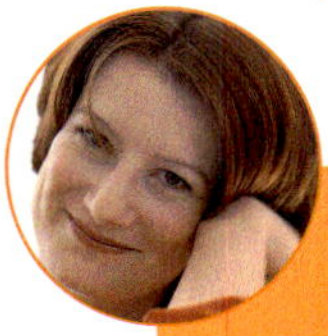

Ninas Tipp

Kalorienarmer Snack

In meinem Sommerurlaub in Kanada habe ich eine kalorienarme Variante des Eiskaffees kennen gelernt, die man sich auch super zu Hause zwischendurch machen kann. Dazu gibt man kalten starken Kaffee mit etwas flüssigem Süßstoff und reichlich Eiswürfel in einen Cocktail-Shaker und schüttelt das Ganze kräftig. Dann den Kaffee in ein Glas gießen und nach Geschmack noch etwas Magermilch dazugeben. Schmeckt gut und erfrischt herrlich.

Mehr wissen, um weniger zu wiegen

Alles Wichtige über Fett, Kohlenhydrate und Übergewicht. Denn wer die Zusammenhänge im Körper kennt, kann effizienter abnehmen.

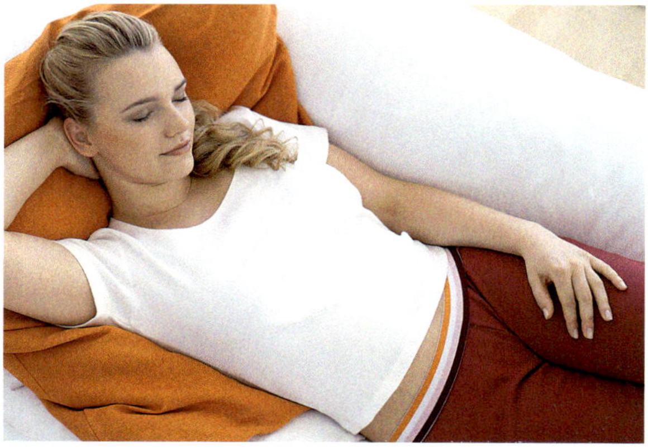

Stress macht dick. Deshalb Entspannungsmomente einbauen.

Unter Wissenschaftlern gibt es keine einheitliche Meinung über den Zusammenhang zwischen Nahrungsfettaufnahme und Entstehung von Übergewicht. Während die einen sagen, dass körperliche Inaktivität mehr zum Übergewicht beiträgt als Nahrungsfett, haben andere Autoren recht plausible Erklärungen dafür, dass vor allem zu viel Fett im Essen dick macht. Als Beweis führen sie an, dass es in relativ hoch industrialisierten Ländern vergleichsweise mehr dicke Menschen gibt, weil dort mehr Fett über das Essen aufgenommen wird. Ihre Erklärung für die »Fett-macht-fett«-These: Fett hat mehr als doppelt so viele Kalorien wie Kohlenhydrate, also eine höhere Energiedichte; es ist im Körper nahezu unbegrenzt und sehr effizient speicherbar, praktisch ohne Energieverlust; fettreiche Speisen schmecken besser als fettarme, haben aber im Vergleich zu volumenreichen Kohlenhydraten eine geringere Sättigungswirkung.

Im Visier: fettbewusst essen

Das Fett ganz wegzulassen ist gesundheitlich so bedenklich wie ein ständiges Zuviel an Fettkalorien. Statt Fett immer nur als Dick- und Krankmacher hinzustellen, sollte die Forderung heute lauten: Die richtigen Fette als Gesundheitsförderer essen, wie Öl, das reich ist an einfach ungesättigten Fettsäuren (etwa in Oliven- und Rapsöl) sowie an Omega-3-Fettsäuren (wie in fettem Meeresfisch, siehe Seite 34).
Insgesamt ergibt eine ballaststoffreiche Ernährung (siehe Seite 38) durch mehr kohlenhydratreiche Lebensmittel – vor allem in Form von Gemüse, Vollkornprodukten,

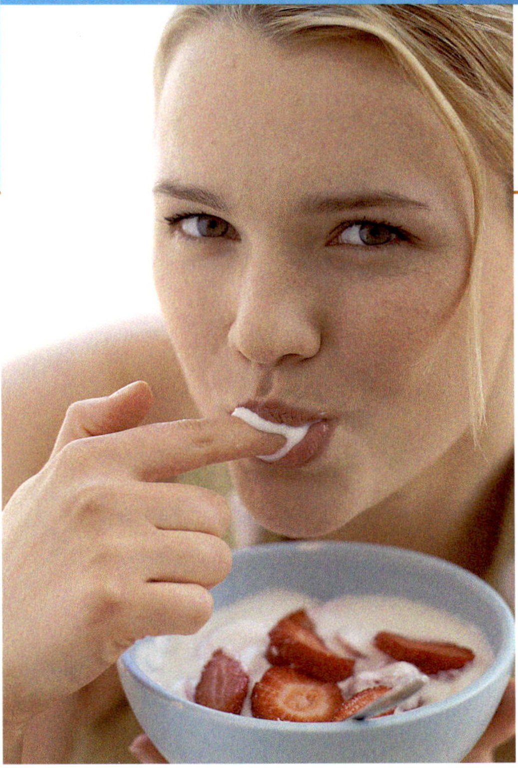

Der optimale Snack zum Abnehmen: Kohlenhydrate in Form von Obst in fettarmem Joghurt.

Hülsenfrüchten und Obst – verbunden mit eingeschränktem Fettkonsum den Ausschlag für den Diäterfolg. Konsequenterweise konzentriert sich die Ideal-Diät daher auf die Doppelstrategie aus fettgesunder Ernährung nach Art der Mittelmeerküche (siehe Ideal-Tipp Seite 59) und kohlenhydratbewusster Ernährung, die sich am günstigen glykämischen Index der jeweiligen Lebensmittel und Speisen orientiert. Auf jeden Fall verbessert sich dadurch die Qualität Ihrer Ernährung, weil diese Lebensmittel viele Vitamine und Mineralstoffe sowie verschiedene gesundheitsfördernde sekundäre Pflanzenstoffe (siehe Ideal-Tipp links) enthalten. Außerdem essen Sie automatisch weniger Fett, wenn Ihr Speiseplan viel Gemüse und Obst enthält: Sie müssen das Fett im Essen nicht so drastisch reduzieren wie bei klassischen Low-Fat-Diäten, wo Sie Kohlenhydrate im Übermaß essen dürfen – egal ob als Stärke wie in Weißmehl oder als Zucker in Limonaden oder Süßigkeiten. Die

Der Ideal-Tipp

Essen Sie viel Obst und rohes Gemüse, denn sie enthalten reichlich sekundäre Pflanzenstoffe. Damit werden Farb- und Aromastoffe, Schutz- und Abwehrstoffe bezeichnet, die Pflanzen bilden, um gegen Krankheiten und Fressfeinde gefeit zu sein, oder die ihnen als Wuchsstoffe dienen. Was für die Pflanzen gut ist, hat auch auf uns positive Auswirkungen. Unter anderem sollen diese Stoffe den körpereigenen Gesundheitsschutz stärken und den Cholesterin- und Zuckerstoffwechsel günstig beeinflussen. Zu den sekundären Pflanzenstoffen zählen zum Beispiel Carotinoide in Möhren, Aprikosen oder Tomaten (Lycopin), Saponine in Hülsenfrüchten oder Flavonoide in roten Beeren.

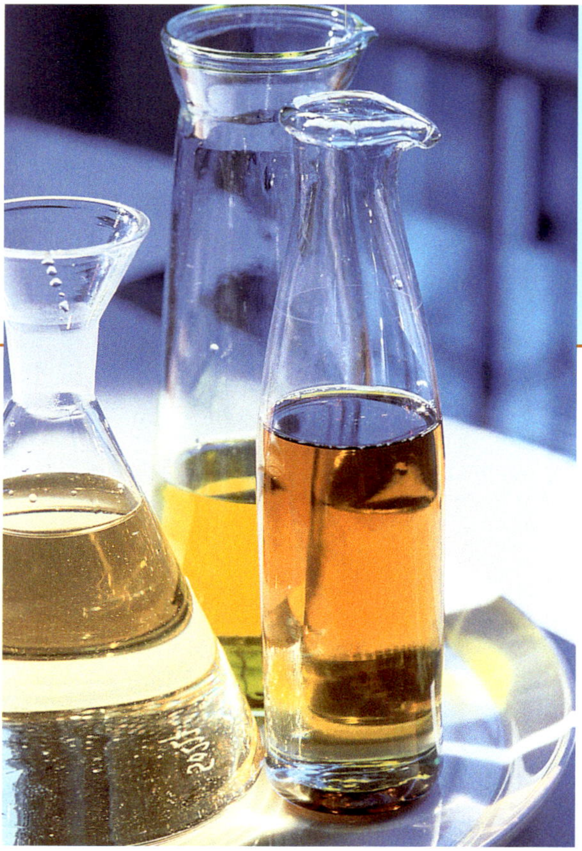

Fett nicht wahllos streichen.
Pflanzenöle braucht der Körper.

ungeliebte Magerkost müssen Sie bei unserer fettnormalisierten Ernährung nicht befürchten. Weil diese Form der Ernährung schmeckt – schließlich sind Fette die Geschmacksträger im Essen –, bleiben Sie lange Zeit dabei. Wenn Sie außerdem in Anlehnung an die mediterrane Küche (siehe Ideal-Tipp Seite 59) Fette mit erwünschten einfach ungesättigten Fettsäuren und mehrfach ungesättigten Omega-3-Fettsäuren wählen, sorgen Sie gleichzeitig für bessere Blutzucker- und Blutfettwerte.

Fett ist nicht gleich Fett

Bisher war immer wieder die Sprache von erwünschten oder unerwünschten Fetten. Doch was sind Fette überhaupt? Vom chemischen Aufbau her sind Fette zunächst alle gleich. Es sind relativ komplizierte chemische Verbindungen mit jeweils drei Fettsäuren. Welche Fettsäuren am Fettaufbau beteiligt sind, das macht den eigentlichen Unterschied aus.

→ Die gesättigten Fettsäuren kann der Körper selbst bilden, zusätzlich nimmt er sie mit der Nahrung auf. Je fester ein Nahrungsfett ist, desto mehr gesättigte Fettsäuren enthält es. Gesättigte Fettsäuren sind beispielsweise in Wurst, Fleisch, Käse oder Kokosfett enthalten.

→ Ungesättigte Fettsäuren bewirken dagegen eine weiche bis ölige Konsistenz. Hier unterscheidet man zwischen einfach und mehrfach ungesättigten Fettsäuren. Der bekannteste einfach ungesättigte Vertreter ist die gesundheitsfördernde Ölsäure aus Oliven- und Rapsöl. Zur großen Gruppe der mehrfach ungesättigten Fettsäuren zählen die Omega-3-Fettsäuren. Aus ihnen bildet der Körper Gesundheitsschützer für Herz und Blutgefäße. Rapsöl enthält beides: einfach ungesättigte Fettsäuren und eine Omega-3-Fettsäure. Und fette Meeresfische wie Lachs, Makrele, Hering oder Tunfisch sind die besten Quellen für hochwertige Omega-3-Fettsäuren. Essen Sie zweimal in der Woche Meeresfisch, und verwenden Sie Rapsöl für Ihren täglichen Salat oder zum Dünsten von Gemüse.

Der Gesundheit (»cholesterinbewusste Ernährung«) wie der schlanken Linie schadet dagegen ein Überangebot gesättigter und gehärteter Fette.

Zusammenfassend lässt sich für den Alltagsgebrauch sagen, dass der Körper vor allem dann Fett deponiert, wenn wir zu viel essen und der überwiegende Teil davon hoch-

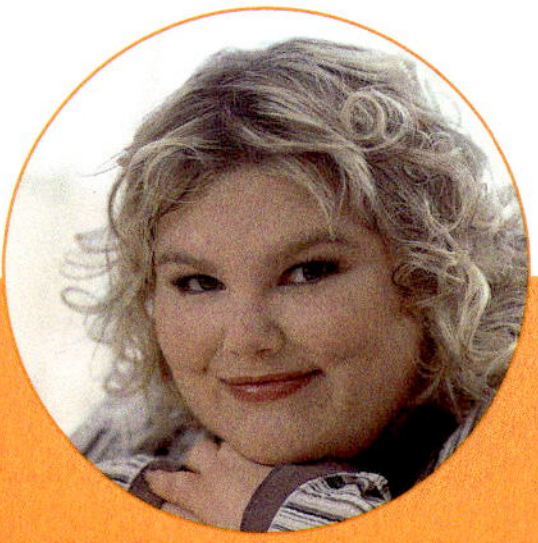

Interview

Abnehmen bei starkem Übergewicht

Frage: Du hast bereits 20 Kilo abgenommen und willst mit der Ideal-Diät weitere 30 verlieren. Brauchst du da nicht einen eisernen Willen und viel Geduld?

Silke: Klar hofft man immer, dass es schneller geht. Aber mittlerweile habe ich mich auf ein Pfund weniger pro Woche eingestellt. Damit bin ich vollauf zufrieden. Ich weiß, dass ich lange brauchen werde, um mein Wunschgewicht zu erreichen. Aber damit kann ich leben. Mittlerweile habe ich ja bewiesen, dass ich es schaffen kann. Auch wenn es nicht leichter wird. Durchhänger habe ich aber nicht, da ich mir jeden Tag mein Stück Schoko gönne und damit mein Hauptverlangen befriedigt ist.

Frage: Ist das nicht schlecht, sich mit etwas zu essen zu belohnen?

Silke: Gerade diese kleinen »Sünden“ machen mir das Abnehmen einfacher. Denn damit ruiniere ich ja nicht meinen Erfolg, sondern ich motiviere mich. Übrigens auch mit einem Konzert, Kinobesuch oder einem Bummel in der Stadt. Ich bin also nicht aufs Essen fixiert, aber hin und wieder mag ich einen Abnehmerfolg auch mit einem guten Essen feiern. Bald komme ich unter die 100-Kilo-Marke. Dann habe ich mich schon mit meiner Freundin zum Essen verabredet. Und sollte ich dabei zu sehr über die Stränge schlagen, lege ich danach einen Obsttag ein.

kalorisches Fett enthält. Wegen seiner hohen Energiedichte wird das Energie-Soll leicht erreicht und bei niedrigem Kalorienumsatz, also bei bequemer Lebensweise, auch schnell überschritten. Schwerarbeiter und Leistungssportler dürfen beim Fett demzufolge reichlicher zugreifen als Leichtarbeiter. Wenn also bei Kalorienüberschuss zu viel Fett fett macht, wie sieht es dann mit den Kohlenhydraten aus?

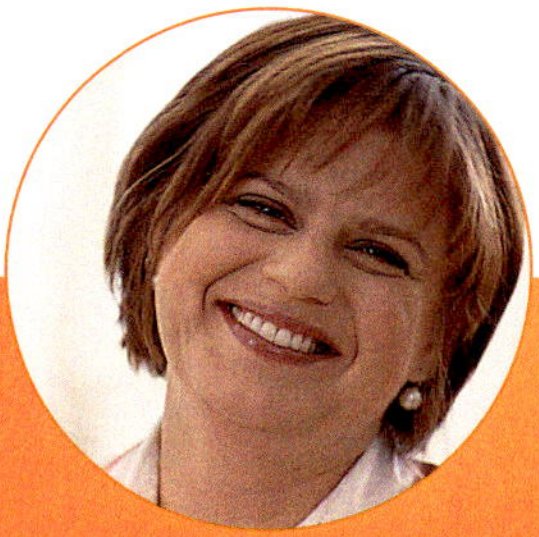

Interview

Stagnation während der Diät

Frage: Hattest du auch Zeiten, in denen du trotz Diät kaum oder gar nicht abgenommen hast?

Iris: Es gab mal zwei Wochen, da ging bei mir kein Gramm runter. Da ich aber von anderen Diäten schon wusste, dass es diese Phasen geben kann, sagte ich mir: Nun ist es eben mal so. Dann kam auch noch etwas Stress dazu, und ich bekam Lust, neben den bewährten grünen auch einige gelbe Rezepte auszuprobieren. Damit konnte ich mein Gewicht problemlos halten. Als der Stress nachließ, kam auch wieder der Schwung, zu den strengeren grünen Rezepten zurückzukehren. Und prompt stellte sich der Abnehmerfolg wie von selbst wieder ein.

Frage: Was rätst du Menschen, bei denen das Gewicht einfach nicht weniger werden will?

Iris: Unbedingt dranbleiben, nichts erzwingen und sich nicht zu viel Sorgen machen. Der Mensch ist keine Maschine, manchmal will der Körper halt einfach kein Gramm Fett hergeben. Jetzt die Diät erst recht nicht frustriert abbrechen, sich aber auf jeden Fall weiterhin viel bewegen. Dann schmilzt auch das Fett irgendwann wieder.

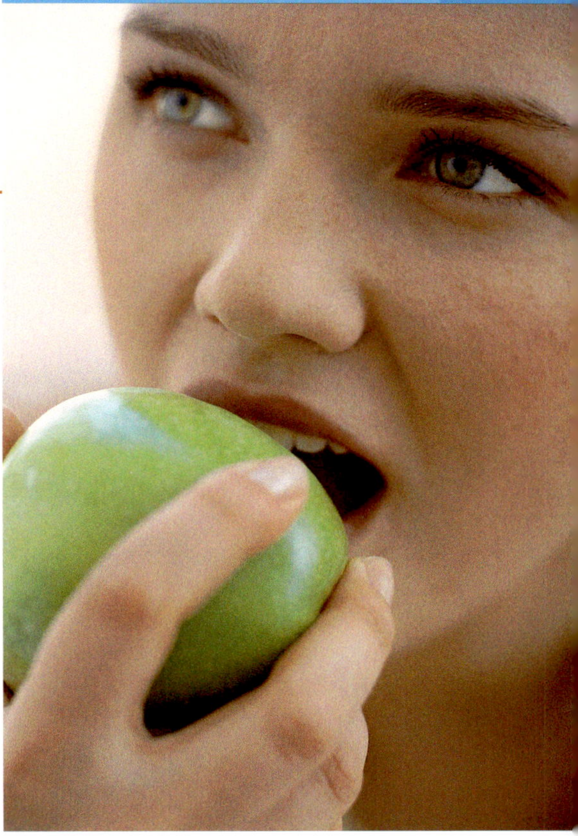

Powerpaket Apfel: Er enthält viele Kohlenhydrate, aber solche mit sehr niedrigem GLYX.

Kohlenhydrate – vom Dickmacher zum Fitmacher

Bei den Kohlenhydraten gelang es, dank der positiven Erfahrungen in der Sportler- und Fitnessernährung den guten Ruf wiederherzustellen. Eiweißreiche Steakdiäten mit dekorativer, das heißt minimaler Salatbeilage wurden mittlerweile von kohlenhydratreichen Brot-, Körner-, Reis- und Kartoffeldiäten abgelöst. Ja, demnach halten sogar Spaghetti schlank, wenn man sie nicht mit fetttriefender Sauce isst.
Doch bevor wir uns der Frage zuwenden, woher dieser Sinneswandel in der Schlankheitsdiätetik kommt, müssen wir erklären, was Kohlenhydrate überhaupt sind.

Kohlenhydrate: »best energy« für Körper und Geist

Die neben Wasser mengenmäßig wichtigste Nährstoffgruppe in der Nahrung sind die Kohlenhydrate. Dazu gehören zahlreiche organische Verbindungen, die bekanntesten davon sind Stärke und Zucker. Diese verdaulichen Kohlenhydrate stellen den größten Teil der täglich benötigten Energie sowohl für körperlich-muskuläre Arbeit als auch geistig-nervliche Leistungen bereit. Mindestens 50 Prozent der täglichen Nahrungskalorien sollen aus Kohlenhydraten stammen.

Im Gegensatz dazu liefern die Ballaststoffe (siehe Seite 38) als unverdauliche Kohlenhydrate keine Energie. Sie sind aber für die Erhaltung von Gesundheit und Leistungsfähigkeit unverzichtbar.
Für Menschen mit geringem Energieumsatz in Beruf und Freizeit sowie für alle, die abnehmen und schlank bleiben möchten, empfehlen wir kohlenhydrathaltige Lebensmittel, die gleichzeitig Ballaststoffe, Vitami-

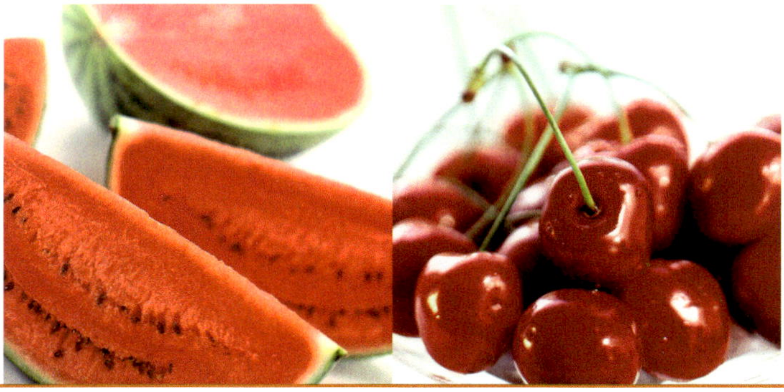

Buntes Obst: »Schlankmacher« aus der Natur, die das Abnehmen leicht machen.

ne und Mineralstoffe enthalten – also die ernährungsphysiologisch wertvollen Lebensmittel wie Gemüse, Obst, Vollkornprodukte und Hülsenfrüchte. Sie sättigen gut und versorgen uns außerdem mit wichtigen Fitmachern und Schutzstoffen für unsere Gesundheit.
Mehr Zurückhaltung ist geboten bei stärkereichen, ballaststoffarmen Lebensmitteln wie Weißmehlerzeugnissen, Kartoffeln sowie Trauben- und Haushaltszucker, zuckerreichen Getränken und Süßigkeiten. Sie sind im Hinblick auf Vitamine, Mineralstoffe, bioaktive Pflanzenschutzstoffe etc. weniger gut oder sogar schlecht ausgestattet. Außerdem kann man von ihnen viel essen, ohne wirklich satt zu werden.
Bedenken Sie: Wer mit insgesamt weniger Kalorien sowohl satt werden als auch gut versorgt mit Vitalstoffen sein will, muss auf die richtigen Kohlenhydratquellen in der Ernährung achten. Sie stehen im Mittelpunkt der grünen Rezepte unserer Ideal-Diät – allen voran Gemüse, Salate und Obst sowie kernige Vollkornprodukte. Diese gesunden Schlankmacher besitzen einen günstigen GLYX und eine hohe Nährstoffdichte.

Ballaststoffe – keineswegs überflüssiger Ballast

Ballaststoffe haben Karriere gemacht von wertlosen »Schlackestoffen« bis zu anerkannten Gesundheitsschützern und externen Reglern des Kohlenhydrat- und Fettstoffwechsels. Außerdem sind sie mit dafür verantwortlich, ob wir Hunger haben oder satt sind. Besonders die löslichen Ballaststoffe aus Vollkornhafer, Gemüse und Obst halten das Cholesterin in Schach, sättigen anhaltend und helfen den Blutzuckeranstieg nach Mahlzeiten zu dämpfen. Ein ballaststoffreiches Essen füllt den Magen, ohne viele Kalorien zu enthalten. Alles zusammen kommt der schlanken Linie zugute.
Ballaststoffe können von den menschlichen Verdauungsenzymen nicht geknackt werden. Aber in unserem Darm lebt ein Heer von nützlichen Bakterien, die die Ballaststoffe zu gesundheitsfördernden Substanzen abbauen. Da die einzelnen Ballaststoffe unterschiedliche Wirkungen im Stoffwechsel entfalten, ist es empfehlenswert, für möglichst große Abwechslung im Speiseplan zu sorgen. Zu den besten Quellen zählen wieder Vollkornprodukte, Hülsenfrüchte, Gemüse und Obst. Täglich sollten Sie mindestens fünf Portionen Obst und Gemüse essen, dazu Vollkornprodukte –

dann nehmen Sie auch genügend Ballaststoffe auf.

Sattmacher-Kohlenhydrate machen schlank

Was hat es nun mit dem angesprochenen Sinneswandel in der Schlankheitsdiätetik auf sich? Zunächst steht fest: Wer seinen Hunger stillen möchte mit Lebensmitteln, die weniger konzentrierte Kalorien als Fett, Stärke und Zucker enthalten, braucht viel auf dem Teller. Gemüse, Hülsenfrüchte, grobkörnige Vollkornprodukte und wasserreiches, saftiges Obst sind dann die richtige Wahl. An diesen Lebensmitteln können wir uns während einer Diät so richtig satt essen.

Interview

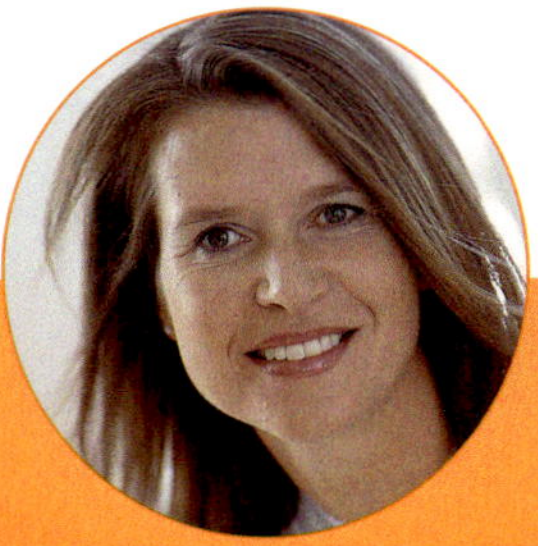

Disziplinmangel während der Diät

Frage: Fiel es dir immer leicht, die Diät konsequent durchzuhalten?

Katja: Ich hatte keine Lust, einen Salat mit in die Arbeit zu nehmen und den mittags allein zu essen. Stattdessen bin ich mit den Kollegen in die Kantine gegangen und habe dann nicht das Standardmenü gewählt, sondern etwas ausgesucht, was zur Diät passte. Also viel Gemüse und Salat, wenig Sauce; Kartoffeln, Nudeln oder Reis nur als kleine Beilage. Damit musste ich zwar fast immer am meisten bezahlen, aber ich konnte trotz Kantine erfolgreich abnehmen.

Frage: In welchen Situationen hast du die Diätregeln vergessen?

Katja: Immer dann, wenn ich mit Freunden zum Essen ging. Ich bin ein Genussmensch und möchte abends auch mal weggehen, ohne mir Gedanken darüber zu machen, was ich essen oder ob ich noch ein zweites Glas Wein trinken darf. Weil solche Situationen aber nicht so oft vorkamen, habe ich einfach am nächsten Tag mit der Diät weitergemacht und festgestellt, dass ich trotzdem kontinuierlich pro Woche fast ein Pfund verlor.

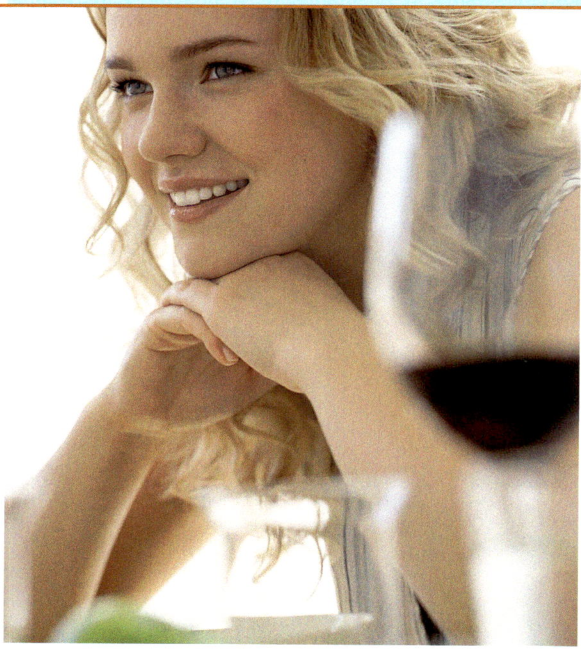

Hin und wieder ein Gläschen trockener Wein schadet nicht.

Wer denkt aber beim Thema Kohlenhydrate und Dickwerden nicht immer noch – pardon – an die Schweinemast mit Kartoffeln und das sprichwörtliche Nudeln der Gänse für die begehrte Gänsestopfleber? Allerdings lassen sich diese Erkenntnisse aus der Tierphysiologie nur in sehr begrenztem Umfang auf den Menschen übertragen. Für die »Kohlenhydratmast« des Menschen, das heißt die Umwandlung von zu viel gegessenen Kohlenhydratkalorien in Fett, sind immerhin kaum essbare 450 bis 500 Gramm Kohlenhydrate pro Tag erforderlich. Das würde etwa einem Kilo Gummibärchen oder einem Kilo Weizenmischbrot entsprechen. Zudem verbraucht der Stoffwechsel für die Neubildung von Fettsäuren aus Kohlenhydraten erst einmal Energie. Diese Umwandlungsverluste machen immerhin etwa 30 Prozent der mit den Kohlenhydraten aufgenommenen Energie aus. Im Vergleich zur direkten Einlagerung von Nahrungsfett in Fettdepots, die äußerst ökonomisch und praktisch ohne Energieverlust verläuft, geht deshalb das Zunehmen mit Kohlenhydraten deutlich schwerer vonstatten. Energieeinsparungen beim Essen während und nach einer Diät sollten deshalb vor allem beim Nahrungsfett vorgenommen werden. Und damit Sie beim Abnehmen auch wirklich satt werden, achten Sie auf die richtige Kohlenhydratauswahl, orientiert am glykämischen Index (siehe Seite 48).

Fett und Alkohol – gefährliches Dickmacher-Duo

Auch der im Übermaß genossen figurschädliche Alkohol ist eher indirekt für den »Bierbauch« verantwortlich. Denn Alkohol wird nicht in Fett umgewandelt, sondern er stellt die Fettverbrennung zurück. Übrigens: Wenn dem Körper verschiedene Energiequellen wie Kohlenhydrate, Alkohol und Fett angeboten werden, stellt er die Fette unten an und bevorzugt die leichter »brennbaren« Kohlenhydrate oder den Alkohol. Die »Erleichterung«, die ein Schnaps nach fettreichem Essen bringt, hat nichts mit verbesserter Fettverbrennung zu tun. Alkohol erleichtert allenfalls die Verdauungsarbeit. Die fette Bratwurst setzt dann aber umso leichter an! Nicht umsonst werden stark Übergewichtigen Medikamente verordnet, die die Fettverdauung teilweise blockieren. Das heißt, ein Teil des Fettes wandert ungenutzt durch den Darm und wird ausgeschieden, ohne im Körper gespeichert zu werden.

Ausgewogene Energiebilanz

Bei allem darf man aber das Grundgesetz einer jeden Energiebilanz nicht vergessen. Es besagt, dass die Energiebilanz immer dann ausgeglichen ist, wenn die Menge der zugeführten Kalorien genau der der verbrauchten Kalorien entspricht. Nur bei Energieüberschuss (positiver Kalorienbilanz) kann man Energie speichern, das heißt zunehmen. Und dazu können sowohl zu viele Fett- als auch Kohlenhydratkalorien beitragen. Verführerische Botschaften sowohl von Low-Fat-Diäten als auch GLYX-Diäten wie »Kalorienzählen ist überflüssig« stimmen nicht grundsätzlich. Das gilt ganz besonders für bewegungsarme Sitzmenschen. Wenn Letztere wahllos Süßigkeiten, Weißmehlerzeugnisse, Softdrinks, Eis und Snacks – auch die Low-Fat-Varianten davon – in sich hineinstopfen, dürfen sie sich über die Folgen nicht wundern. Da kommen mit einem Heißhungeranfall schnell so viel Kalorien zusammen, wie einem Leichtarbeiter für einen ganzen Tag reichen würden.

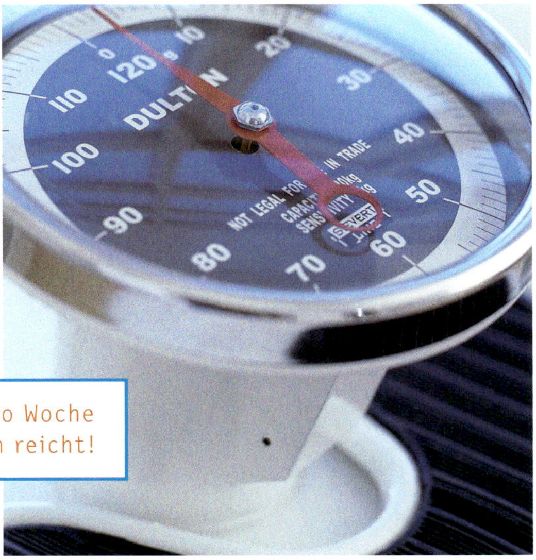

Kein Wiegestress: Einmal pro Woche den Erfolg überprüfen reicht!

Belohnen Sie sich gelegentlich mit einem neuen Kleidungsstück. Das fördert das Durchhalten!

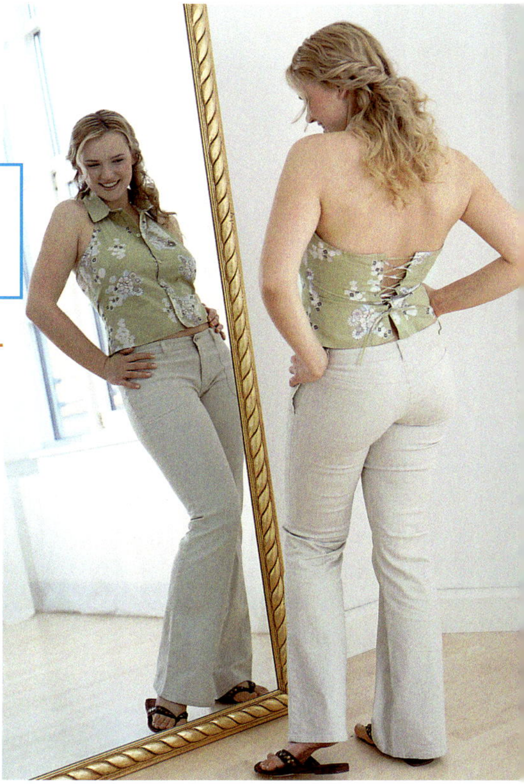

Zusätzlich gilt, dass bei Energieüberschuss meist auch das Kohlenhydratangebot hoch ist. Mit der Folge, dass das gleichzeitig in der Nahrung vorhandene Fett nicht verbrannt wird. Wenn der Kalorienbedarf bereits durch die leichter »brennbaren« Kohlenhydrate gedeckt wird, kommt das Fett – weder das aus der Nahrung noch das aus den körpereigenen Depots – als Energiequelle gar nicht erst zum Zug. Folglich haben sowohl Kohlenhydrate als auch Fett mit der (Über-)Gewichtsfrage zu tun.

Der Ideal-Tipp

Tragen Sie mindestens 10 Tage lang alles, was Sie essen und trinken, in eine Tabelle ein. Vom Frühstück bis zum Abendsnack notieren Sie sich in fünf Spalten: Uhrzeit, Menge und Art, was Sie gegessen oder getrunken haben, ob Sie allein waren oder in Gesellschaft und auch Ihre Stimmung beim Essen. Dieses Ernährungstagebuch wird Ihnen genau zeigen, ob die Lust auf Fett oder Kohlenhydrate oder ob eventuell bestimmte Situationen und Stimmungen an den Gewichtsproblemen schuld sind. So können Sie sich gezielt überlegen, wo Ihre größten Ernährungsfehler liegen und wie Sie aktiv etwas dagegen tun.

Kohlenhydrate und Insulin

Wenn wir Kohlenhydrate essen, lösen sie im Körper eine Insulinreaktion aus. Insulin ist ein Hormon, das von den Inselzellen der Bauchspeicheldrüse gebildet wird. Es aktiviert ein Transportsystem, das den Blutzucker Glukose, das Endprodukt verdauter kohlenhydrathaltiger Nahrungsmittel, in die Muskel- und Fettzellen schleust. Um seine Wirkung entfalten zu können, muss Insulin an Rezeptoren (Andockstellen) der Zellmembran gebunden werden. Übrigens: Insulin öffnet die Türen in die Zellen nicht nur für Zucker, sondern auch für Fettsäuren und Aminosäuren (den Eiweißbausteinen), sodass es zu Recht als Speicherhormon bezeichnet wird.

Es hat sich nun gezeigt, dass sich bei vielen Übergewichtigen vor allem über die Jahre die Insulinwirkung zunehmend verschlechterte. Sie haben über einen langen Zeitraum ihrem Körper zu viel Kohlenhydrate und Fett mit der Nahrung zugeführt, deshalb musste zu deren Verarbeitung stets viel Insulin gebildet werden. Die Zellen wurden schließlich wegen des ständigen hohen Insulinspiegels unempfindlich gegenüber diesem Hormon. Man spricht von verminderter Insulinwirkung oder Insulinresistenz. Das Insulin kann seine volle Wirkung nicht mehr entfalten, mit der Folge, dass die Glukose nicht mehr vollständig in die Körperzellen aufgenommen werden kann. Freie Fettsäuren im Blut, deren Menge bei Übergewichtigen oft erhöht ist, blockieren zusätzlich den Zuckertransport in die Zellen, sodass sich die Stoffwechselsituation weiter verschlechtert.

Ist infolge Überernährung mehr Zucker im Blut vorhanden, als die Zellen verbrauchen können, schützen sie sich vor einer »Überzuckerung« und lassen die Glukose außen vor. Sie sperren quasi die (Zell-)Türen für den Zucker zu. Der Arzt sagt dann: Sie haben eine Verwertungsstörung für Zucker. Dadurch steigt natürlich die Blutzucker-Konzentration an. Übersteigt sie einen bestimmten Wert, wird Alarm gegeben, und der Körper schüttet noch mehr Insulin aus, um den Zucker doch noch abzubauen (Hyperinsulinämie). Beim Übergewichtigen ist schließlich im Vergleich zu einem Normalgewichtigen ein Vielfaches an Insulin erforderlich, um noch eine normale Blutzuckerregulation zu gewährleisten. Letztendlich kommt es zur »Übergewichts-Zuckerkrankheit«, dem Diabetes Typ 2 (siehe Seite 45).

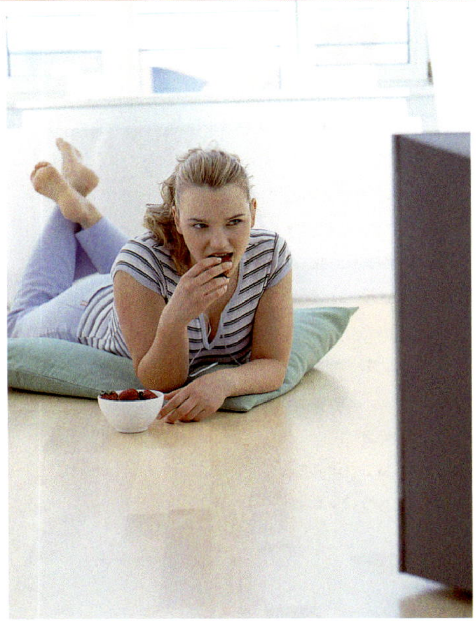

Schlank fernsehen mit Obst.

Je stärker die Insulinwirkung bei einem Übergewichtigen beeinträchtigt ist, desto ungünstiger wirkt sich eine uneingeschränkte kohlenhydratreiche Kost aus. Aber selbst dann ist nicht eine kohlenhydratfreie Ernährung das Allheilmittel. Vielmehr gilt es wiederum, sowohl die Fettmenge und Fettqualität als auch die Auswahl der

Kohlenhydrate nach ihrer Blutzuckerwirksamkeit und der davon abhängigen Insulinreaktion konsequent zu beachten. Außerdem lässt sich der insulinabhängige Zuckertransport in die Zellen erst wieder verbessern, wenn wir den Gürtel enger schnallen und uns mehr bewegen, denn erst Abnehmen bringt den gestörten Insulin-Stoffwechsel wieder ins Gleichgewicht. Regelmäßige körperliche Aktivität erhöht die insulinunabhängige Glukoseaufnahme in die Muskelzellen und gleichzeitig die Insulinempfindlichkeit bzw. -wirkung an der Zellmembran. Das heißt, der Blutzucker

Interview

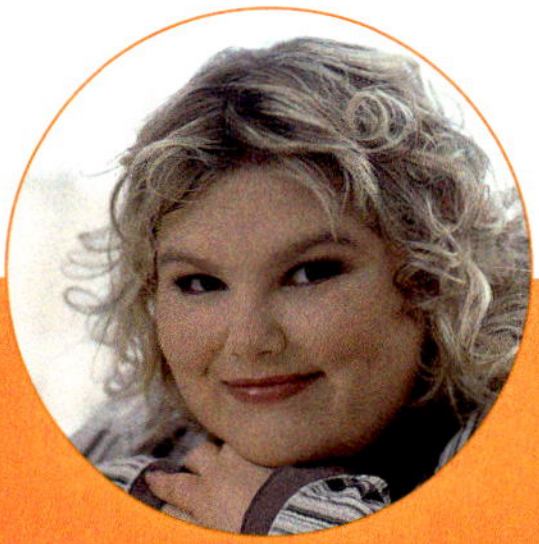

Abnehmen mit Kleinkind und Mann

Frage: Abnehmen und auch noch für dein Baby kochen. Fällt dir das nicht schwer?

Silke: Ich habe ein gutes halbes Jahr nach der Geburt meiner Tochter wieder mit dem Abnehmen begonnen. Das war genau der richtige Zeitpunkt, denn für die Kleine muss ich noch nicht kochen. Sie bekommt Gläschen. Sie kann aber von vielen Gemüsegerichten der Ideal-Diät etwas mitessen.

Frage: Was sagt dein Mann, wenn du immer nur Diätrezepte auftischst?

Silke: Uwe unterstützt mich echt super. Doch manchmal kann er Gemüse nicht mehr sehen, und dann holt er sich etwas aus dem Fast-Food-Restaurant oder eine Pizza. Aber er ist rank und schlank und kann sich das leisten. Manchmal ist es schon schwierig, in einer Partnerschaft, wo die Geschmäcker so verschieden sind, eine Diät durchzuführen, aber da müssen wir jetzt durch. Er hat ja immer noch die Möglichkeit, mittags in die Kantine zu gehen. Außerdem gönnen wir uns an einem Tag in der Woche auch mal »ungesunde« Sachen. Schließlich soll die Diät nicht verhindern, dass wir zusammen auch mal ein leckeres Essen genießen.

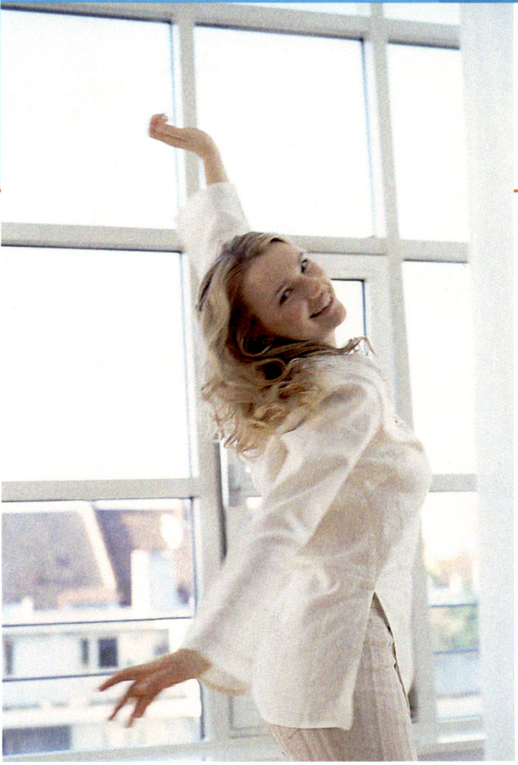

Auch Tanzen lässt das Gewicht sinken und fördert die Gesundheit.

kann besonders effizient von den Zellen verwertet werden. Denn durch die vorangegangene körperliche Aktivität wurden die Energiespeicher in der Zelle entleert, nun bereitet sich die Zelle auf eine erneute Belastung vor, indem sie Energie, sprich Glukose, aufnimmt. Bildlich gesprochen ist jede Zelle ein Akku, der entleert und dann wieder neu geladen wird. Regelmäßiges Training hat einen »Spareffekt« zur Folge, der bewirkt, dass der Körper insgesamt weniger Insulin zur Aufnahme der gleichen Menge Glukose benötigt und der die Bauchspeicheldrüse erheblich entlastet. Nicht umsonst ist Bewegung eine der unverzichtbaren Säulen der Diabetestherapie und konsequenterweise auch der Vorbeugung und Behandlung von Übergewicht.

Wenn die Insulinreaktion entgleist

Ein besonderes Problem besteht für übergewichtige Diabetiker. In unserem Zusammenhang ist nur der so genannte Typ-2-Diabetes von Belang. Während nämlich beim Typ-1-Diabetiker das blutzuckersenkende Hormon Insulin fehlt und sein Ersatz im Vordergrund steht, wird beim Typ-2-Diabetiker entweder Insulin nicht in ausreichender Menge vom Körper gebildet, oder seine Wirkung ist unzureichend.
Der übergewichtige Typ-2-Diabetiker hatte zunächst eine ausreichende Insulinproduktion. Durch jahrelange Überernährung und Bewegungsmangel – auch in Verbindung mit einer erblichen Veranlagung – konnte der Stoffwechsel den Blutzucker allmählich immer schlechter regulieren. Als Folge daraus entsteht die Zuckerkrankheit, bei der der Blutzuckerspiegel krankhaft erhöht ist. Ein übergewichtiger Typ-2-Diabetiker sollte deshalb so früh wie möglich seine Ernährung ändern und vor allem abnehmen. Als nachteilig hat sich das von allen Diätempfehlungen am besten verinnerlichte Zucker-

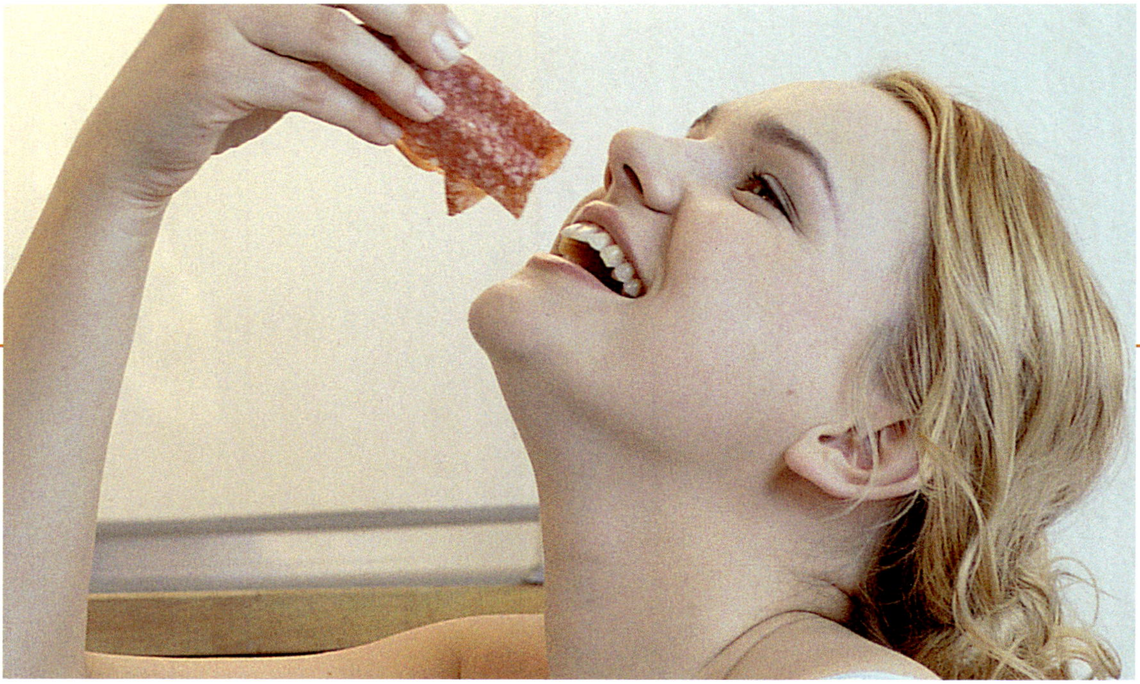

Achtung! Solche »ungesunden Ausrutscher« wandern direkt in Ihre Fettpölsterchen.

verbot erwiesen. So wurde das Hauptproblem in der Ernährung an den Rand gedrängt, nämlich die insbesondere bei Typ-2-Diabetikern zu hohe Fettaufnahme. Zu viel Fett fördert nicht nur die Insulinresistenz, sondern auch eine Fettsucht (Adipositas) und begleitende Fettstoffwechselstörungen, die Herz und Kreislauf belasten. Experten sprechen vom Metabolischen Syndrom, dem weit verbreiteten Wohlstandsleiden als Preis für »gutes Leben«. Bei dieser ernährungsbedingten Stoffwechselkrankheit kommen Übergewicht, Bluthochdruck, Diabetes mellitus Typ 2 und Fettstoffwechselstörungen zusammen, mit der Folge eines hohen Herz-Kreislauf-Risikos.
Übergewichtige sollten sich vornehmlich von Lebensmitteln mit hohem Gehalt an Ballaststoffen und niedrigem glykämischem Index (siehe Seite 48) ernähren, um die Zuckerkonzentration im Blut und dadurch das Risiko von Diabetes, Herzinfarkt und Schlaganfall zu verringern.

Gesunde Sattmacher – nicht nur für Diabetiker

Die günstige Wirkung, die Kohlenhydrate mit niedrigem glykämischem Index und einfach ungesättigte Fettsäuren auf Blutzucker und Blutfettwerte haben, lässt es ratsam erscheinen, den Anteil einfach ungesättigter Fettsäuren in der Ernährung leicht anzuheben und im Gegenzug Kohlenhydrate mit hohem glykämischem Index zu reduzieren. Dadurch wird der Anteil der Kohlenhydrate an den Gesamtkalorien geringfügig auf zirka 50 Prozent gesenkt und der Beitrag der einfach ungesättigten Fettsäuren auf 15 bis 20 Prozent erhöht mit dem Ziel, die Insulinreaktion positiv zu beeinflussen und vor Herz-Kreislauf-Erkrankungen zu schützen. Folgerichtig sind auch in einem »schlanken« Speiseplan Olivenöl oder besser noch Rapsöl (wegen des zusätzlichen Gehalts an Omega-3-Fettsäuren), Nüsse und Oliven mit Augenmaß sowie fetthaltiger Meeresfisch ausgesprochen erwünschte Begleiter.

Interview

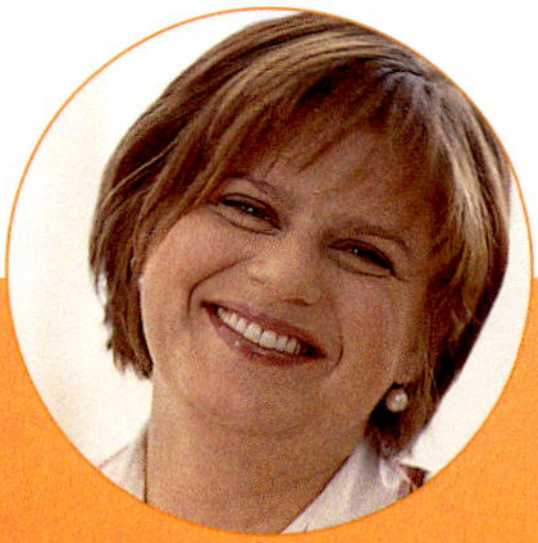

Verändertes Körpergefühl nach der Diät

Frage: Du hast sehr viel abgenommen. Hat sich dadurch auch dein Körpergefühl geändert?

Iris: Ich würde sogar sagen, meine ganze Persönlichkeit hat sich gewandelt. Das fing schon damit an, dass ich statt walken plötzlich joggen konnte und jetzt drei- bis viermal pro Woche laufe. Danach fühle ich mich richtig wohl und starte super gelaunt in den Tag. Auch beim Bergwandern geht mir nicht mehr so schnell die Puste aus. Sogar meine Orangenhaut ist weg. Das hat auch mein Mann bemerkt. Klar bekomme ich dadurch ein anderes Körperbewusstsein. Ich fühle mich wohler in meiner Haut.

Frage: Was sagen deine Freunde und Kollegen dazu?

Iris: Besonders mein Mann freut sich. Ich kann jetzt so aktiv sein, wie ich möchte. Und die Kollegen sind natürlich begeistert, wie stetig und konsequent ich weiter abnehme.

Frage: Und was hast du selbst während der Diät für dich gelernt?

Iris: Neben all den praktischen Tipps kann ich mir nun eingestehen, dass ich kein Mensch bin und nie sein werde, der essen kann, was er will. Damit umzugehen habe ich nun gelernt. Und wie man sieht, klappt dies doch erstaunlich gut.

Glücklich mit GLYX

Essen mit GLYX und bei den Fetten sinnvoll sparen, das sind die Trittsteine, die sicher zum Abnehmerfolg führen.

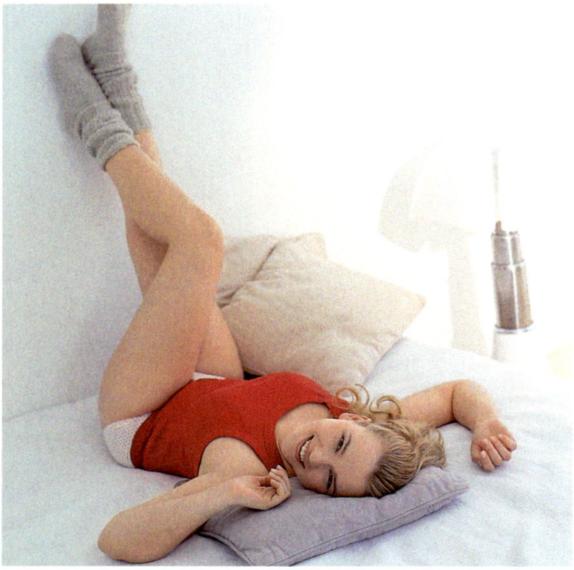

Die Haut wird überall straffer, das motiviert zum Weitermachen.

Sie haben bei der Ideal-Diät die Fettaufnahme zum Beispiel von den üblichen etwa 40 Prozent Ihrer täglichen Kalorien auf etwa 30 bis maximal 35 Prozent reduziert und damit das von Ihren Fettzellen bevorzugte Füllmaterial rationiert. Um nun dauerhaft Ihr Gewicht zu halten, sollten Sie kontrolliert nur solche Kohlenhydrate aufnehmen, die einen niedrigen bis maximal mittleren glykämischen Index haben. Dieser Index, kurz GLYX genannt, ist ein Maß für den Anstieg des Blutzuckerspiegels im Blut nach dem Essen (siehe unten). So können Sie am besten Ihren Insulinspiegel niedrig halten und den Nährstoffstrom nach dem Essen nicht gleich wieder in die Einbahnstraße oder Sackgasse Fettspeicherung lenken.

Gesunde Verhältnisse mit dem GLYX

Kohlenhydrathaltige Lebensmittel können zu unterschiedlichen Blutzuckerreaktionen und Insulinantworten führen. Demzufolge können Nahrungskohlenhydrate nach ihrem glykämischen Index – kurz GLYX – eingeteilt werden. Dabei handelt es sich, wie schon gesagt, um einen Maßstab für den Blutzuckeranstieg nach dem Essen. Bei einem niedrigen GLYX-Faktor steigt der Blutzuckerspiegel gemäßigter an, die Insulinreaktion schießt nicht über das Ziel hinaus. Ein Vorteil für alle, die satt, schlank und fit bleiben möchten. Energielevel und Leistung werden möglichst konstant gehalten und größere Blutzuckerschwankungen vermieden. Doch was können wir nun essen? Als anhaltende Energiespender beziehungsweise Kohlenhydrate mit Langzeitwirkung schneiden beispielsweise Spaghetti und andere Teigwaren aus Hartweizengrieß – vor allem, wenn sie nicht weich, sondern al dente gekocht werden –, recht gut ab. Aber auch grobkörnige Vollkornprodukte wie kernige Haferflocken oder Brote mit hohem Anteil möglichst intakter Körner wie Roggenvollkornbrot oder Pumpernickel gehö-

Interview

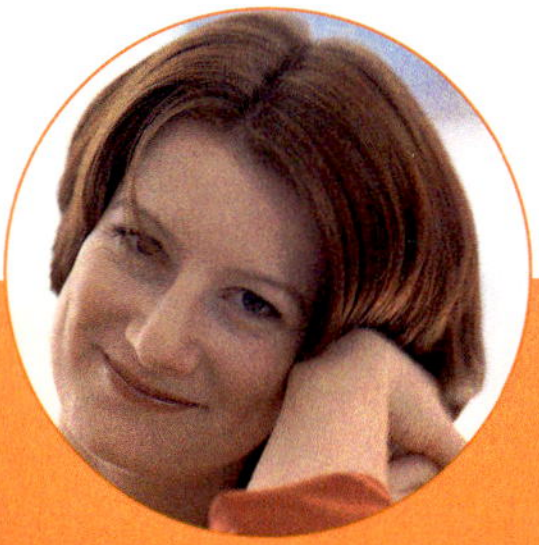

Nahrungsmittelunverträglichkeiten

Frage: Bestimmte Nahrungsmittel kannst du nicht vertragen. Wie ging es dir mit der Ideal-Diät?

Nina: Auf viele Lebensmittel bin ich allergisch, bei anderen wird mir manchmal übel, mein Bauch schwillt sichtbar an, oder ich bekomme Leibschmerzen. Es ist schwierig rauszukriegen, auf was man reagiert. Rezepte mit Zutaten, bei denen ich es sicher weiß, habe ich ausgeschlossen, wie Bohnen, Kohl. Rezepte mit rohen Tomaten habe ich abgewandelt, indem ich die Tomaten gegart und dann zugefügt habe. Das ging ganz gut.

Frage: Welchen Einfluss hatte die Diät auf die Unverträglichkeiten?

Nina: Ich hatte vor der Diät Bedenken, da ich bisher bei jeder Diät Probleme damit hatte. Eigenartigerweise konnte ich jetzt fast alles gut oder weit besser vertragen. Ich merkte richtig, wie sich nach den ersten Wochen mit der Diät der Bauch entspannte. Gut an der Ideal-Diät ist, dass so viele Gerichte gegart werden. Man hat nicht das Gefühl, darbend an rohen Karotten und Knäckebrot zu nagen. Und anscheinend vertrage ich das meiste gegart viel besser. Außerdem gibt es genügend Ausweichmöglichkeiten durch das Modulsystem der Diät.

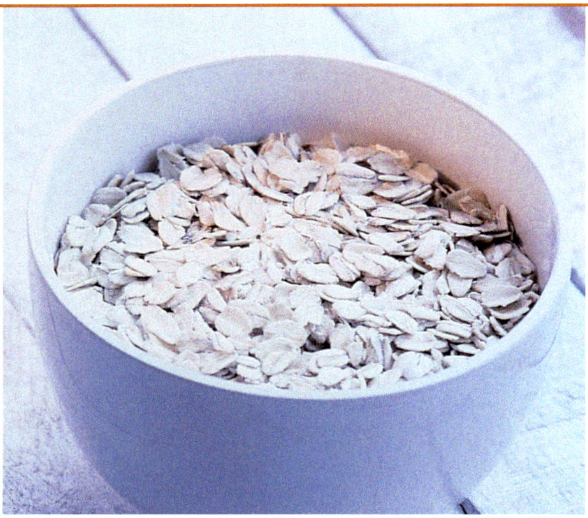

Bei Speisen mit niedrigem GLYX sind große Portionen erlaubt.

ren dazu sowie Hülsenfrüchte, Gemüse und fruchtzuckerreiche Obstsorten wie Äpfel und Beerenfrüchte. Allerdings muss auch bei Lebensmitteln mit niedrigem GLYX berücksichtigt werden, wie viel insgesamt davon gegessen wird.

Lebensmittel mit hohem GLYX-Faktor und hoher Kohlenhydratkonzentration lassen den Blutzuckerspiegel nach dem Essen am stärksten ansteigen und verursachen einen hohen Insulinspiegel im Blut, der dem Fettabbau im Weg steht. Zu den Lebensmitteln mit hohem glykämischem Index zählen Weißmehlprodukte, gekochte Kartoffeln, herkömmlicher geschälter weißer Reis, zuckerreiche Limonaden und Traubenzucker (Glukose). Letzterer löst den höchsten Blutzuckeranstieg aus. Unter Beachtung des GLYX können Sie also das Insulin regulieren beziehungsweise das Problem der überschießenden Insulinreaktionen sowie einen ständig erhöhten Insulinspiegel in den Griff bekommen.

Den GLYX-Wert eines Lebensmittels genau anzugeben macht wenig Sinn, denn auf ihn haben viele Faktoren Einfluss:

→ Die Art der Stärke, das heißt, ob sie vorwiegend als schwerer verdauliche Amylose oder leichter verwertbares Amylopektin vorliegt. Reis beispielsweise besitzt je nach Sorte unterschiedliche Anteile dieser Stärkearten. Je höher der Anteil an Amylopektin, desto höher ist der GLYX-Wert. So können die GLYX-Werte verschiedener Reissorten stark voneinander abweichen.

→ Wie die Stärke vorliegt, das heißt, ob sie isoliert und deshalb schnell verfügbar ist oder ob ballaststoffreiche Randschichten wie bei ganzen Getreidekörnern die Stärkeverdauung verlangsamen und der enthaltene Zucker so verzögert ins Blut gelangt.

→ Wie Sie ein Lebensmittel essen, ob roh oder gegart, ob mit Biss oder weich gekocht.

→ Auch die Zusammenstellung einer Mahlzeit spielt eine Rolle. So verringert Fett zwar wie bereits auf Seite 30 erwähnt den glykämischen Index, weil es länger im Magen verweilt und damit die Verdauung und Umwandlung auch der Kohlenhydrate zu Blutzucker verlangsamt. Selbstverständlich sollte diese »Fettbremse« aber nicht allzu oft und reichlich genutzt werden, wenn Sie eine schlanke Linie behalten oder bekommen wollen, denn sie liefert zu viele Kalorien. Kombinieren Sie allerdings (wenig) Kartoffeln mit hohem GLYX-Wert mit (viel) Gemüse oder Linsen (beide mit niedrigem GLYX-Faktor), so hat die resultierende Gesamtmahlzeit immerhin noch einen mittleren günstigen glykämischen Index. Auch den hohen GLYX-Faktor von weißem Reis können Sie so entschärfen.

Die Menge macht's auch beim GLYX

Nicht zuletzt spielt neben dem GLYX auch der Gesamtkohlenhydratgehalt in einer typischen kohlenhydratreichen Mahlzeit eine Rolle. Berücksichtigt wird dies im neuesten diesbezüglichen Faktor, der so genannten glykämischen Last oder glycaemic load. Wie die Formel für die glykämische Last zeigt, spielt hier nicht nur der GLYX-Wert eine Rolle, sondern auch der Kohlenhydratgehalt

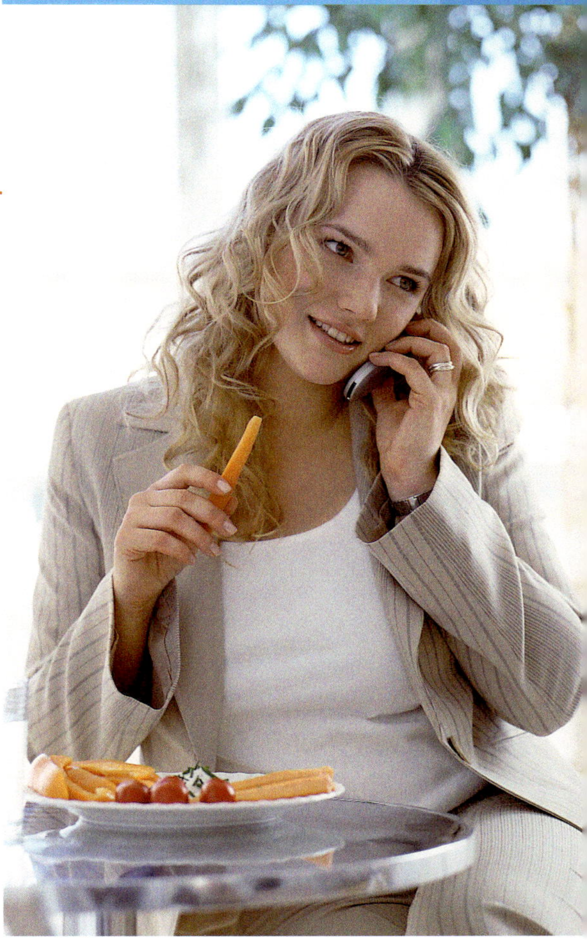

Abnehmen trotz Stress? Mit buntem Obst oder knackigem Gemüse ist es auch im Büro möglich.

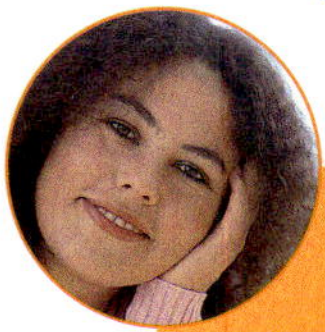

Marcelas Tipp

Kindgerechte Diät

→ Die grünen Rezepte der Diät akzeptieren auch Ihre Kinder, wenn Sie zum Gemüse noch Nudeln oder Kartoffeln kochen.

→ Die gelben Rezepte essen meine Kinder auch so gern. Das macht die Ideal-Diät so praktisch: Ich brauche nicht extra zu kochen.

des Lebensmittels (siehe unten). Wie wichtig es ist, nicht nur den GLYX-Wert zu berücksichtigen, sondern auch die Kohlenhydratmenge pro Portion, zeigt das Beispiel mit den Möhren:
Lange Zeit dachte man, Möhren hätten einen besonders hohen GLYX-Wert. Neuere Untersuchungen konnten das nicht bestätigen. Es kommt vor allem darauf an, wie Sie die Möhren essen: roh aus der Hand, schonend gedünstet oder weich gekocht. Aber selbst im letzteren Fall ist die glykämische Last nicht besonders hoch. Dazu müssen Sie wissen, dass 50 Gramm verfügbare Kohlenhydrate des betreffenden Lebensmittels die Standard-Testmenge sind. Um 50 Gramm Kohlenhydrate aus Möhren aufzunehmen, müssten Sie immerhin 800 Gramm Möhren essen. Mit einer normalen Portion von ca. 200 Gramm nehmen Sie natürlich auch deutlich weniger Kohlenhydrate auf, die gesamte glykämische Last ist verhältnismäßig gering. Anders sieht das bei konzentrierten Kohlenhydratträgern wie Kartoffeln – insbesondere Pommes frites – aus. Sie enthalten fünf- bis sechsmal mehr Kohlenhydrate. Das heißt: Wenn Sie 100 Gramm Pommes frites essen, ist die glykämische Last deutlich höher als bei der entsprechenden Menge Möhren.
Wir haben die neuesten Erkenntnisse und die beschriebenen Anforderungen an eine figurfreundliche und gesunde Lebensmittelauswahl in einer ausführlichen und übersichtlichen Tabelle zusammengefasst (siehe Seite 66). Mit diesem Wegweiser haben Sie eine einfache Möglichkeit in der Hand, durch vernünftige Kohlenhydratauswahl Ihre Insulinreaktion gering zu halten und so günstigere Voraussetzungen zu schaffen, um Pfunde zu verlieren.

Der Ideal-Tipp

Die glykämische Last eines Lebensmittels berechnet sich wie folgt:
Den GLYX-Wert mit dem Kohlenhydratgehalt der Portion in Gramm multiplizieren, den Wert durch 100 dividieren.

Achtung: Diätfallen

Es gibt beim Gang durch den Supermarkt zahllose Diätfallen: Lebensmittel, die viel Fett und jede Menge Kohlenhydrate mit hohem GLYX verbergen. Die nebenstehende Tabelle bietet Ihnen nur einige figurfreundlichere Alternativen. Sie zeigen Ihnen, wie Sie bereits beim Einkauf verhindern, dass Sie Ihren Diätplan mit einer falschen Lebensmittelauswahl torpedieren. Probieren Sie es aus und Sie werden feststellen, dass der Geschmack dabei keinesfalls auf der Strecke bleiben muss.

Diätfallen beim Einkauf

statt	besser
Mischbrot, Roggenbrot	GLYX-Ideal-Diät-Brot, Vollkornbrot mit ganzen Körnern
Toastbrot	Vollkorntoastbrot
Schinkenbrötchen	Tunfisch-Sandwich
gezuckerte Cornflakes	kernige Haferflocken
Schoko-Fertigmüsli	Müsli mit Früchten
Butter oder Margarine als Streichfett	Magerquark, Frischkäse unter 10 % Fett
Vollmilch	fettarme oder Magermilch
Joghurt/Milchprodukte mit 3,5 % Fett	Milchprod. mit 1,5 % Fett oder Magermilchprod.
Sahnequark	Magerquark, mit etwas Mineralwasser cremig gerührt
Käse über 40 % Fett. i. Tr.	Käse unter 40 % Fett. i. Tr.
Blauschimmelkäse mit 60 % Fett i. Tr.	Blauschimmelkäse, mit Magerquark verrührt
Marmelade	Fruchtpüree
Mettwurst, Salami, Cervelatwurst	Geflügelwurst, Bierschinken, Jagdwurst
Leberwurst	Linsenpaste
Lammkotelett	Rinderlende
Hähnchenkeule	Hähnchenbrust
Schweinekamm	Schweineschnitzel
Aal	Lachs, Hering, Makrele
Weißer Reis	Vollkornreis, Parboiled-Reis
Kartoffelpüree	Gemüsepüree
Fertigpizza	Gemüsepfanne aus der Tiefkühltruhe
Crème fraîche	saure Sahne, Frischkäse unter 10 % Fett
Mayonnaise	Joghurt-Salatcreme
Croissants	Vollkornbrötchen mit Leinsamen, Kürbiskernen
Blätterteig	Strudelteig
Sahnetorte	Apfelkuchen
Pudding	Rote Grütze
Sahneeis	Fruchteis
Vollmilchschokolade	Bitterschokolade
Gummibärchen	Trockenfrüchte, ungezuckert
gebrannte Mandeln	geröstete Esskastanien
Kartoffelchips	Chips mit nur 3 % Fett
Erdnussflips	Salzstangen
Käsegebäck	Salzgebäck
Eistee, gezuck. Soft Drinks, Cola, Limo	Saftschorle, Wasser, Milchmixgetränke, Sojadrink

Interview

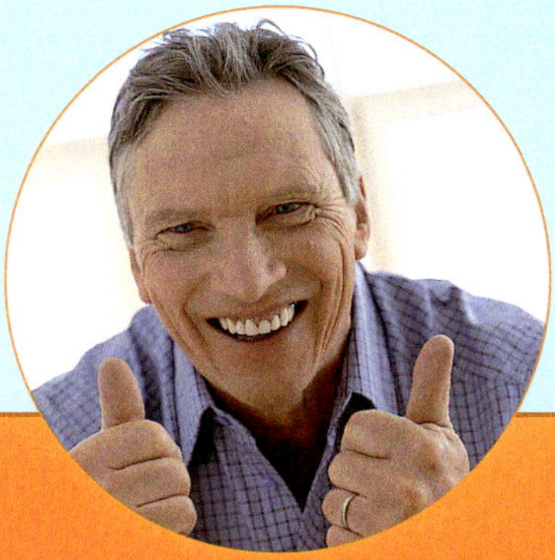

Abnehmen im Alter und mit Partner

Frage: Du hast zusammen mit deiner Frau abgenommen. Welche Vor- und Nachteile hatte das für dich?

Helmut: Nachteile gar keine. Es war und ist einfach sehr, sehr schön, sich gegenseitig zu motivieren. Man spricht darüber, wie es einem schmeckt. Wir haben uns gegenseitig gestützt. Und natürlich auch miteinander erlebt, wie schnell wir sogar etwa gleich viel abgenommen haben. Ich hatte vor knapp 20 Jahren auch schon mal allein für mich abgenommen, doch mit meiner Frau ist das viel, viel besser.

Frage: Nimmt ein Mann anders ab als eine Frau?

Helmut: Also bei uns war das tatsächlich so. Ich habe schneller abgenommen, meine Frau hat mich aber bald eingeholt. Weil sich aber meine Frau in Beruf und Haushalt mehr bewegt als ich, kann sie ihr Gewicht besser halten. Mein Gewicht schwankt da etwas stärker.

Frage: Fällt es mit 60 schwerer, abzunehmen, als mit 40 Jahren?

Helmut: Mir nicht! Möglicherweise gehe ich jetzt ruhiger an die Sache ran. Lasse mir fürs Abnehmen mehr Zeit und spüre nicht solch einen inneren Erfolgszwang. So ist es mir gelungen, kontinuierlich die Pfunde zu verlieren. Das fand ich richtig schön, weil ich jetzt das Gefühl habe, dass ich das Gewicht auch gut halten kann.

Frage: Lässt das Körperbewusstsein nicht mit den Jahren nach?

Helmut: Nein, ich möchte ja gerade als Rentner noch fit sein, um die freie Zeit mit meinem Hobby Segeln genießen zu können. Also muss ich auch was für meinen Körper tun und darf nicht mehr und mehr Fett ansetzen. Wichtig ist mir dann nur, dass nicht durch eine zu strenge Diät die Lebensqualität flöten geht. Denn mein Leben möchte ich gerade dann in vollen Zügen leben, wenn ich endlich Muße dazu habe.

Welcher Übergewichtstyp sind Sie?

Wissenschaftlich gesehen ist Übergewicht von vielen Faktoren abhängig. Die Adipositasforschung verfolgt daher auch viele Strategien zum Abnehmen. Der Einfluss genetischer Faktoren ist unumstritten. Ihr Anteil an der Entwicklung von Übergewicht wird mit 20 bis 70 Prozent angegeben. Tritt Übergewicht innerhalb von Familien gehäuft auf, hat das aber nicht nur mit einer entsprechenden Veranlagung zu tun. Ernährungs- und Bewegungsgewohnheiten werden ebenfalls innerhalb der Familie weitergegeben. Eine große Rolle spielen auch jeweils unterschiedliche Stoffwechselvoraussetzungen. Frauen haben ganz einfach die Anlage dazu, Fett schneller und effizienter zu speichern als Männer, die im Allgemeinen mehr stoffwechselaktive Muskelmasse besitzen als Frauen. Deshalb nehmen Männer auch leichter ab. Im Fall von übermäßiger Fettspeicherung haben sie es allerdings auch dringend nötig abzuspecken. Das liegt wiederum an der unterschiedlichen Fettverteilung, wobei Männer bekanntlich eher in der Körpermitte zunehmen. Und gerade die Fettzellen am Bauch benötigen deutlich höhere Insulinspiegel als andere Fettzellen, um die normale Glukoseaufnahme aufrechtzuerhalten. Daher haben vor allem übergewichtige Männer mit dickem Bauch, also mit apfelförmigem Rumpf (Apfeltyp), in gesundheitlicher Hinsicht ein erhöhtes Risiko für Typ-2-Diabetes und Herz-Kreislauf-Erkrankungen. Sie sind stärker gefährdet als Frauen mit den typisch weiblichen Fetteinlagerungen an Hüften, Gesäß und Oberschenkeln, die dem Körper eine birnenähnliche Form (Birnentyp) geben. Somit nähren Übergewichtige vom Apfeltyp vornehmlich ihr Bauchfett, und dennoch fehlt ihnen ständig Energie. Sie sind nur theoretisch energiegeladen, abgerufen werden die reichhaltigen Energiereserven infolge Bewegungsmangel nicht.

Stark gefährdet dick zu werden sind vor allem die so genannten guten Futterverwerter. Bei ihnen sind offensichtlich durch den Bonus einer angeborenen »Extraportion« Insulin Hunger, Nahrungsaufnahme und (Fett-)Energiespeicherung besonders ausgeprägt. Dieser Stoffwechseltyp war in der Steinzeit im Vorteil, konnte er doch in Überflusszeiten Energie für Mangelzeiten effizient bevorraten. In heutigen Zeiten macht ihn dieses »Erbe« aber eher dick und krank. Allerdings nur, wenn übermäßig gegessen und ständig zu wenig Kalorien verbrannt werden. Prüfen Sie anhand unseres Fragebogens zu Ihrem Stoffwechseltyp und Ihrer persönlich richtigen Diätstrategie auf der nächsten Seite, ob Sie davon betroffen sind. In der Korrektur der Ernährungs- und Lebensweise liegt dann die beste Chance!

Der Diätcheck

Der folgende Diätcheck soll Ihnen helfen herauszufinden, ob Sie neben dem richtigen Augenmaß fürs Fett auch bei den Kohlenhydraten etwas vorsichtiger sein müssen und deshalb GLYX-bewusst essen sollten.

	Ja	Nein
Haben Sie Übergewicht, obwohl Sie gar nicht so viel essen?	☐	☐
Nehmen Sie mit kohlenhydratreichen und fettarmen Diäten (low fat) kaum ab?	☐	☐
Haben Sie das Gefühl, schon beim bloßen Anblick von kohlenhydratreichen Speisen zuzunehmen?	☐	☐
Sind Sie bei Diäten immer hungrig?	☐	☐
Wachen Sie nachts auf und müssen etwas Süßes essen?	☐	☐
Haben Sie nach einer kohlenhydratreichen Mahlzeit schon bald wieder Heißhunger auf Süßes oder verspüren den Drang, etwas zu essen?	☐	☐
Halten Sie sich für einen zwanghaften Esser?	☐	☐
Leiden Sie öfter unter Heißhungerattacken?	☐	☐
Haben Sie oft ein unstillbares Verlangen nach Brot, Kuchen und Süßigkeiten?	☐	☐
Sind zuckerreiche Getränke (Limonaden) eine große Versuchung für Sie?	☐	☐
Trinken Sie abends regelmäßig mehr als 2 Gläser Wein oder Bier?	☐	☐
Haben Sie wenig Energie?	☐	☐
Fehlt Ihnen bei längeren körperlichen und/oder geistigen Anstrengungen das Durchhaltevermögen?	☐	☐
Sind Sie leicht gereizt?	☐	☐
Leiden Sie unter Stimmungsschwankungen?	☐	☐
Können Sie sich nicht gut konzentrieren?	☐	☐
Werden Sie besonders am Nachmittag leicht müde?	☐	☐

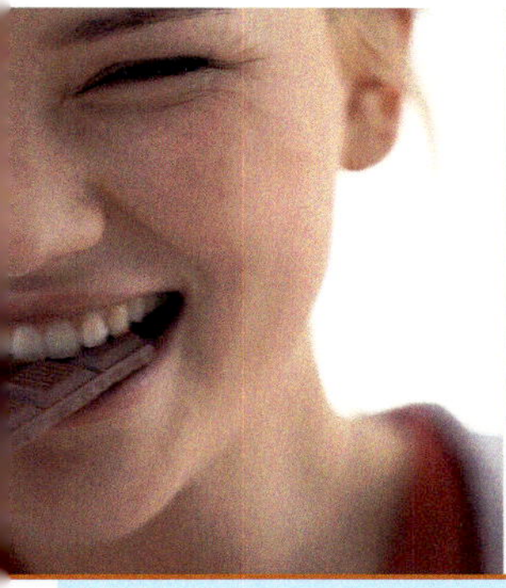
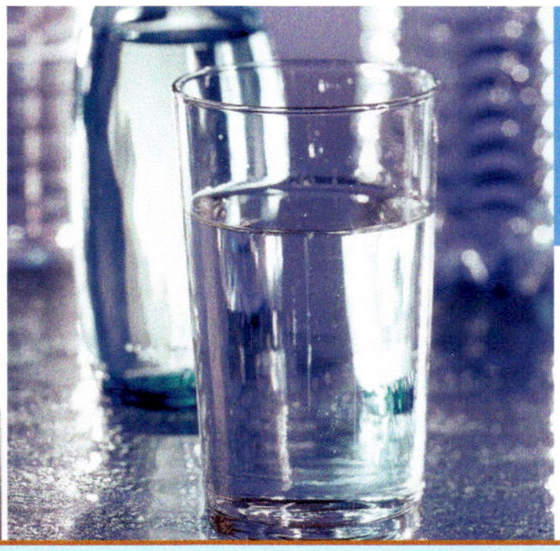

	Ja	Nein
Nehmen Sie bei einer Diät besser ab, wenn Sie auch die Kohlenhydrate einschränken?	☐	☐
Nehmen Sie schnell zu, wenn Sie viel Kohlenhydrate, auch Zucker, essen?	☐	☐
Sind Sie eher ein Sitz- und kein Bewegungsmensch?	☐	☐

Die nächsten Fragen sollten Sie mit Ihrem Arzt besprechen:

	Ja	Nein
Leiden Sie an Stoffwechselerkrankungen wie erhöhte Blutzucker-, Blutfett- und Blutdruckwerte?	☐	☐
Beträgt Ihr Bauchumfang an der weitesten Stelle mehr als 88 cm (Frauen) bzw. mehr als 102 cm (Männern)?	☐	☐
Liegt bereits Übergewicht mit Diabetes Typ 2 und Insulinresistenz vor?	☐	☐

Interview

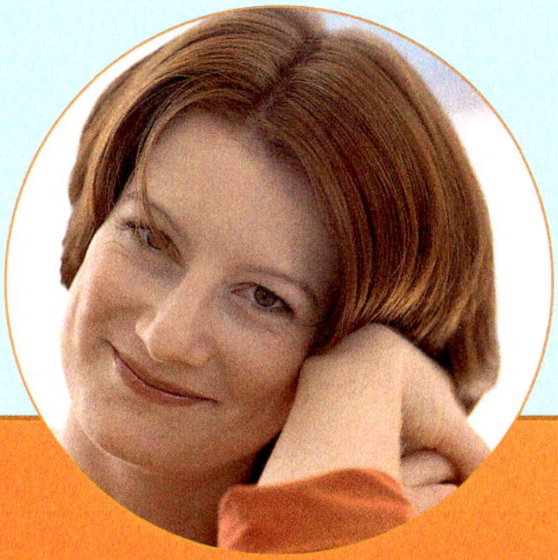

Umgang mit Durchhängern

Frage: Du hattest immer wieder auch Durchhänger. Wann gab's die meistens?

Nina: Durchhänger habe ich vor allem abends gehabt. Außerdem war ich frustriert, wenn mein Gewicht nicht so schnell gesunken ist, wie ich wollte – trotz grüner Rezepte, Ellipsentrainer, Trampolin und regelmäßig Wasser trinken.

Frage: Wie hast du die Durchhänger aufgefangen?

Nina: Da konnte ich dann bei Gummibärchen am Abend nicht widerstehen, obwohl ich wusste, dass die gerade abends total verkehrt sind. Ich habe auch mal anderes als die Diätrezepte gegessen. Ich habe mir aber immer wieder gesagt: Gib nur die Diät nicht auf, fang einfach morgen wieder an, wo du aufgehört hast, und halt dich dran. Und das habe ich auch getan. Mit dem Ergebnis, dass mein Gewicht zwischendurch auch mal stagnierte, aber eigentlich immer weiter nach unten ging. Ich bin aber wegen der Durchhänger bei den grünen Rezepten geblieben. Auch da gibt es zum Glück Befriedigendes für solche Gelüste, wie zum Beispiel den Birnenauflauf oder den fruchtigen Radicchiosalat.

Frage: Ging das Gewicht auch mal wieder hoch?

Nina: Leider ja. Als ich im Job völlig im Stress war und auch tagsüber nicht nach der Diät gelebt habe. Im Stress greife ich zu Gummibärchen – und da waren zwei Wochen, die hätte ich ohne wohl nicht überlebt. Danach waren 1,5 Kilo mehr auf der Waage. Aber ich hatte befürchtet, es würde viel mehr sein, bestimmt zwei oder drei Kilo. Also war ich noch ganz froh. Außerdem weiß ich: Egal, was war, ich kann mit der Diät weitermachen und werde mich wieder meinem Wunschgewicht nähern. Und so war's dann ja auch.

Auswertung des Checks

→ Haben Sie bei einer oder mehreren Fragen, die Sie mit Ihrem Arzt besprechen sollten, und bei den anderen Fragen überwiegend mit »Ja« geantwortet, lohnt es sich, ab sofort den Einfluss Ihrer Ernährung und Ihres Essverhaltens auf den Blutzuckerspiegel und die Insulinantwort ernst zu nehmen und entsprechend zu reagieren. Für Sie gelten beim Essen die »grünen« Rezepte und beim Sport die sanften Bewegungsaktivitäten – jedoch regelmäßig und mit Ausdauer.

→ Haben Sie bei keiner der mit dem Arzt zu behandelnden Fragen und nur bei einigen wenigen der anderen Fragen mit »Ja« geantwortet, ist Ihr Risiko hinsichtlich der Blutzucker- und Insulinreaktion mäßig bis gering. Dann sollten Sie ebenfalls beim Essen »grün« mit moderatem Training (vorzugsweise Ausdauersportarten) kombinieren. Sie dürfen jedoch die Zügel etwas lockerer lassen (»gelbe« Rezepte), wenn Sie sich mehr bewegen (gemischtes Ausdauer- und Krafttraining). Gelegentliche Esssünden (»rote« Rezepte) lassen sich durch noch mehr körperliche Aktivität ausgleichen (alle Belastungsformen und -intensitäten).

→ Haben Sie nur selten bis gar nicht mit »Ja« geantwortet, heißt das, dass Sie kaum Gewichtsprobleme haben. Sie erfahren dennoch eine deutliche Verbesserung Ihrer Nährstoffversorgung, Ihres Gesundheitsschutzes und Ihrer Fitness, wenn Sie sich an die gesunde Mischung aus »grünen« und »gelben« Rezepten halten und bei der Bewegung ebenfalls den richtigen Mix von Ausdauer- und Kraftübungen einhalten.

→ Bewegungsmenschen haben es am leichtesten hinsichtlich der Kohlenhydratmenge und -auswahl. Nur beim Fett sollten Sie sich der Gesundheit des Herz-Kreislauf-Systems zuliebe an der herzgesunden Mittelmeerküche orientieren (siehe Ideal-Tipp unten).

Der Ideal-Tipp

Übernehmen Sie für diese Ideal-Diät viele Rezepte der Mittelmeerküche. Denn sie liefert eine Fülle pflanzlicher Lebensmittel mit günstigem glykämischem Index und Ballaststoffen wie Gemüse, Salat, Hülsenfrüchten, Obst und Nüssen. Außerdem enthält sie Olivenöl mit sehr viel einfach ungesättigten Fettsäuren als Hauptfettquelle, wenig bis mäßig viel Fisch, Geflügel, Milchprodukte und Eier, nur wenig dunkles Fleisch, geringe bis mäßige Mengen Wein, der üblicherweise mit den Mahlzeiten getrunken wird. Eine vorteilhaftere Abwandlung in unseren Rezepten ist die Verwendung von Rapsöl.

Schlank genießen außer Haus

Ein schlanker Ess-Stil lässt sich auf Dauer nur verwirklichen, wenn Sie auch außerhalb von Diätplänen und den eigenen vier Wänden zielsicher auswählen können. Ein Restaurantbesuch wird nicht zur Diätfalle, wenn Sie wissen, was Sie unbesorgt genießen dürfen. Mit einem Steak oder mit gegrilltem oder gedünstetem Fisch und einer großen Portion Salat machen Sie nichts falsch, wenn Sie sich kohlenhydrat- und fettbewusst ernähren wollen. Weißbrot und Folienkartoffeln sollten Sie allerdings meiden. Doch es gibt noch mehr genuss- und figurfreundliche Angebote auf der Speisekarte in- und ausländischer Restaurants.

→ Wir empfehlen aus der deutschen Küche:
Salate der Jahreszeit mit Putenbruststreifen oder Käsewürfeln
Lachstatar/Heringstatar auf Pumpernickel mit gebratenem Rucolasalat
Kleines Filetsteak mit reichhaltiger Gemüseauswahl
Pochierten Lachs mit gedünstetem Spinat
Tafelspitz mit Meerrettichsauce und gedünstetem Gemüse

→ Beim Italiener bieten sich an:
Gemüse-Antipasti und Meeresfrüchte
Gegrillter Fisch mit Gemüse oder Salatbeilage
Minestrone
Schweinekotelett vom Grill mit Kräutersauce und Mittelmeergemüse (Zucchini, Paprika, Tomaten, Auberginen)
Saltimbocca (Kalbsschnitzel) mit Salbei, Zitronensauce und Spinatgemüse

→ Beim Griechen gibt es:
Griechischen Bauernsalat mit Oliven und Schafskäse
Dorade vom Grill mit Salat und Gemüsebeilage
Fleisch-Gemüse-Spieße mit Joghurtsauce (kein Lammfleisch!)
Tsatsiki-Dip (Gurken-Joghurt) mit Gemüsestiften (Paprika, Karotte, Zucchini etc.)
Gebackene Auberginen mit Joghurtsauce

→ Beim Franzosen können Sie essen:
Ratatouille mit kurz gebratenem Schweinefilet
Pot-au-feu (Kalbfleischeintopf)
Gegrillten Fisch und Salate
Gemüsesuppe mit Basilikumsauce
Rindfleisch auf Burgunder Art mit jungen Pellkartoffeln

→ Beim Spanier sind empfehlenswert:
Gazpacho
Fischsuppe
Gemüseragout
Fisch aus dem Ofen

→ Beim Türken bieten sich an:
Hirten- oder Bohnensalat
Linsensuppe
Spinat mit Joghurtsauce
Geflügelspieß mit Gemüse

→ In asiatischen Restaurants sollten Sie bevorzugt Gerichte aus dem Wok mit wenig Basmatireis genießen. Ebenfalls empfehlenswert:

Fondue in Brühe (Shabu Shabu)
Gebackener Tofu
Gemüse aus dem Bambusdämpfer
Gedünsteter Fisch mit Gemüse

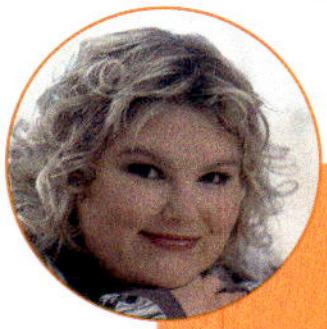

Silkes Tipp

Trotz Diät zu Familienfesten oder Einladungen

Während der Diät müssen Sie nicht auf größere Einladungen verzichten. Neulich war ich auf einer Hochzeit eingeladen. Solch einen Tag muss man für die Diät streichen. Um nicht zu viel Fett und Kalorien mit Kuchen aufzunehmen, nutze ich am Nachmittag, wenn es kurz nach dem großen Mittagessen schon wieder Kuchen gibt, eine Ausrede. Beispielsweise dass ich nach meiner Kleinen sehen muss. Dann trinke ich nur schnell eine Tasse Kaffee und fahre. Am nächsten Tag gibt es dann konsequent nur Obst. So habe ich solche großen Einladungen und Feste gut überstanden, ohne dass mein Gewicht wieder gestiegen ist.

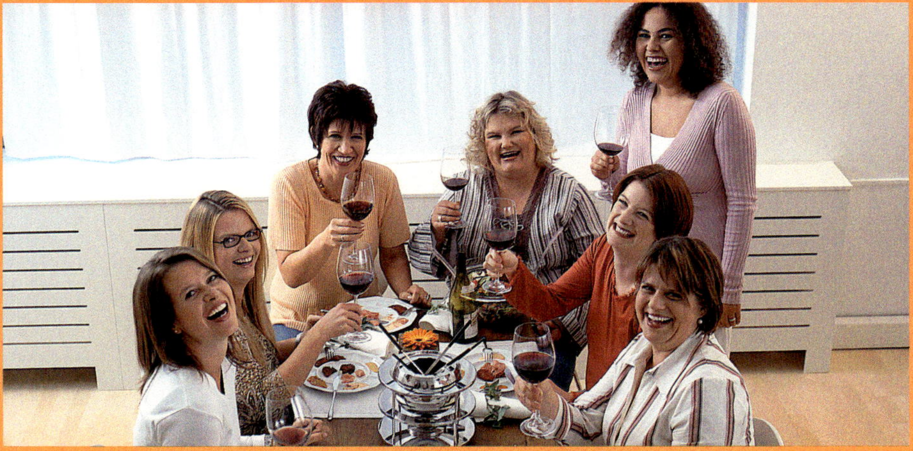

Typgerecht abnehmen

Wer konsequent abnehmen will, fährt bei unserer Diät voll auf der grünen Welle. Hier erfahren Sie, was es mit den Farben der Rezepte auf sich hat.

Weder Low-Fat- noch GLYX-Diät allein liefern den Schlüssel zum Wunschgewicht oder zur Gesundheit. Es geht vielmehr darum, die richtige Mischung und den für sich persönlich richtigen Weg zu finden. Dieser individuelle Ansatz muss verschiedene Gesichtspunkte und Voraussetzungen berücksichtigen wie

- → bereits gemachte Diäterfahrungen,
- → berufliche Situation und Lebensalter,
- → Aktivitätsniveau und Aktivierbarkeit für sportliche Tätigkeiten,
- → Geschmackspräferenzen und Nahrungsgewohnheiten,
- → Verwendung von Fertiggerichten (Convenience-Food) beziehungsweise Anspruch an den Aufwand bei einer Diät,
- → Tagestyp: zum Beispiel Morgen- oder Abendtyp (siehe Tipp rechte Seite),
- → Übergewichtstyp: entweder Apfel- oder Birnenfigur,
- → Stoffwechseltyp: entweder guter Futterverwerter und Speichertyp mit dem »Sparsamkeitsgen« für das Überleben in Notzeiten oder Verbrennertyp als schlechter Futterverwerter, der mit dem Überfluss im Wohlstand weniger Gewichtsprobleme bekommt (siehe Tabelle Seite 65).

Von der ererbten Stoffwechsellage hängt es unter anderem ab, wie empfindlich wir auf Kohlenhydrate reagieren und ob wir deshalb die Zügel hinsichtlich Kohlenhydratmenge und -auswahl stärker anziehen müssen oder etwas lockerer lassen können.

Das Wichtigste an Ihrer Ideal-Diät ist jedoch, dass sie alltagstauglich sowie auf Ihre persönliche Situation und Ihren Lebensstil zugeschnitten ist.

Der Ideal-Tipp

Tiefkühlkost

→ Wenn Sie zum Kochen keine Zeit haben und trotzdem abnehmen wollen, greifen Sie zu Tiefkühlgemüse. Dazu ein Fisch- oder Fleischfilet braten – fertig!

→ Sie finden in den Tiefkühltruhen der Supermärkte auch viele leckere Gemüsemischungen mit Fleisch, Fisch, Kartoffeln oder Reis. Achten Sie dabei darauf, dass diese Gerichte weniger als 400 Kalorien und weniger als 15 Gramm Fett pro Portion enthalten. Viele Lebensmittelhersteller geben diese Nährwerte auf der Packung an.

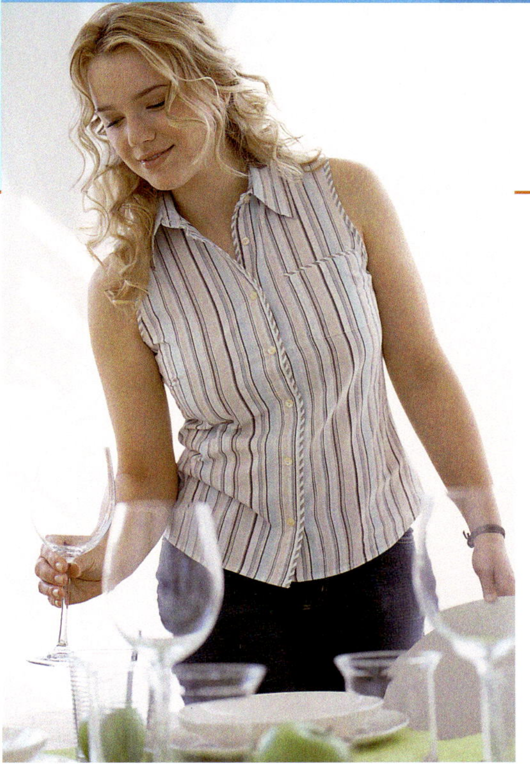

Die richtige Farbe zum Erfolg

Ein einfaches Leitsystem weist Ihnen den richtigen Weg. Es ist geordnet nach den Ampelfarben. Sie bestimmen unter Berücksichtigung Ihrer persönlichen Zielsetzung und Stoffwechselsituation, welche Farbe Sie wählen.

→ Grüne Rezepte (ab Seite 82): Grün ist die Farbe für das Einsteigerprogramm (die ersten vier Diätwochen) und beim kohlenhydratsensiblen Speichertyp sogar das Langzeitprogramm, um auf Dauer schlank, gesund und fit zu bleiben. Außerdem für jeden, der öfter schlechte Diäterfahrungen gemacht hat. Fettgehalt und glykämische Last sind so beschaffen, dass Sie auch unter schwierigen Abnehmvoraussetzungen Erfolg haben werden. Das gilt für die grüne Auswahl aus der Lebensmitteltabelle (ab Seite 66) und für den ebenfalls grün markierten Rezeptteil.

→ Gelbe Rezepte (ab Seite 120): Gelb gilt für alle, die sich beim Abnehmen weniger

Die Rezepte der Ideal-Diät schmecken auch Ihren Gästen. Ganz sicher.

Der Ideal-Tipp

Morgen- oder Abendtyp

→ Der Morgentyp springt schon früh aus den Federn und ist sofort fit. Ihm reicht oft ein grünes Frühstück nicht, er sollte dann aber seine Abendmahlzeit konsequent aus den grünen Rezepten auswählen.

→ Der Abendtyp kommt abends nicht ins Bett und morgens schlecht raus. Weil er seinen späten Appetit mit grünen Rezepten nicht stillen kann, wählt er fürs Abendessen ein gelbes Rezept aus. Morgens muss ihm dann ein grünes Frühstück reichen. Oder er startet mit einer Zwischenmahlzeit und verschiebt das grüne Frühstück auf den Vormittag.

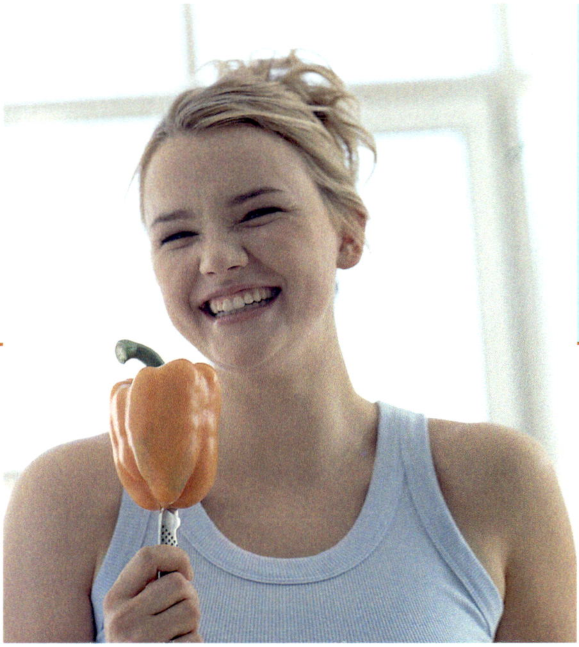

Mit Gemüse liegen Sie bei unserer Diät immer im grünen Bereich.

schwer tun oder die sich statt einseitigem Anziehen der Kalorienbremse sportlich mehr verausgaben. Dafür haben sie den Extrabonus von mehr Lebensmitteln mit einem mittleren glykämischen Index. In der richtigen Kombination mit grünen Rezepten ein guter Mittelweg für die, die sich beim Abnehmen Zeit lassen wollen und gelegentliche Ausrutscher bei einer Diät mit mehr Bewegung ausbügeln. Übrigens: Mit einem leckeren Mix aus grünen und gelben Rezepten halten Sie ohne Jo-Jo-Effekt nach der Diät Ihr Gewicht.

→ Rote Rezepte (ab Seite 142): Schlemmermenüs und Leckeres für Verbrennertypen mit entsprechendem Bewegungsnaturell.

Vom Start bis zum Ziel

Wir empfehlen für alle den gesunden Einstieg im grünen Bereich, das heißt, am Anfang Ihrer Ernährungsumstellung in den ersten vier Wochen grüne Rezepte zu wählen. So verbessern Sie die Qualität Ihrer

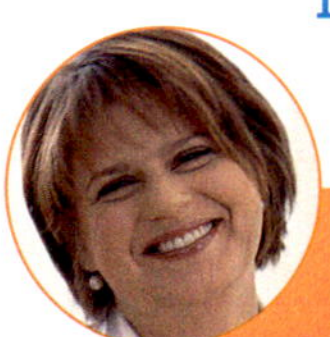

Iris' Tipp

Die Diät erleichtern

Ich habe noch nie so viel eingekauft wie anfangs für diese Diät. Das kann's nicht sein, habe ich gedacht und dann bewusster eingekauft. Aus dieser Erfahrung heraus rate ich Ihnen: Besorgen Sie schon mal vor Beginn der Diät alle Grundnahrungsmittel, die Sie brauchen. Dann dauert der wöchentliche Einkauf nicht mehr so lang. Außerdem können Sie einen Wochenplan aufstellen, was Sie essen wollen, und dann einmal pro Woche einen Großeinkauf machen. Die ganz frischen Sachen bekommen Sie auch noch auf dem Weg zur Arbeit. Überdies variiere ich auch schon mal das eine oder andere Rezept, wenn ich gerade eine bestimmte Zutat nicht daheim habe.

Ernährung. Zusätzlich sollten Sie sich mehr bewegen. Wenn Sie Sportbeginner sind, raten wir zunächst zu einer allgemeinen Aktivierung im Alltag. Dazu haben wir Ihnen auf Seite 158 ein paar Tipps zusammengestellt. Sie werden überrascht sein, wie viele Möglichkeiten es gibt, Schritt für Schritt mehr Bewegung in Ihr Leben zu bringen. So aktiviert, fühlen Sie sich sicherlich motiviert, ein leichtes sportliches Einsteigerprogramm zu beginnen. Um die Zahl Ihrer muskulären Verbrennungsöfen und die Rate der dort stattfindenden Fettverbrennung zu steigern, ist es sinnvoll, einfache kräftigende Gymnastikübungen mit leichten Ausdauerübungen (zum Beispiel Walking oder Radfahren) zu kombinieren. So sind die Erfolgsaussichten am größten. Und mit schwindenden Pfunden und zunehmender Fitness kommt schließlich der Appetit auf ein intensiveres Workout. Mit der Folge, dass Sie auch beim Essen zulangen dürfen: Genuss ohne Reue sowohl im gelben als auch roten Bereich. Also gelbe und rote Rezepte nur mit Sportprogramm oder entsprechender körperlicher Beanspruchung im Beruf genießen, um abzunehmen.

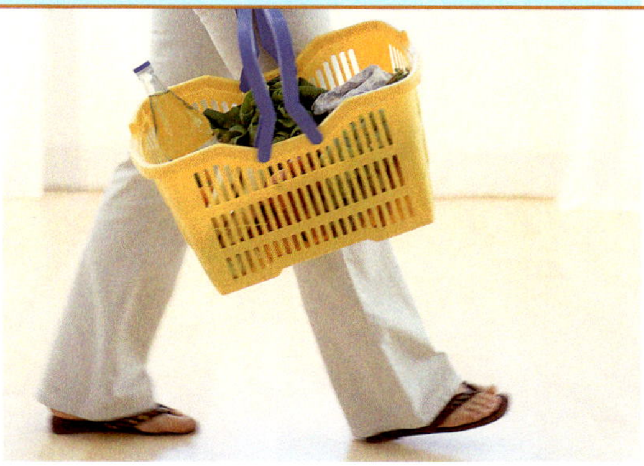

Machen Sie den Einkauf zu einem Erlebnis der Sinne.

Stoffwechseltyp	Essen	Sport
Speichertyp	Grün: niedrige glykämische Last, Fett mit Augenmaß	Soft: vorzugsweise Ausdauer
Mischtyp	Gelb: niedrige bis mittlere glykämische Last, fettmoderat nach Art der Mittelmeerküche	Medium: gemischtes Ausdauer- und Krafttraining
Verbrennertyp	Rot: fettnormal nach Art der Mittelmeerküche, kohlenhydratliberal	Intensiv: alle Belastungsformen und -intensitäten

Die große Ideal-Lebensmitteltabelle

Mit drei Farben sind alle gängigen Lebensmittel vom Aal bis zur Zwiebel gekennzeichnet, und keines wird verboten. So wissen Sie auf einen Blick, was Ihnen beim Abnehmen gut tut und wovon Sie weniger essen sollten.

→ Bei der glykämischen Last berücksichtigt die Tabelle, wie stark die im Lebensmittel enthaltenen Kohlenhydrate den Blutzucker ansteigen lassen und wie viele dieser Kohlenhydrate pro Portion enthalten sind. Dabei kann es schon eine Rolle spielen, ob Sie beispielsweise eine dünne oder dicke Brotscheibe essen.

→ Beim Fett beurteilt die Tabelle nicht nur die Menge, sondern auch die Qualität. So ist Hering zwar ein fetter Fisch, wird wegen der wertvollen Fettsäuren aber empfohlen.

→ Das Gesamturteil ergibt sich aus der jeweils schlechtesten Bewertung. Hierbei bedeutet:

- ● Grüne Lebensmittel: Guten Appetit, damit essen Sie sich satt
- ● Gelbe Lebensmittel: Empfehlenswert, auf Portionsgröße achten
- ● Rote Lebensmittel: Nur gelegentlich kleine Portionen essen

Lebensmittel	Glykämische Last pro üblicher Portion	Fett	Gesamturteil
Aal (150 g)	grün	rot	rot
Ananas (120 g)	grün	grün	grün
Ananassaft (250 ml)	gelb	grün	gelb
Anchovis ohne Fett (100 g)	grün	gelb	gelb
Apfel (120 g)	grün	grün	grün
Apfel, getrocknet (60 g)	grün	grün	grün
Apfelsaft (250 ml)	gelb	grün	gelb
Apfelsine (120 g)	grün	grün	grün
Apfelsinensaft (250 ml)	grün	grün	grün
Appenzeller Käse, 50 % * (30 g)	grün	rot	rot
Aprikosen (120 g)	grün	grün	grün
Aprikosen, getrocknet (60 g)	grün	grün	grün
Artischocke (100 g)	grün	grün	grün
Aubergine (200 g)	grün	grün	grün

Lebensmittel	Glykämische Last pro üblicher Portion	Fett	Gesamturteil
Austern (50 g)	🟢	🟢	🟢
Austernpilze (100 g)	🟢	🟢	🟢
Avocado (200 g)	🟢	🟡	🟡
Bachforelle (150 g)	🟢	🟢	🟢
Baguette (30 g)	🟡	🟢	🟡
Banane (120 g)	🟡	🟢	🟡
Barsch (150 g)	🟢	🟢	🟢
Basilikum (5 g)	🟢	🟢	🟢
Bergkäse, 45 % * (30 g)	🟢	🔴	🔴
Bierschinken (20 g)	🟢	🟡	🟡
Birkenpilz (100 g)	🟢	🟢	🟢
Birne (120 g)	🟢	🟢	🟢
Bismarckhering (150 g)	🟢	🟡	🟡
Blätterteig (20 g)	🟢	🟡	🟡
Blauschimmelkäse, 60 % * (30 g)	🟢	🔴	🔴
Blumenkohl (200 g)	🟢	🟢	🟢
Bockwurst (80 g)	🟢	🔴	🔴
Bohnen, grün (200 g)	🟢	🟢	🟢
Bohnen, weiß, roh (70 g)	🟢	🟢	🟢
Bonbon (1 Stück = 3 g)	🟢	🟢	🟢
Brasse (150 g)	🟢	🟢	🟢
Brathering (150 g)	🟢	🟡	🟡
Bratwurst (100 g)	🟢	🔴	🔴
Brechbohnen (200 g)	🟢	🟢	🟢
Brezel (1 Stück = 30 g)	🟡	🟢	🟡
Brezel (2 Stück = 60 g)	🔴	🟢	🔴
Briekäse, 50 % * (30 g)	🟢	🔴	🔴
Brokkoli (200 g)	🟢	🟢	🟢
Brot			
– GLYX-Ideal-Diät-Brot (kl. Scheibe = 30 g)	🟢	🟢	🟢
– GLYX-Ideal-Diät-Brot (50 g)	🟢	🟢	🟢
– GLYX-Ideal-Diät-Brotback-mischung	🟢	🟢	🟢
– Mischbrot (kl. Scheibe = 30 g)	🟢	🟢	🟢
– Vollkornbrot (kl. Scheibe = 30 g)	🟢	🟢	🟢
– Vollkornbrot (50 g)	🟡	🟢	🟡
– Weißbrot (50 g)	🟡	🟢	🟡
Brötchen			
– Weißmehlbrötchen (50 g)	🟡	🟢	🟡
– Vollkornbrötchen (50 g)	🟡	🟢	🟡
Bückling (150 g)	🟢	🟡	🟡
Buschbohnen (200 g)	🟢	🟢	🟢
Butter (10 g)	🟢	🔴	🔴
Buttermilch (250 ml)	🟢	🟢	🟢
Butterpilz (100 g)	🟢	🟢	🟢
Butterschmalz (30 g)	🟢	🔴	🔴
Camembert, 60 % * (30 g)	🟢	🔴	🔴
Camembert, 45 % * (30 g)	🟢	🟡	🟡
Cantaloupe-Melone (120 g)	🟢	🟢	🟢
Cashewnüsse (50 g)	🟢	🟡	🟡
Cervelatwurst (20 g)	🟢	🔴	🔴
Champignons (100 g)	🟢	🟢	🟢
Cheddarkäse, 50 % * (30 g)	🟢	🔴	🔴
Chicorée (100 g)	🟢	🟢	🟢
Chinakohl (100 g)	🟢	🟢	🟢

* Fett in der Trockenmasse

Lebensmittel	Glykämische Last pro üblicher Portion	Fett	Gesamturteil
Clementine (40 g)	grün	grün	grün
Cornflakes, gesüßt (30 g)	rot	grün	rot
Cornflakes m. Ballaststoffen (30 g)	gelb	grün	gelb
Couscous, roh (50 g)	rot	grün	rot
Couscous, roh (30 g)	gelb	grün	gelb
Crème fraîche (1 EL = 15 g)	grün	gelb	gelb
Datteln, getrocknet (60 g)	rot	grün	rot
Diätmargarine (10 g)	grün	gelb	gelb
Dickmilch, 3,5 % Fett (250 ml)	grün	gelb	gelb
Distelöl (10 g)	grün	gelb	gelb
Doppelrahmfrischkäse (30 g)	grün	rot	rot
Dorsch (150 g)	grün	grün	grün
Edamer, 45 % * (30 g)	grün	rot	rot
Edamer, 30 % * (30 g)	grün	gelb	gelb
Edelpilzkäse, 60 % * (30 g)	grün	rot	rot
Ei (1 Stück = 60 g)	grün	gelb	gelb
Eis			
– Fruchteis (50 g)	grün	grün	grün
– Milcheis (50 g)	grün	grün	grün
– Sahneeis (50 g)	grün	rot	rot
Eisbergsalat (100 g)	grün	grün	grün
Emmentaler, 45 % * (30 g)	grün	rot	rot
Endiviensalat (100 g)	grün	grün	grün
Ente (150 g)	grün	rot	rot
Erbse (200 g)	grün	grün	grün
Erdbeere (120 g)	grün	grün	grün
Erdbeermarmelade (30 g)	grün	grün	grün
Erdnüsse (50 g)	grün	gelb	gelb
Erdnussöl (1 EL = 10 g)	grün	gelb	gelb
Feige, getrocknet (60 g)	gelb	grün	gelb
Felchen (150 g)	grün	grün	grün
Feldsalat (50 g)	grün	grün	grün
Feta, 45 % * (30 g)	grün	gelb	gelb
Fisch (siehe einzelne Sorten)			
Fleisch (siehe einzelne Sorten)			
Fleischkäse (100 g)	grün	rot	rot
Fleischwurst (20 g)	grün	gelb	gelb
Flunder (150 g)	grün	grün	grün
Forelle (150 g)	grün	grün	grün
Frankfurter Würstchen (80 g)	grün	rot	rot
Frischkäse, 20 % * (30 g)	grün	gelb	gelb
Fruchtzucker (10 g)	grün	grün	grün
Fruchtzucker (30 g)	grün	grün	grün
Frühlingszwiebeln (50 g)	grün	grün	grün
Gans (150 g)	grün	rot	rot
Gänseschmalz (30 g)	grün	rot	rot
Garnele (100 g)	grün	grün	grün
Geflügelwurst, mager (20 g)	grün	gelb	gelb
Gelbwurst (20 g)	grün	gelb	gelb
Gemüsemais (150 g)	gelb	grün	gelb
Gemüsemais (80 g)	grün	grün	grün
Gewürzgurke (100 g)	grün	grün	grün
GLYX-Ideal-Diät-Brot (kl. Scheibe = 30 g)	grün	grün	grün
GLYX-Ideal-Diät-Brot (50 g)	grün	grün	grün
Goldbarsch (150 g)	grün	grün	grün

Lebensmittel	Glykämische Last pro üblicher Portion	Fett	Gesamturteil
Gorgonzola, 48 % * (30 g)	grün	rot	rot
Gouda, 40 % * (30 g)	grün	gelb	gelb
Grapefruit (120 g)	grün	grün	grün
Grapefruitsaft, ungesüßt (250 ml)	gelb	grün	gelb
Grünkohl (200 g)	grün	grün	grün
Gruyère, 45 % * (30 g)	grün	rot	rot
Gummibärchen (5 Stück = 8 g)	grün	grün	grün
Gummibärchen (20 Stück = 32 g)	rot	grün	rot
Gurke (200 g)	grün	grün	grün
Hackfleisch, Rind (50 g)	grün	gelb	gelb
Hackfleisch, Rind (75 g)	grün	rot	rot
Haferflocken (30 g)	grün	grün	grün
Halbfettmargarine (10 g)	grün	grün	grün
Harzer Käse, ca. 2 % * (30 g)	grün	grün	grün
Hase (150 g)	grün	grün	grün
Haselnüsse (50 g)	grün	gelb	gelb
Hecht (150 g)	grün	grün	grün
Heidelbeeren (120 g)	grün	grün	grün
Heilbutt (150 g)	grün	grün	grün
Hering (150 g)	grün	gelb	gelb
Hering, mariniert (150 g)	grün	gelb	gelb
Himbeeren (120 g)	grün	grün	grün
Hirsch (150 g)	grün	gelb	gelb
Holunderbeeren (120 g)	grün	grün	grün
Honig (10 g)	grün	grün	grün
Honig (30 g)	gelb	grün	gelb
Honigmelone (120 g)	grün	grün	grün
Hühnerbrust ohne Haut (150 g)	grün	grün	grün

Lebensmittel	Glykämische Last pro üblicher Portion	Fett	Gesamturteil
Hühnerkeule ohne Haut (150 g)	grün	gelb	gelb
Hüttenkäse, 10 % * (30 g)	grün	grün	grün
Jagdwurst (20 g)	grün	gelb	gelb
Joghurt, 3,5 % Fett (200 g)	grün	gelb	gelb
Joghurt, 1,5 % Fett (200 g)	grün	grün	grün
Joghurt, 0,1 % Fett (200 g)	grün	grün	grün
Johannisbeeren (120 g)	grün	grün	grün
Kabeljau (150 g)	grün	grün	grün
Kaffee, ungesüßt (200 ml)	grün	grün	grün
Kalbfleisch			
– Brust (150 g)	grün	rot	rot
– Filet (150 g)	grün	grün	grün
– Haxe (150 g)	grün	grün	grün
– Keule (150 g)	grün	grün	grün
– Kotelett (150 g)	grün	grün	grün
– Schnitzel (150 g)	grün	grün	grün
Kaninchen (150 g)	grün	rot	rot
Karotte (200 g)	grün	grün	grün
Karpfen (150 g)	grün	gelb	gelb
Kartoffel (100 g)	grün	grün	grün
Kartoffel (200 g)	gelb	grün	gelb
Kartoffelchips (50 g)	gelb	rot	rot
Kartoffelpüree (150 g)	gelb	grün	gelb
Kasseler (150 g)	grün	rot	rot
Kaugummi (1 Stück = 3,3 g)	grün	grün	grün
Kefir, 1,5 % Fett (200 g)	grün	grün	grün
Ketchup (5 g)	grün	grün	grün
Kichererbsen, roh (70 g)	grün	grün	grün

* Fett in der Trockenmasse

Lebensmittel	Glykämische Last pro üblicher Portion	Fett	Gesamturteil
Kidneybohnen, roh (70 g)	grün	grün	grün
Kirschen (120 g)	grün	grün	grün
Kiwi (2 Stück = 120 g)	grün	grün	grün
Klare Brühe (250 ml)	grün	grün	grün
Knackwurst (60 g)	grün	rot	rot
Knoblauch (5 g)	grün	grün	grün
Knollensellerie (200 g)	grün	grün	grün
Kohlrabi (200 g)	grün	grün	grün
Kokosfett (20 g)	grün	rot	rot
Kokosnuss (50 g)	grün	rot	rot
Konfitüre, max. 50 % Zucker (30 g)	grün	grün	grün
Kopfsalat (100 g)	grün	grün	grün
Korinthen (60 g)	rot	grün	rot
Korinthen (1 EL = 15 g)	grün	grün	grün
Krabben (100 g)	grün	grün	grün
Krebs (100 g)	grün	grün	grün
Kürbis (200 g)	grün	grün	grün
Kürbiskernöl (10 g)	grün	gelb	gelb
Lachs (150 g)	grün	gelb	gelb
Lachs, geräuchert (50 g)	grün	gelb	gelb
Lachsforelle (150 g)	grün	grün	grün
Lachsschinken (20 g)	grün	grün	grün
Lamm			
– Kotelett, mager (75 g)	grün	gelb	gelb
– Filet (100 g)	grün	gelb	gelb
– Keule, mager (100 g)	grün	rot	rot
– Schulter, mager (100 g)	grün	rot	rot
Leberkäse (100 g)	grün	rot	rot

Lebensmittel	Glykämische Last pro üblicher Portion	Fett	Gesamturteil
Leberwurst (20 g)	grün	gelb	gelb
Limabohnen, roh (70 g)	grün	rot	rot
Limone (75 g)	grün	grün	grün
Linsen, roh (70 g)	grün	grün	grün
Linsen, rote, roh (70 g)	grün	grün	grün
Macadamianuss (30 g)	grün	gelb	gelb
Magermilch (250 ml)	grün	grün	grün
Mais (100 g)	gelb	grün	gelb
Maiskeimöl (10 g)	grün	gelb	gelb
Makrele (150 g)	grün	gelb	gelb
Makrele, geräuchert (50 g)	grün	gelb	gelb
Mandarine (50 g)	grün	grün	grün
Mandel (30 g)	grün	gelb	gelb
Mango (120 g)	grün	grün	grün
Mangold (200 g)	grün	grün	grün
Marmelade, max. 50 % Zucker (30 g)	grün	grün	grün
Mascarpone (30 g)	grün	rot	rot
Matjes (150 g)	grün	gelb	gelb
Mayonnaise, 50 % Fett (10 g)	grün	gelb	gelb
Mayonnaise, 80 % Fett (10 g)	grün	rot	rot
Meerrettich (5 g)	grün	grün	grün
Mett, Schwein (30 g)	grün	rot	rot
Mett, Schwein (50 g)	grün	rot	rot
Mettwurst (20 g)	grün	rot	rot
Miesmuschel (100 g)	grün	grün	grün
Milch			
– Vollmilch (250 ml)	grün	rot	rot
– Fettarme Milch (250 ml)	grün	grün	grün

Lebensmittel	Glykämische Last pro üblicher Portion	Fett	Gesamturteil
– Magermilch (250 ml)	grün	grün	grün
Milcheis (50 g)	grün	grün	grün
Mineralwasser	grün	grün	grün
Mohn (20 g)	grün	gelb	gelb
Möhre (200 g)	grün	grün	grün
Möhrensaft ohne Honig (250 ml)	grün	grün	grün
Morcheln (100 g)	grün	grün	grün
Mortadella (20 g)	grün	gelb	gelb
Mozzarella, 45 % * (30 g)	grün	gelb	gelb
Müslimischung (30 g)	gelb	grün	gelb
Naturreis, roh (50 g)	gelb	grün	gelb
Naturreis, roh (30 g)	grün	grün	grün
Nougat (30 g)	grün	gelb	gelb
Nudeln ohne Ei, roh (50 g)	gelb	grün	gelb
Nudeln ohne Ei, roh (100 g)	rot	grün	rot
Nudeln mit Ei, roh (50 g)	gelb	grün	gelb
Nudeln mit Ei, roh (100 g)	rot	grün	rot
Nuss-Nougat-Creme (20 g)	grün	gelb	gelb
Oliven, grüne (50 g)	grün	gelb	gelb
Oliven, schwarze (50 g)	grün	gelb	gelb
Olivenöl (10 g)	grün	gelb	gelb
Orange (120 g)	grün	grün	grün
Orangensaft (250 ml)	gelb	grün	gelb
Palmkernfett (20 g)	grün	rot	rot
Papaya (120 g)	gelb	grün	gelb
Paprika (200 g)	grün	grün	grün
Paranüsse (50 g)	grün	gelb	gelb
Parmesan, 37 % * (10 g)	grün	gelb	gelb
Pekannüsse (50 g)	grün	gelb	gelb
Petersilie (5 g)	grün	grün	grün
Pfifferlinge (100 g)	grün	grün	grün
Pfirsich (120 g)	grün	grün	grün
Pflaume (120 g)	grün	grün	grün
Pilze (s. a. einzelne Arten) (100 g)	grün	grün	grün
Pinienkerne (50 g)	grün	gelb	gelb
Pistazienkerne (50 g)	grün	gelb	gelb
Fertigpizza mit Käse (200 g)	rot	rot	rot
Pommes frites (i. Fett geback., 150 g)	rot	rot	rot
Popcorn, salzig (20 g)	gelb	grün	gelb
Popcorn, salzig (30 g)	grün	grün	grün
Porree (200 g)	grün	grün	grün
Portulak (200 g)	grün	grün	grün
Pute			
– Brust, ohne Haut (150 g)	grün	grün	grün
– Keule, ohne Haut (150 g)	grün	gelb	gelb
Quark			
– Magerquark, 0,3 % Fett (30 g)	grün	grün	grün
– Speisequark, 20 % * (30 g)	grün	gelb	gelb
– Sahnequark, 40 % * (30 g)	grün	gelb	gelb
Radicchio (100 g)	grün	grün	grün
Radieschen (100 g)	grün	grün	grün
Rapsöl (10 g)	grün	gelb	gelb
Reh (150 g)	grün	grün	grün
Reis			
– Naturreis, roh (30 g)	grün	grün	grün
– Naturreis, roh (50 g)	gelb	grün	gelb

* Fett in der Trockenmasse

Lebensmittel	Glykämische Last pro üblicher Portion	Fett	Gesamturteil
– Parboiled Reis, roh (30 g)	🟢	🟢	🟢
– Parboiled Reis, roh (50 g)	🟡	🟢	🟡
– Weißer Reis, roh (30 g)	🟡	🟢	🟡
– Weißer Reis, roh (50 g)	🔴	🟢	🔴
Reiskräcker (30 g)	🔴	🟢	🔴
Renke (200 g)	🟢	🟢	🟢
Rettich (100 g)	🟢	🟢	🟢
Rhabarber (120 g)	🟢	🟢	🟢
Rindfleisch			
– Dicke Rippe (150 g)	🟢	🔴	🔴
– Filet (100 g)	🟢	🟢	🟢
– Kamm (150 g)	🟢	🔴	🔴
– Keule/Schlegel (150 g)	🟢	🔴	🔴
– Lende/Roastbeef (150 g)	🟢	🟢	🟢
– Rostbraten (150 g)	🟢	🔴	🔴
– Hack (50 g)	🟢	🔴	🔴
– Tatar (50 g)	🟢	🟢	🟢
– Zunge (100 g)	🟢	🔴	🔴
Roastbeef, Aufschnitt (30 g)	🟢	🟡	🟡
Rosenkohl (200 g)	🟢	🟢	🟢
Rosine (60 g)	🔴	🟢	🔴
Rosine (1 EL = 15 g)	🟢	🟢	🟢
Rotbarsch (150 g)	🟢	🟢	🟢
Rotkohl (200 g)	🟢	🟢	🟢
Rucola (50 g)	🟢	🟢	🟢
Safloröl (10 g)	🟢	🟡	🟡
Sahne (1 EL = 10 g)	🟢	🟡	🟡
Sahne (30 g)	🟢	🔴	🔴

Lebensmittel	Glykämische Last pro üblicher Portion	Fett	Gesamturteil
Salami (30 g)	🟢	🔴	🔴
Sardine (200 g)	🟢	🟡	🟡
Sauerkraut (100 g)	🟢	🟢	🟢
Sauerrahm (1 EL = 15 g)	🟢	🟡	🟡
Saure Sahne (1 EL = 15 g)	🟢	🟡	🟡
Schafskäse, 45 % * (30 g)	🟢	🔴	🔴
Schellfisch (150 g)	🟢	🟢	🟢
Schinken, gekocht (30 g)	🟢	🟢	🟢
Schlagsahne (30 g)	🟢	🔴	🔴
Schleie (150 g)	🟢	🟢	🟢
Schmand (1 EL = 15 g)	🟢	🟡	🟡
Schmelzkäse, 20 % * (30 g)	🟢	🟡	🟡
Schmelzkäse, 30 % * (30 g)	🟢	🟡	🟡
Schmelzkäse, 45 % * (30 g)	🟢	🔴	🔴
Schokolade			
– Milchschokolade (50 g)	🟡	🔴	🔴
– Weiße Schokolade (50 g)	🟡	🔴	🔴
Scholle (150 g)	🟢	🟢	🟢
Schwarzwurzeln (200 g)	🟢	🟢	🟢
Schweinefleisch			
– Bug/Schulter (150 g)	🟢	🔴	🔴
– Filet (150 g)	🟢	🟢	🟢
– Kamm (150 g)	🟢	🔴	🔴
– Keule (150 g)	🟢	🔴	🔴
– Kotelett (150 g)	🟢	🔴	🔴
– Schnitzel (150 g)	🟢	🟢	🟢
– Kasseler (150 g)	🟢	🔴	🔴
– Mett (50 g)	🟢	🔴	🔴

Lebensmittel	Glykämische Last pro üblicher Portion	Fett	Gesamturteil
– Zunge (100 g)	grün	rot	rot
Schweineschmalz (30 g)	grün	rot	rot
Seehecht (150 g)	grün	grün	grün
Seelachs (150 g)	grün	grün	grün
Seezunge (150 g)	grün	grün	grün
Sellerie (200 g)	grün	grün	grün
Senf (2 g)	grün	grün	grün
Sesam (10 g)	grün	gelb	gelb
Sesamöl (10 g)	grün	gelb	gelb
Sojaöl (10 g)	grün	gelb	gelb
Sonnenblumenkerne (10 g)	grün	gelb	gelb
Sonnenblumenöl (10 g)	grün	gelb	gelb
Spargel (200 g)	grün	grün	grün
Speck (30 g)	grün	rot	rot
Spinat (200 g)	grün	grün	grün
Sprotte (100 g)	grün	grün	grün
Stachelbeeren (120 g)	grün	grün	grün
Staudensellerie (200 g)	grün	grün	grün
Steckrübe (200 g)	grün	grün	grün
Sushi (100 g)	gelb	grün	gelb
Süßkartoffel (200 g)	rot	grün	rot
Tunfisch (150 g)	grün	gelb	gelb
Tunfisch, in Öl eingelegt (50 g)	grün	gelb	gelb
Tunfisch, ohne Öl eingelegt (50 g)	grün	grün	grün
Tilsiter, 45 % * (30 g)	grün	rot	rot
Tintenfisch (100 g)	grün	grün	grün
Tomate (200 g)	grün	grün	grün
Tomatenmark (5 g)	grün	grün	grün
Tomatensaft (250 ml)	grün	grün	grün
Topinambur (200 g)	grün	grün	grün
Trauben (120 g)	grün	grün	grün
Vollkornbrot (kl. Scheibe = 30 g)	grün	grün	grün
Vollkornbrot (50 g)	gelb	grün	gelb
Vollmilch (250 ml)	grün	rot	rot
Walnüsse (50 g)	grün	gelb	gelb
Walnussöl (10 g)	grün	gelb	gelb
Wassermelone (120 g)	grün	grün	grün
Weintrauben (120 g)	grün	grün	grün
Weißkohl (200 g)	grün	grün	grün
Weißwurst (60 g)	grün	rot	rot
Weizenkeimöl (10 g)	grün	gelb	gelb
Wiener Würstchen (60 g)	grün	rot	rot
Wirsing (200 g)	grün	gelb	gelb
Zander (150 g)	grün	grün	grün
Ziegenkäse, 45 % * (30 g)	grün	gelb	gelb
Zitrone (80 g)	grün	grün	grün
Zitronensaft (20 g)	grün	grün	grün
Zucchini (200 g)	grün	grün	grün
Zucker (Haushaltszucker) (10 g)	grün	grün	grün
Zucker (Haushaltszucker) (20 g)	gelb	grün	gelb
Zucker (Haushaltszucker) (30 g)	rot	grün	rot
Zuckermais (150 g)	gelb	grün	gelb
Zuckermais (80 g)	grün	grün	grün
Zwetschge (120 g)	grün	grün	grün
Zwiebel (30 g)	grün	grün	grün

* Fett in der Trockenmasse

Alles auf einen Blick

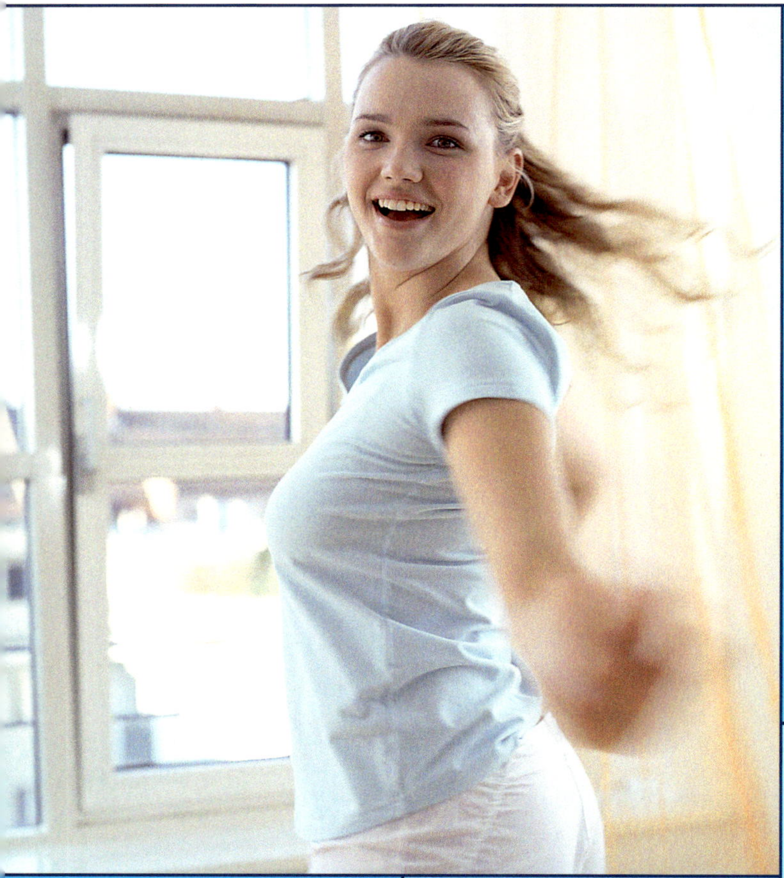

Fett- und kohlenhydratbewusst

Die Ideal-Diät achtet sowohl auf Fette als auch auf Kohlenhydrate. Damit ist sie weder eine reine Low-Fat- noch eine GLYX-Diät. Indem sie diese beiden modernen Abnehmformen vereint, bietet sie den optimalen Weg, effektiv und gesund das Wunschgewicht zu erreichen. Allein mit Ernährung ist es jedoch nicht getan. Auch die Bewegung müssen Sie intensivieren.

Statistik

Jeder Zweite hat Übergewicht, jeder Fünfte sogar eine echte Fettsucht mit starken gesundheitlichen Nachteilen. Übergewicht ist damit das größte Gesundheitsproblem in den Industrieländern.

Bierbauch-Gefahr

Siedelt sich Fett vor allem im Bauchbereich an, spricht man vom Apfeltyp. Er hat ein höheres Risiko für Diabetes und Herz-Kreislauf-Probleme.

Nur wer mehr Kalorien verbrennt, als er aufnimmt, verliert auch Gewicht. Daher auf Kalorien, die weniger sättigen, verzichten, wie Fette und Kohlenhydrate mit hohem GLYX (siehe oben).

Glykämischer Index

Der glykämische Index (GLYX) ist ein Maß für den Blutzuckeranstieg, der durch die Kohlenhydrate in den Lebensmitteln ausgelöst wird. Aufgrund des erhöhten Blutzuckers schüttet der Körper vermehrt Insulin aus, um den Zucker in die Zellen zu schleusen. Doch Insulin ermöglicht auch den Fettzellen, Fett zu speichern und den Fettabbau zu blockieren. Ein hoher Insulinspiegel führt daher bei vielen zu Gewichtsproblemen. Je höher der GLYX-Wert eines Lebensmittels, desto mehr Insulin wird gebildet und desto schlechter werden Fettspeicher geleert. Daher sind solche Lebensmittel zum Abnehmen ungeeignet.

Es gibt keine festen Regeln, wie viele Mahlzeiten pro Tag gut sind. Das muss jeder für sich entscheiden. Wichtig ist, einen festen Ess-Rhythmus zu finden. Dann vermeidet man Naschen und die langsame Entwicklung von Heißhungerattacken. Die Ideal-Diät bietet für jeden Tag drei Haupt- und zwei Zwischenmahlzeiten an.

Typgerecht abnehmen

Grob kann sich jeder einem der drei Typen zuordnen:

→ Der Speichertyp nimmt schnell zu und trotz fettreduzierter Ernährung schlecht ab, hat oft Hunger auf Süßes und sportelt wenig. Um abzunehmen, braucht er eine fett- und kohlenhydratbewusste Ernährung, also die grünen Rezepte. Mit den gelben Rezepten geht's nur schwer bzw. langsamer.

→ Zum Mischtyp gehören vermutlich die meisten. Er isst gern und mag fast alles, treibt kaum oder gar nicht Sport und nimmt stetig zu. Mit den grünen Rezepten purzeln die Pfunde, möglicherweise auch mit den gelben. Diese eignen sich allerdings eher dazu, den Abnehmerfolg zu stabilisieren.

→ Der Verbrennertyp nimmt eher langsam zu. Er sportelt gern und hat seltener Gewichtsprobleme. Um abzunehmen, sollte er viel Sport treiben und einen Mix aus grünen, gelben und roten Rezepten essen. Je mehr grüne Rezepte, desto schneller und sicherer verliert er die überflüssigen Pfunde.

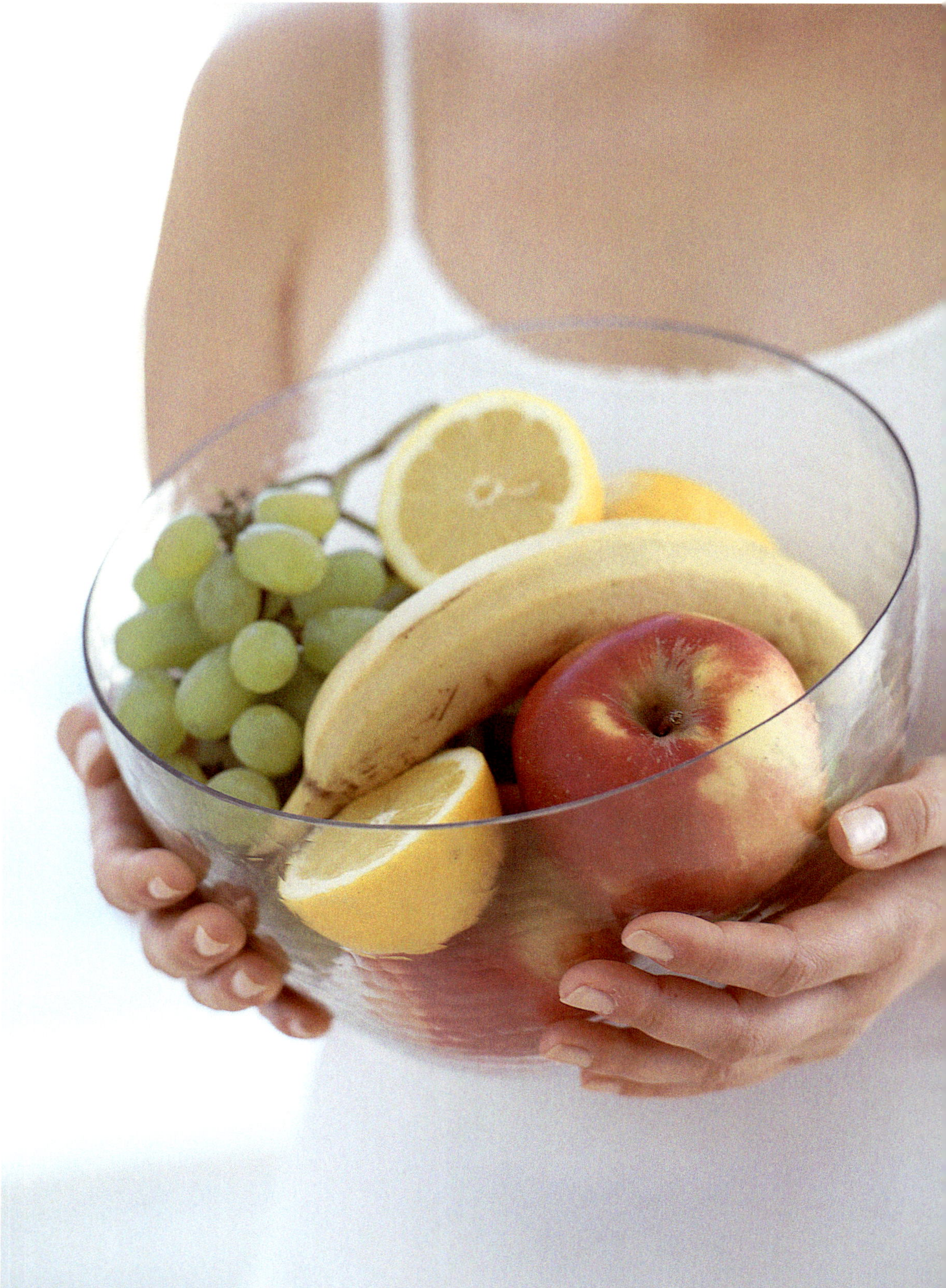

Die Ideal-Diät-Rezepte

2

Bei der Ideal-Diät beginnt die Freude am Abnehmen bereits beim Essen. In diesem Kapitel finden Sie 100 Beweise dafür, dass eine kohlenhydrat- und fettbewusste Ernährung sehr gut schmecken kann. Und weil sich diese schnellen Rezepte ganz einfach in Ihren Alltag einbauen lassen, bleiben Sie schlank und fit.

Einfach und trotzdem gut

Mit den einfachen Ideal-Rezepten wird Ihnen das Abnehmen leicht fallen. Alles, was Sie dazu noch wissen sollten, erfahren Sie hier.

Diätrezepte müssen schnell gehen, Abwechslung bieten, unkompliziert funktionieren, etliche sollten bürotauglich sein, und alle müssen super schmecken. Klingt gar nicht nach Diätkost? Ist eigentlich auch keine, denn unter den 100 Rezepten plus vielen Varianten können Sie frei wählen. Sie brauchen keinen strengen Plan einzuhalten, auf keine Lebensmittel strikt zu verzichten und keine Farbpunkte, Fette oder Kalorien zu zählen. Was Sie beachten sollten:

→ Grüne Rezepte garantieren Ihnen den Abnehmerfolg. Sie enthalten kaum Fette, und wenn, dann nur sehr gesunde aus Pflanzenölen und Fischen. Außerdem liefern sie kaum Kohlenhydrate, die schnell ins Blut gehen und somit den Insulinspiegel erhöhen. Damit würden diese Kohlenhydrate nämlich die Fettzellen beim Fettabbau blockieren. Genau das Gegenteil soll aber durch die grünen Rezepte erreicht werden.

→ Mit den gelben Rezepten werden Sie Ihr Gewicht halten oder langsam abnehmen. Hier wurde weniger auf die Kohlenhydrate geachtet. Allerdings gehen auch diese Rezepte sehr bewusst mit dem Fett um.

→ Für Ausnahmesituationen, wenn Sie sich hin und wieder mal belohnen wollen und besonders für die sportlichen Typen sind die wenigen roten Rezepte als zusätzliche Alternative gedacht. Aber Achtung: Nur wer jeden Tag eifrig sportelt, darf sich die roten Rezepte täglich leisten und hält trotzdem sein Gewicht!

Das Prinzip der Ideal-Diät

Es kann einfacher nicht sein: Sie wählen jeden Tag ein Frühstück und für das Mittag- und Abendessen je eine Hauptmahlzeit aus dem großen Rezeptangebot aus. Die Rezepte bieten viel Abwechslung. Probieren Sie daher möglichst oft neue Gerichte aus. Sie können die Rezepte auch selbst abwandeln, indem Sie ein Gemüse gegen ein anderes »grünes« Gemüse austauschen (siehe GLYX-Tabelle Seite 66). So schmeckt Ihnen die Ideal-Diät auch noch nach Wochen, wird weder langweilig noch einseitig und liefert alle notwendigen Nährstoffe.

Für zwischendurch

Neben den Hauptmahlzeiten gönnen Sie sich täglich mindestens zwei kleine Zwischensnacks. Einer davon sollte Obst oder Gemüse sein. Aber keine Banane und keine Avocado. Die gehören nicht zu den grünen Lebensmitteln (siehe Tabelle Seite 66). Ein Apfel, eine Karotte, Trauben, Paprikastreifen und vieles andere sind ideal. Als zweite Zwischenmahlzeit gönnen Sie sich einen fettarmen Joghurt, einen Magerquark oder auch eine Buttermilch. Mit einem Teelöffel gerösteter Haselnüsse, ein paar Kürbiskernen, gehackten Wal- oder Erdnüssen geben Sie diesem Snack den nötigen Geschmack. Das wäre auch eine gute Alternative zu den herkömmlichen und leider viel zu fetten Knabbereien am Abend.

Wann Sie die Zwischenmahlzeiten genießen, bestimmen Sie selbst: Der eine möchte unbedingt noch ein Dessert und isst daher die Zwischenmahlzeit gleich nach dem Mittagessen, andere verspüren am späten Nachmittag den kleinen Hunger und brauchen dann einen Anschub, damit sie bis zum Abend fit bleiben. Wählen Sie selbst!

Iris' Tipp

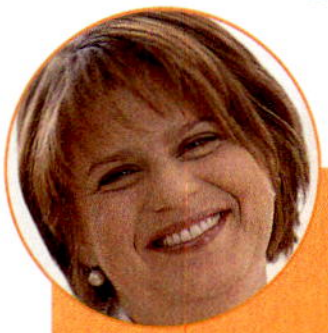

Raus aus dem Bett

Ich jogge regelmäßig vor dem Frühstück. Damit sich mein Magen dann beim Laufen nicht so leer anfühlt, trinke ich vorher immer etwas Wasser.

Trinken nicht vergessen!

Und zum Schluss noch etwas ganz Wichtiges: Trinken Sie mindestens zwei Flaschen Mineralwasser am Tag. Wir brauchen das Wasser, um nicht schlappzumachen. Schon ab zwei Prozent zu wenig Flüssigkeit reagiert der Körper auf den Wassermangel. Wir fühlen uns dann unwohl, können uns schlechter konzentrieren, und die Leistung lässt nach. Somit verbrennt der Körper weniger Kalorien. Außerdem sorgt Wasser dafür, dass kein Hunger aufkommt. Die Erfahrung zeigt, dass ein diffuses Hungergefühl oft schon durch ein Glas Wasser gestillt werden kann. Auch deshalb ist Wasser beim Abnehmen so wichtig.

Wir empfehlen ein besonders kalziumreiches Wasser mit mindestens 150 mg Kalzium (Ca) pro Liter. Aus der Tabelle auf Seite 87, in der längst nicht alle kalziumreichen Mineralwässer aufgelistet sind, ersehen Sie, dass es viele davon gibt. Das Kalzium aus dem Mineralwasser kann der Körper sehr gut verwerten. Diesen wichtigen Knochenbaustoff bekommen wir in der Regel über Milchprodukte. Ganz besonders viel steckt im Käse. Weil aber diese fettbewusste Diät auf die meist recht fettreichen Käsesorten verzichtet, raten wir zu einem kalziumreichen Mineralwasser. So kommt das Kalzium auf keinen Fall zu kurz – eine gute Vorbeugung gegen den Knochenabbau im Alter.

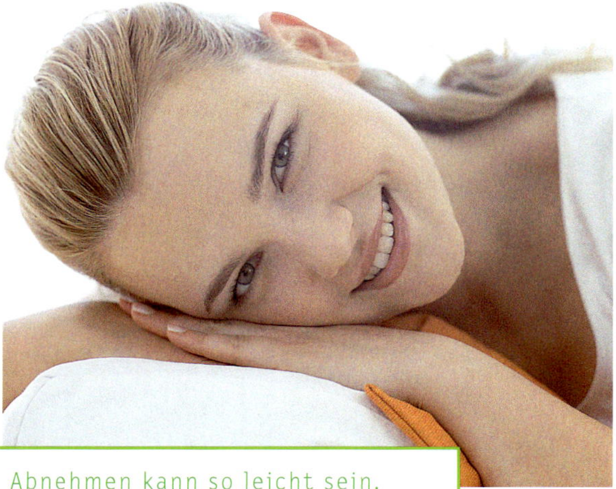

Abnehmen kann so leicht sein.

Augen auf bei den Kohlenhydraten

Wer konsequent die grünen Rezepten anwendet, wird bald merken, dass es Nudeln, Kartoffeln oder Reis fast gar nicht oder nur in kleinen Portionen gibt. Größere Portionen würden die glykämische Last (GL) erhöhen und damit den Körper auf Fettspeicherung programmieren. Deshalb verzichten die grünen Rezepte weitgehend auf diese Beilagen. Wenn Sie das aber nicht wollen oder können, greifen Sie hin und wieder auf eines der gelben Rezepte zurück.

Das Brot zur Diät

In der Regel essen wir morgens Brötchen, Toast oder Brot, oftmals mit Marmelade. Damit starten wir mit reichlich Kohlenhydraten in den Tag, die wir auch brauchen, um aktiv zu werden. Am Abend kommt bei vielen ebenfalls Brot auf den Tisch. Doch gerade diese Kohlenhydrate lassen den Blutzucker ansteigen, stimulieren die Insulinausschüttung, halten aber nicht lange fit. Die bessere Alternative wäre also ein grünes Frühstück oder ein Abendessen mit nur wenig Mischbrot, dafür mehr Gemüse oder bestimmten Obstsorten, die nur eine niedrige glykämische Last aufweisen (siehe Seite 66) und damit weder den Zuckerstoffwechsel unnötig antreiben noch dick machen und trotzdem genügend Energie geben.

GLYX-Ideal-Diät-Brot

Wer aber auf Brot nicht verzichten und sich trotzdem kohlenhydratbewusst ernähren möchte, für den gibt es jetzt parallel zur Ideal-Diät das GLYX-Ideal-Diät-Brot vom Bäcker. Der glykämische Index eines Brotes kann recht unterschiedlich sein. Er hängt von den Zutaten ab und wie fein sie vermahlen sind. Weißbrot, Mischbrot und feinkrumige Vollkornbrote haben einen höheren, solche mit ganzen Körnern und mit Ölsaaten wie Leinsamen, Sonnenblumenkernen und Haferflocken einen niedrigen GLYX-Faktor.

Das GLYX-Ideal-Diät-Brot sorgt für einen dosierten Blutzuckeranstieg und eine gemäßigte Insulinantwort. Damit ist es der ideale Diätbegleiter. 100 Gramm, also zwei

dicke Scheiben des aus Roggen-, Weizen- und Hafervollkorn mit Sonnenblumen- und Leinsamen sowie Haferkleiekonzentraten und Ballaststoffkomponenten hergestellten GLYX-Ideal-Diät-Brotes enthalten knapp 200 kcal, rund 8 g Eiweiß, 36 g Kohlenhydrate, nur knapp 3 g Fett, aber ganze 8,5 g Ballaststoffe.
Der an der Universität Freiburg ermittelte glykämische Index für das GLYX-Ideal-Diät-Brot liegt voll im grünen Bereich. Dies gilt auch für die glykämische Last. Dadurch und aufgrund des höheren Eiweißanteils unterstützt das Brot eine kohlenhydrat-, fitness- und schlankheitsbewusste Ernährung. Achten Sie also bei Ihrem nächsten Broteinkauf darauf, welcher Bäcker dieses Brot anbietet. Finden Sie es nicht, so suchen Sie nach Alternativen. Beispielsweise gibt es im deutschen Lebensmittelhandel 500-g-Brotbackmischungen für das GLYX-Ideal-Diät-Brot. Backen Sie es von Hand oder im Brotbackautomaten.

Der Ideal-Tipp

→ Alle Rezepte sind für eine Person berechnet. Sie schmecken aber bestimmt auch Ihrer Familie oder Ihren Freunden. Dann einfach die Mengen entsprechend vervielfachen.

→ Beim Backen benutzen Sie bei diesen Rezepten die mittlere Schiene Ihres Backofens. Haben Sie einen Umluftherd, brauchen Sie nicht vorzuheizen und können die Backofen-Temperatur um etwa zehn Prozent senken.

Einfache Handhabung

Um die Rezeptauswahl schnell treffen zu können, finden Sie Kurzinfos zu jedem Rezept gleich unter dem Rezeptnamen notiert. Sie werden viele vegetarische Rezepte entdecken, etliche, die sich fürs Büro (aber auch andere Arbeitsplätze) eignen, daneben haben wir auch recht preiswerte Rezepte gekennzeichnet. Wenn es ganz besonders schnell gehen soll, greifen Sie zu den Blitzrezepten. Dafür brauchen Sie insgesamt nur etwa 15 Minuten. Allerdings macht kein Rezept mehr als 30 Minuten echte Arbeit. Alles andere sind Back-, Koch- oder Quellzeiten, in denen Sie sich ums Essen nicht aktiv zu kümmern brauchen.
Wenn Sie im Stress sind und seltener zum Einkaufen kommen, nutzen Sie auch Tiefkühlgemüse und -obst. Außerdem besteht immer noch die Möglichkeit, die Rezepte abzuwandeln. Lebensmittel, die nach der Ideal-Diät-Tabelle (siehe Seite 66) gleich beurteilt werden, können Sie ohne weiteres gegeneinander auswechseln.

Frühstücksrezepte

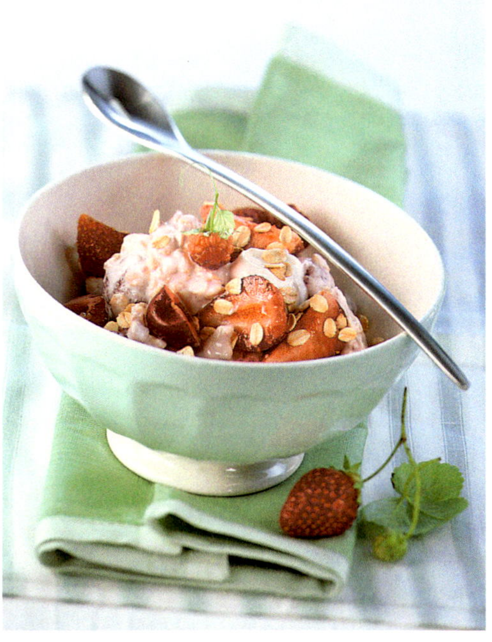

Beeren-Flocken-Müsli

→ bürotauglich, vegetarisc

1. Beeren waschen und putzen, Kirschen entsteinen und vierteln. Bei Tiefkühlbeeren diese auftauen bzw. Kirschen aus dem Glas abtropfen lassen.
2. Früchte mit Haferflocken, Milch und Joghurt verrühren.

Arbeitszeit: 10 Minuten

- 200 g Himbeeren, Erdbeeren (frisch oder tiefgekühlt) oder Kirschen (frisch oder ungezuckert aus dem Glas)
- 4 EL kernige Haferflocken
- 4 EL fettarme Milch
- 75 g Magermilchjoghurt

Pro Portion ca.
264 kcal, 12 g Eiweiß, 4 g Fett,
40 g Kohlenhydrate, 16 g Ballaststoffe

Der Ideal-Tipp

Meiden Sie Früchte aus dem Glas oder der Dose, die in einer Zuckerlösung eingekocht wurden. Besser für Ihre Linie sind frische Früchte oder Tiefkühlware. Sie enthalten außerdem noch alle Vitalstoffe. Wenn nicht vorrätig, können Sie auf Obstkonserven ausweichen, die ohne Zuckerzusatz auskommen und denen höchstens künstliche Süßstoffe zugegeben wurden.

Möhren-Apfel-Frischkost

→ Blitzrezept, bürotauglich, vegetarisch

Arbeitszeit: 10 Minuten

- 1 EL Mandelblättchen
- 1 Möhre | 1 kleiner Apfel
- 1/2 TL Zitronensaft
- 1 EL Rosinen
- 2 EL Magermilchjoghurt

Pro Portion ca.
172 kcal, 4 g Eiweiß, 6 g Fett, 24 g Kohlenhydrate, 8 g Ballaststoffe

1. Mandelblättchen in einer Pfanne ohne Fett kurz rösten.
2. Möhre und Apfel schälen und raspeln, mit Zitronensaft beträufeln. Rosinen, geröstete Mandeln und Joghurt unterrühren.

Blitz-Frühstück

→ Blitzrezept, bürotauglich, vegetarisch

Arbeitszeit: 1 Minute

- 200 g Magermilchjoghurt
- 100 ml Birnensaft
- 100 ml heller Traubensaft
- Zimt

Pro Portion ca.
197 kcal, 10 g Eiweiß, 1 g Fett, 35 g Kohlenhydrate, 0 g Ballaststoffe

Den Joghurt mit den Säften verrühren und ganz nach Geschmack mit Zimt würzen.

Interview

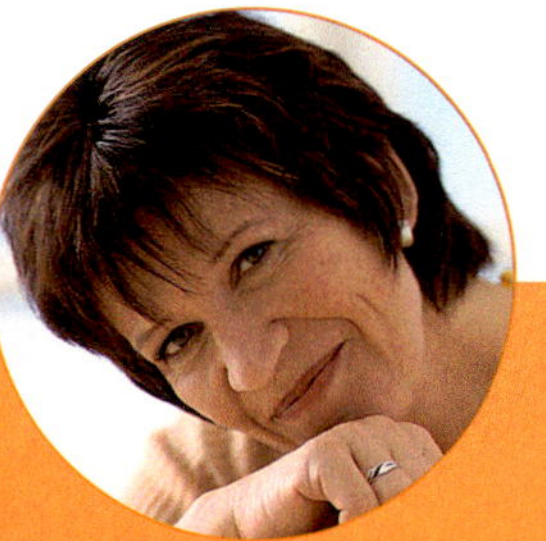

Abnehmen im Job

Frage: Wie hast Du es geschafft, trotz des Jobs abzunehmen?

Dagmar: Das ging gut. Ich arbeite halbtags. Also habe ich am Nachmittag oder abends vorgekocht. Vieles konnte ich mit ins Büro nehmen.

Frage: Und wenn Du einen Vollzeitjob gehabt hättest?

Dagmar: Auch dann hätte ich meinen Abnehmerfolg erreicht. Ganz bestimmt. Außerdem bietet die Kantine auch immer einen Salat an.

Gemüsebrötchen

→ vegetarisch

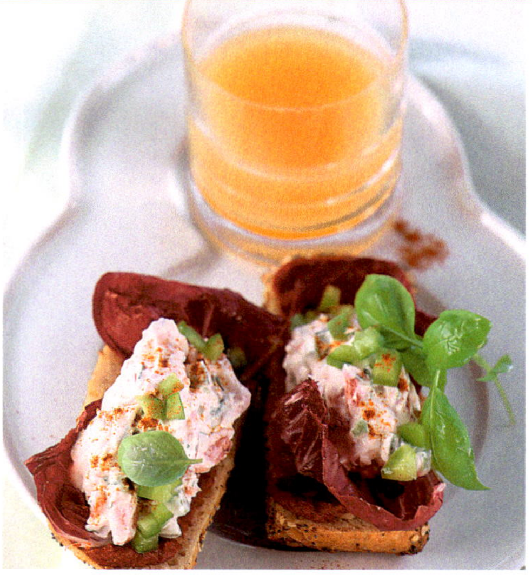

1. Tomaten waschen und vierteln. Von der Paprikahälfte Stielansätze, Kerne und weiße Zwischenhäute entfernen. Paprika waschen und in kleine Würfel schneiden.

2. Basilikum waschen, trockenschwenken und die Blätter fein hacken. Basilikum mit Tomaten und Paprika unter den Quark rühren, mit Salz, Pfeffer und wenig Paprikapulver würzen.

3. Brötchen aufschneiden, dünn mit Tomatenmark bestreichen. Die Salatblätter auf beide Hälften legen und die Quarkmasse dick darauf streichen.

Arbeitszeit: 15 Minuten

- 4 Cocktailtomaten
- 1/2 kleine Paprika
- 3 Zweige Basilikum
- 50 g Magerquark
- Jodsalz | Pfeffer
- Paprikapulver
- 1 großes Vollkornbrötchen mit Kürbiskernen, Leinsamen oder Mohn (oder 2 normal große Vollkornbrötchen)
- 1 EL Tomatenmark
- 4 Salatblätter

Pro Portion ca.
302 kcal, 17 g Eiweiß, 4 g Fett, 48 g Kohlenhydrate, 10 g Ballaststoffe

Der Ideal-Tipp

→ Wenn Sie eher Lust auf Süßes haben, können Sie das Gemüsebrötchen fruchtig-süß abwandeln: Schneiden Sie dazu statt der Tomate und der Paprika einen süßen Apfel in ganz kleine Würfel, und rühren Sie diese mit etwas Apfelsaft unter den Quark. Mit Zimt würzen. Das Tomatenmark weglassen.

→ Wenn Sie morgens nur ein kleines Brötchen essen, können Sie die Hälfte des Aufstrichs als Snack mit zur Arbeit nehmen.

→ Die halbe Paprika hält sich im Gemüsefach des Kühlschranks etwa vier Tage. Sie brauchen sie für den »Lauch-Tunfisch-Salat« (siehe Seite 97), das »Bunte Kornspitz« (siehe Seite 90) und die »Crêpes mit Gemüsefüllung« (siehe Seite 102).

Kressequark-Tomaten-Brot

→ Blitzrezept, vegetarisch, preiswert

Arbeitszeit: 5 Minuten

1 EL Kresse | 2 EL Magerquark
Jodsalz | Pfeffer
1 Scheibe Vollkornbrot mit niedrigem GLYX (siehe Seite 80)
1 kleine Tomate
250 ml Fruchtsaft

Pro Portion ca.
218 kcal, 8 g Eiweiß, 2 g Fett, 40 g Kohlenhydrate, 3 g Ballaststoffe

1. Kresseblättchen waschen, zur Hälfte unter den Magerquark rühren und mit Salz und Pfeffer würzen. Die Brotscheibe dick mit dem Kressequark bestreichen.
2. Die Tomate waschen, putzen und in Scheiben schneiden. Auf das Brot legen und mit restlicher Kresse, Salz und Pfeffer würzen.
3. Dazu einen Fruchtsaft trinken.

Dagmars Tipp

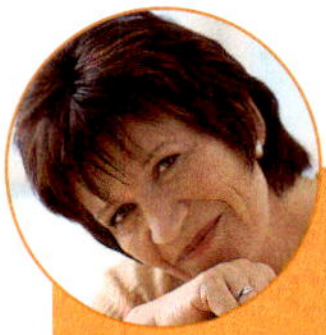

Richtig würzen

Ich verwende statt Jodsalz lieber jodiertes Kräutersalz. Die Gerichte schmecken dann noch würziger und besser.

Bündner Brot

→ Blitzrezept

Arbeitszeit: 5 Minuten

1 Scheibe Vollkornbrot mit niedrigem GLYX (siehe Seite 80)
1 EL Frischkäse (5 % Fett)
30 g Bündner Fleisch
1 Kiwi
250 ml Fruchtsaft

Pro Portion ca.
272 kcal, 11 g Eiweiß, 4 g Fett, 45 g Kohlenhydrate, 5 g Ballaststoffe

1. Vollkornbrot mit Frischkäse bestreichen und dick mit Bündner Fleisch belegen.
2. Kiwi schälen, in dicke Scheiben schneiden und auf das Bündner Fleisch legen.
3. Dazu den Fruchtsaft trinken.

Der Ideal-Tipp

Achten Sie beim Einkauf auf den genauen Fettgehalt des Frischkäses. Es gibt von den verschiedenen Firmen fettreduzierte Alternativen mit weniger als zehn Prozent Fett. Finden Sie keinen solchen Frischkäse, weichen Sie auf Magerquark aus.

Zwischenmahlzeiten

Zwei Zwischenmahlzeiten sind bei der Ideal-Diät pro Tag vorgesehen. Sie können entweder als Dessert oder ausnahmsweise auch mal abends zum Fernsehen gegessen werden.

Geeignete Zwischenmahlzeiten sind:

→ Obst und Gemüse in normalen Portionsgrößen (ausgenommen sind Bananen, Avocados und Oliven);

→ selbst gemixte Naturjoghurts mit Obst- oder Gemüsestückchen oder auch ein Naturjoghurt mit einem Esslöffel gehackter Nüsse, Kokosflocken oder Sesam. Es darf natürlich auch ein Naturjoghurt pur sein. Ausgenommen sind selbstverständlich alle gezuckerten Joghurts, also die meisten Fruchtjoghurts aus dem Handel;

→ Drinks aus selbst püriertem Obst (bis auf Bananen) mit Säften, fettarmen Milchprodukten (Milch, Joghurt, Kefir, Buttermilch, Molke oder Sojadrink). Ausgenommen sind dagegen fast alle Fertigprodukte, weil sie Zucker enthalten. Auf der nächsten Seite finden Sie drei Rezepte, die sowohl als Snack als auch als Dessert geeignet sind.

Notwendig sind 1,5 bis 2 Liter Mineralwasser am Tag. Achten Sie auf Mineralwässer mit mindestens 150 mg Kalzium (Ca) pro Liter (siehe Analyse auf dem Etikett der Mineralwasserflasche), um dem weit verbreiteten Kalziummangel vorzubeugen. Auf der rechten Seite finden Sie in der Tabelle eine kleine Auswahl von gängigen Mineralwässern, die einem Kalziummangel garantiert vorbeugen.

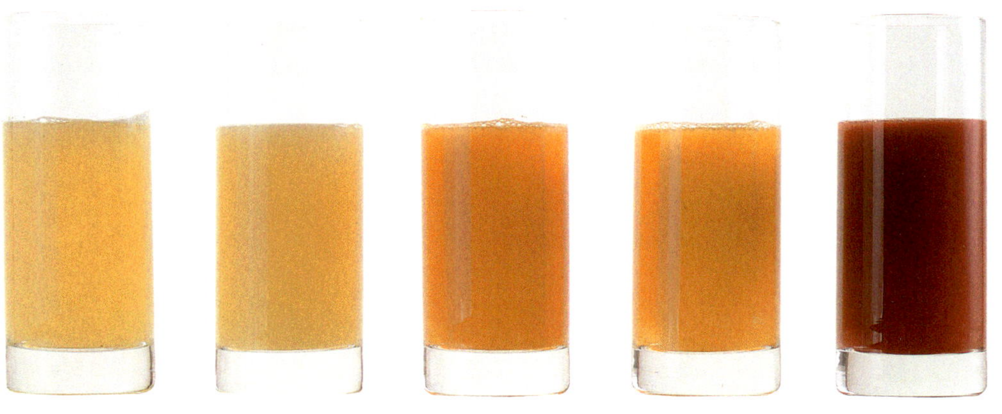

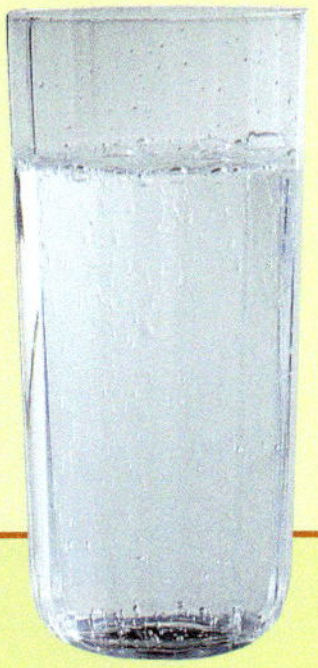

Mineral- oder Heilwasser	Mineralstoffgehalt (mg/l)			
	Kalzium	Kalium	Magnesium	Natrium
Adelheid Quelle	152	47,2	102	950
Bad Griesbacher Heilwasser	241,5	7,6	25,3	68,1
Elisabethen Quelle	469,0	29,0	97,0	519,0
Ensinger Mineralwasser	528,0	6,9	124,0	28,8
Frankenbrunnen Hochsteinquelle	267,2	5,8	65,6	37,6
Georg-Viktor-Quelle	184,0	4,0	94,6	38,5
Gerolsteiner Sprudel	348	11	108	118
Griesbacher First Class	305,0	–	72,5	198,0
Hassia	186	26,7	36,1	228
Helenenquelle	340,0	15,6	239,0	605,0
Hessenquelle	242	33,5	42,4	320
Hirschquelle	216	11,6	29,2	261
Imnauer Apollo	519,0	4,1	44,9	29,0
Imnauer Fürstenquelle Classic	410,0	7,4	55,6	22,1
Imnauer Fürstenquelle Heilfüllung	378,0	6,4	56,0	27,0
Johanniter Quelle	264	–	94	98
Luisen	347	20,3	44,2	240
Remstaler	300,0	20,0	70,0	230,0
Rosbacher Klassisch	209	4	92,8	85
Rosbacher Ur-Quelle	261,6	3,1	131,4	39,9
San Pellegrino	203	–	58,3	42,1
Schiller-Quelle Ensinger	585,0	7,4	102,0	33,7
Schillerbrunnen	152	12,5	39,7	37,0
Schlossquelle Friedrichroda	296	7,42	102,0	33,7
Wildbadquelle	177	–	44	40
Wilhelmsthaler Brunnen	310	–	111	91,4

– = keine Daten
Die Angaben in der Tabelle entsprechen den Angaben auf den Flaschen.

Rote Grütze mit Vanillecreme

→ vegetarisch, bürotauglich

Arbeitszeit: 15 Minuten
Kühlzeit: 2 Stunden

Für die Grütze:
1 TL Speisestärke
3 EL Traubensaft
75 g süße Beeren (TK)
1/2 Vanilleschote

Für die Creme:
1/2 Vanilleschote
50 g Magerquark
2 EL fettarme Milch
1/2 Päckchen Vanillezucker

Pro Portion ca.
134 kcal, 8 g Eiweiß, 1 g Fett, 21 g Kohlenhydrate, 3 g Ballaststoffe

1. Stärke mit etwas kaltem Saft verrühren. Tiefkühlbeeren im restlichen Traubensaft weich kochen. Vanilleschote längs aufritzen und zu den Früchten geben.

2. Aufgelöste Stärke einrühren und aufkochen. Vanilleschote herausnehmen. Grütze in kalte Dessertschälchen füllen und im Kühlschrank fest werden lassen.

3. Für die Creme die Vanilleschote längs aufritzen und mit einem Messer das Mark herauskratzen. Mit Quark, Milch und Vanillezucker verrühren. Zur Grütze servieren.

Interview

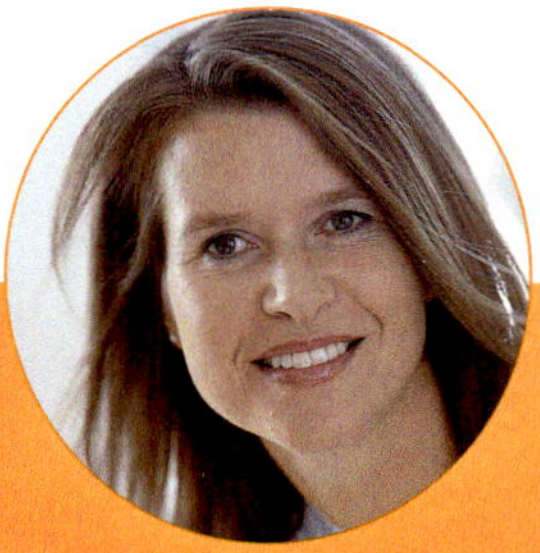

Preis und Aufwand

Frage: Hast du während der Diät mehr Geld fürs Essen ausgeben?

Katja: Vermutlich nicht, aber so genau kann ich das gar nicht sagen. Zwar habe ich noch nie so viel eingekauft wie bei dieser Diät. Doch vorher bin ich eher mal essen gegangen, und das ist auch nicht billig.

Frage: Hat die Ideal-Diät viel Arbeit gemacht?

Katja: Man muss häufiger einkaufen. Aber die meisten Rezepte sind recht einfach und schnell zuzubereiten. Der Aufwand hält sich in Grenzen.

Kiwi-Apfel-Creme

→ Blitzrezept, vegetarisch

Arbeitszeit: 5 Minuten

1 Kiwi
1 Apfel
Zimt

Pro Portion ca.
82 kcal, 1 g Eiweiß, 1 g Fett, 17 g Kohlenhydrate, 4 g Ballaststoffe

1. Kiwi und Apfel schälen. Kiwi pürieren, Apfel entkernen und fein reiben.
2. Apfel mit dem Kiwipüree vermengen und mit Zimt abschmecken.

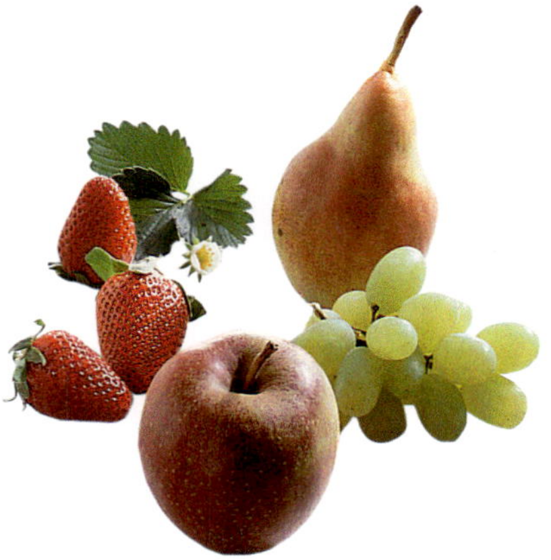

Beerenschnitten

→ vegetarisch

Arbeitszeit: 20 Minuten
Kühlzeit: 4 Stunden

5 Blatt weiße Gelatine
300 g Frischkäse (0,2 % Fett)
150 g Magermilchjoghurt
3 EL Zucker
100 ml roter Traubensaft
150 g süße Beeren (TK)
frische Beeren zum Garnieren

Pro Scheibe ca.
69 kcal, 6 g Eiweiß, 0 g Fett, 9 g Kohlenhydrate, 1 g Ballaststoffe

1. Gelatine in kaltem Wasser quellen lassen. Frischkäse, Joghurt und Zucker verrühren. Gelatine auspressen, im Traubensaft erwärmen, darin auflösen und unter die Frischkäsemasse rühren. Masse kühl stellen, bis sie zu gelieren beginnt.
2. Tiefkühlbeeren auftauen lassen, größere Früchte halbieren oder vierteln und unter die Frischkäsemasse rühren. Alles in eine mit Frischhaltefolie ausgelegte Kastenform geben und mindestens vier Stunden in den Kühlschrank stellen.
3. Beeren-Frischkäse-Masse aus der Form nehmen und in acht dicke Scheiben schneiden. Mit frischen Beeren servieren. Die Beerenschnitten halten sich mehrere Tage im Kühlschrank.

Kalte Hauptgerichte

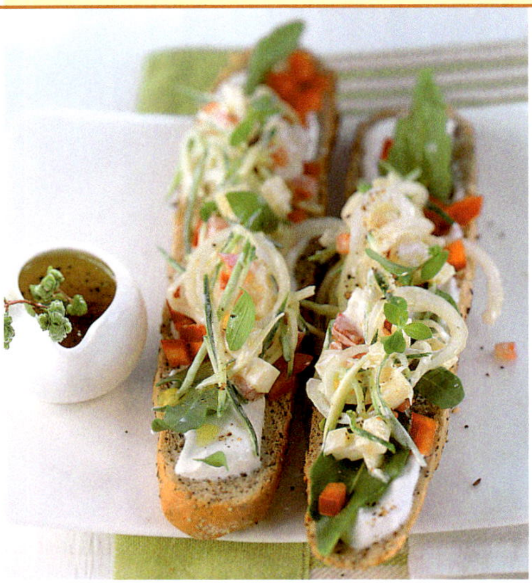

Buntes Kornspitz

→ bürotauglich, preiswert

Arbeitszeit: 20 Minuten

1 kleine Zwiebel | 1/2 rote Paprika | 1 Scheibe (30 g) Schnittkäse (40 % Fett i. Tr.)
1/2 Zucchini | 1 TL Obstessig
Jodsalz | Pfeffer | Zucker
1 TL Rapsöl | Majoran, getrocknet | 1 längliches Vollkornbrötchen mit Kürbiskernen, Leinsamen oder Mohn (Kornspitz)
3 EL saure Sahne | 2 kleine Salatblätter

Pro Portion ca.
320 kcal, 13 g Eiweiß, 17 g Fett, 27 g Kohlenhydrate, 6 g Ballaststoffe

1. Zwiebel schälen und in dünne Ringe schneiden. Paprika halbieren, Zwischenhäute und Kerne entfernen. Paprika waschen und in kleine Würfel schneiden. Käse ebenfalls in kleine Würfel schneiden. Zucchini waschen, in kurze Stifte schneiden.
2. Essig, Salz, Pfeffer und Zucker verrühren, Öl und Majoranblättchen unterschlagen. Das Gemüse kurz in die Marinade geben.
3. Brötchen halbieren, mit 1 Esslöffel saurer Sahne bestreichen. Die Salatblätter waschen, trockenschwenken und die Brötchenhälften damit belegen.
4. Das Gemüse mit dem Käse und der restlichen sauren Sahne verrühren und auf den Brötchenhälften verteilen. Übrige Gemüse-Käse-Mischung dazu essen.

Der Ideal-Tipp

→ Für die Arbeit die gesamte Gemüse-Käse-Mischung mit 3 EL saurer Sahne verrühren, in einer Frischhaltebox mitnehmen und das Kornspitzbrötchen dazu essen.

→ Die halbe Paprika und Zucchini halten sich in Frischhaltefolie im Gemüsefach des Kühlschranks etwa vier Tage. Die Paprika brauchen Sie für das »Gemüsebrötchen« (siehe Seite 84) oder die »Crêpes mit Gemüsefüllung« (siehe Seite 102). Die Zucchini brauchen Sie für das »Gemüse-Pilz-Brötchen« (siehe Seite 92).

Radieschen-Brötchen

→ preiswert, Blitzrezept, vegetarisch, bürotauglich

Arbeitszeit: 15 Minuten

- 1/2 Bund Schnittlauch
- 8 kleine Radieschen
- 8 EL Magerquark
- 1/4 TL milder Senf
- Jodsalz
- Pfeffer
- 2 Vollkornbrötchen mit Kürbiskernen oder Leinsamen

Pro Portion ca.
345 kcal, 26 g Eiweiß, 4 g Fett, 49 g Kohlenhydrate, 9 g Ballaststoffe

1. Schnittlauch und Radieschen waschen, Schnittlauch in feine Ringe, Radieschen in kleine Stifte schneiden. Beides mit Quark und etwas Senf verrühren, mit Salz und Pfeffer würzen.
2. Brötchen aufschneiden und mit dem Radieschen-Frischkäse bestreichen.

Geflügel-Sandwich

→ bürotauglich, preiswert, Blitzrezept

Arbeitszeit: 15 Minuten

- 50 g Hähnchenbrust ohne Haut
- Jodsalz | Pfeffer
- Currypulver | 1 TL Rapsöl
- 1 TL gehackte Mandeln
- einige Blätter Radicchio
- 1 Kiwi
- 2 TL saure Sahne
- 1 TL Rosinen
- 1 großes Vollkornbrötchen mit Kürbiskernen, Leinsamen oder Mohn (z. B. Kornspitz)

Pro Portion ca.
305 kcal, 18 g Eiweiß, 11 g Fett, 31 g Kohlenhydrate, 7 g Ballaststoffe

1. Hähnchenbrust waschen, trockentupfen, mit Salz, Pfeffer und Currypulver einreiben, in dünne Scheiben schneiden und in heißem Öl von beiden Seiten je 1 Minuten braten.
2. Die Mandeln in heißem Fett rösten. Den Salat putzen und waschen. Kiwi schälen und in Scheiben schneiden. Einen Teelöffel saure Sahne mit Rosinen und Mandeln verrühren.
3. Brötchen halbieren, die untere Hälfte mit 1 Teelöffel saurer Sahne bestreichen, mit Salatblättern, Kiwi- und Hähnchenbrustscheiben belegen. Das Dressing darüber geben und die obere Brötchenhälfte darauf klappen.

Gemüse-Pilz-Brötchen

→ preiswert, Blitzrezept, vegetarisch, bürotauglich

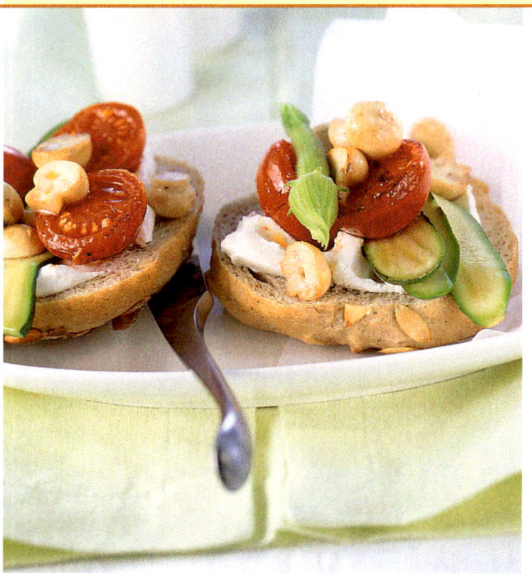

1. Zucchini und Tomaten waschen, Champignons mit einem Küchentuch abreiben.
2. Gemüse und Pilze putzen, in dicke Scheiben schneiden und in heißem Öl kurz dünsten. Abkühlen lassen. Den Quark mit Salz und Pfeffer würzen.
3. Brötchen aufschneiden und mit dem Quark bestreichen. Beide Hälften mit den Gemüse- und Pilzscheiben belegen, mit der anderen Brötchenhälfte bedecken.

Arbeitszeit: 15 Minuten

- 1/2 Zucchini
- 6 Cocktailtomaten
- 50 g Champignons
- 1 TL Olivenöl
- 2 EL Magerquark
- Jodsalz | Pfeffer
- 1 Vollkornbrötchen mit Kürbiskernen oder Leinsamen

Pro Portion ca.
208 kcal, 10 g Eiweiß, 6 g Fett, 27 g Kohlenhydrate, 6 g Ballaststoffe

Der Ideal-Tipp

→ Die Hälfte der Zucchini hält sich in Folie gewickelt im Gemüsefach des Kühlschranks etwa vier Tage. Sie brauchen die halbe Zucchini für das »Bunte Kornspitz« (siehe Seite 90).

→ Haben Sie nicht viel Zeit oder mögen Sie Zucchini nicht, verzichten Sie darauf und verrühren stattdessen in Scheiben geschnittene Tomaten und Pilzscheiben roh mit dem Quark. Reichlich gehacktes Basilikum untermengen.

→ Statt Champignons können Sie Austernpilze verwenden. Die Pilze in feine Streifen schneiden und in dem Öl anbraten, dann erst das Gemüse dazugeben und mitdünsten.

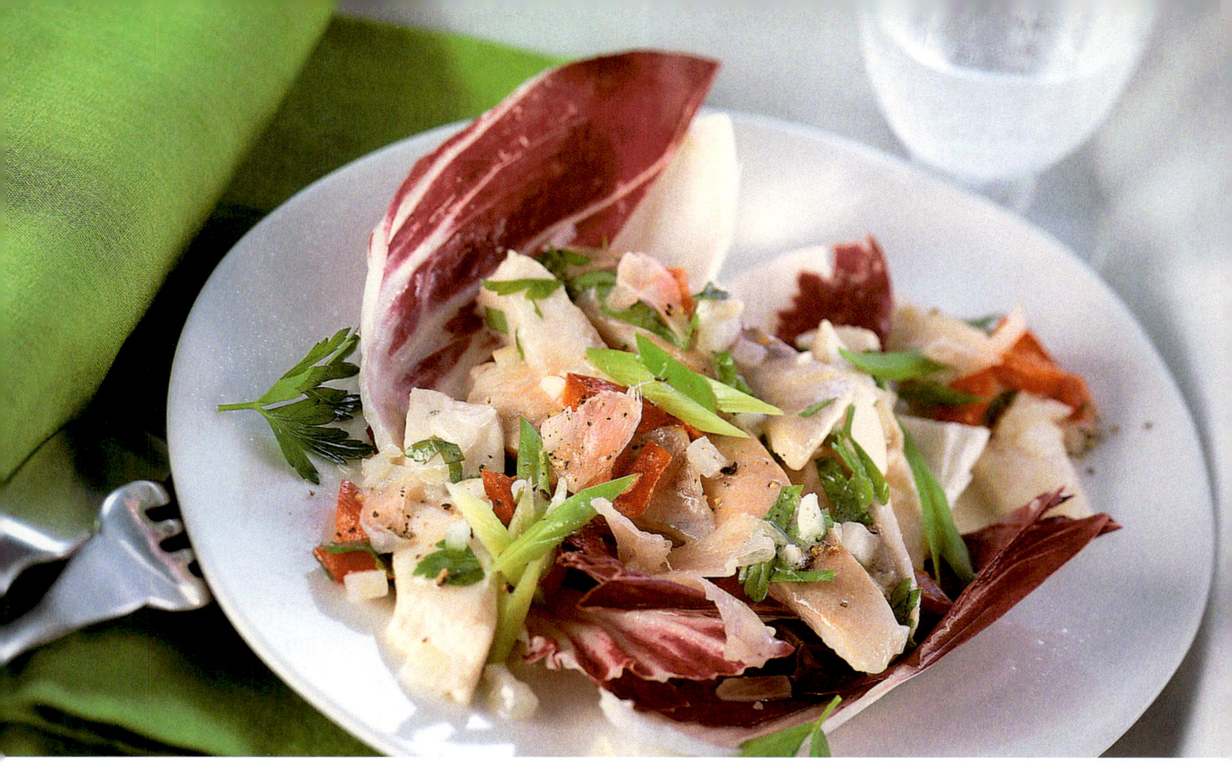

Forellensalat

→ Blitzrezept, bürotauglich

Arbeitszeit: 15 Minuten

- 1 kleine Zwiebel
- 3 Zweige Petersilie
- 1 Zitrone
- 125 g Forellenfilet ohne Haut und Gräten
- Jodsalz
- 1 sehr dünne Stange Lauch
- 1 kleine rote Paprika
- 1 Knoblauchzehe
- frisch geriebener Ingwer
- 50 ml Kokoscreme
- Pfeffer
- 1 kleiner Radicchio

Pro Portion ca.
285 kcal, 35 g Eiweiß, 13 g Fett, 7 g Kohlenhydrate, 6 g Ballaststoffe

1. Zwiebel schälen, klein würfeln. Petersilie waschen, Blätter fein hacken. Die Zitrone auspressen. Fischfilet abspülen, in Stücke schneiden. Den Zitronensaft, Petersilie und Zwiebeln zum Fisch geben, mit Salz bestreuen, 5 Minuten marinieren.
2. Lauch putzen, längs einschneiden, gründlich waschen und den weißen Teil in dicke Ringe schneiden. Paprika halbieren, Stielansätze, Kerne und weiße Zwischenhäute entfernen. Paprika waschen und in kleine Würfel schneiden.
3. Knoblauch schälen, durch die Presse drücken, mit Ingwer unter die Kokoscreme rühren. Mit Pfeffer und Salz würzen. Salat waschen, putzen und in mundgerechte Stücke teilen.
4. Fischstücke kurz in der Marinade erhitzen, schnell abkühlen lassen und mit Gemüse und Kokoscreme verrühren. Zu den Salatblättern geben.

Variante

Wer rohen Fisch mag, legt die Fischstücke (auf Frische achten) im Kühlschrank für einen Tag in den Zitronensaft ein und gibt sie ungekocht in den Salat.

Spargel mit Honig-Vinaigrette

→ raffiniert

Arbeitszeit: 30 Minuten

- 500 g weißer Spargel
- Jodsalz | Zucker
- 50 g Lachsschinken
- 1 Zweig Basilikum
- 1/4 TL Honig
- 1 EL Apfelessig
- 1 TL Walnussöl (oder Olivenöl)
- Pfeffer | 1/4 TL milder Senf

Pro Portion ca.
171 kcal, 17 g Eiweiß, 8 g Fett, 9 g Kohlenhydrate, 7 g Ballaststoffe

1. Spargel sorgfältig schälen, untere Enden abschneiden, in Salzwasser mit einer Prise Zucker etwa 20 Minuten garen. Schinken in sehr feine Streifen schneiden. Basilikum waschen, Blätter sehr fein hacken.
2. Honig mit Essig, Öl und 1 Teelöffel heißem Spargelsud verrühren, mit Salz, Pfeffer, Senf und Basilikum würzen.
3. Die Honig-Vinaigrette über den Spargel gießen und den Schinken darüber geben. Den Spargel warm oder kalt servieren.

Variante

Verwenden Sie auch grünen Spargel. Er muss nur am unteren Ende geschält werden. Kochzeit 10 bis 15 Minuten.

Spargelsalat

→ bürotauglich

Arbeitszeit: 25 Minuten

- 250 g weißer Spargel
- Jodsalz
- Zucker
- 1 TL Apfelessig
- 1 EL Olivenöl
- 1/4 TL milder Senf
- Pfeffer
- 100 g Krabben, gekocht
- 1/4 Bund Petersilie

Pro Portion ca.
213 kcal, 23 g Eiweiß, 12 g Fett, 4 g Kohlenhydrate, 3 g Ballaststoffe

1. Spargel sorgfältig schälen, untere Enden abschneiden, in Salzwasser mit 1 Prise Zucker etwa 20 Minuten garen.
2. Essig, Öl, Senf und 1 Teelöffel heißen Spargelsud verrühren, mit Salz und Pfeffer würzen. Krabben abtropfen lassen. Petersilie waschen, trockenschwenken, putzen und fein hacken.
3. Spargel in mittelgroße Stücke schneiden, mit den Krabben vermengen, die Sauce darüber geben und mit Petersilie bestreuen.

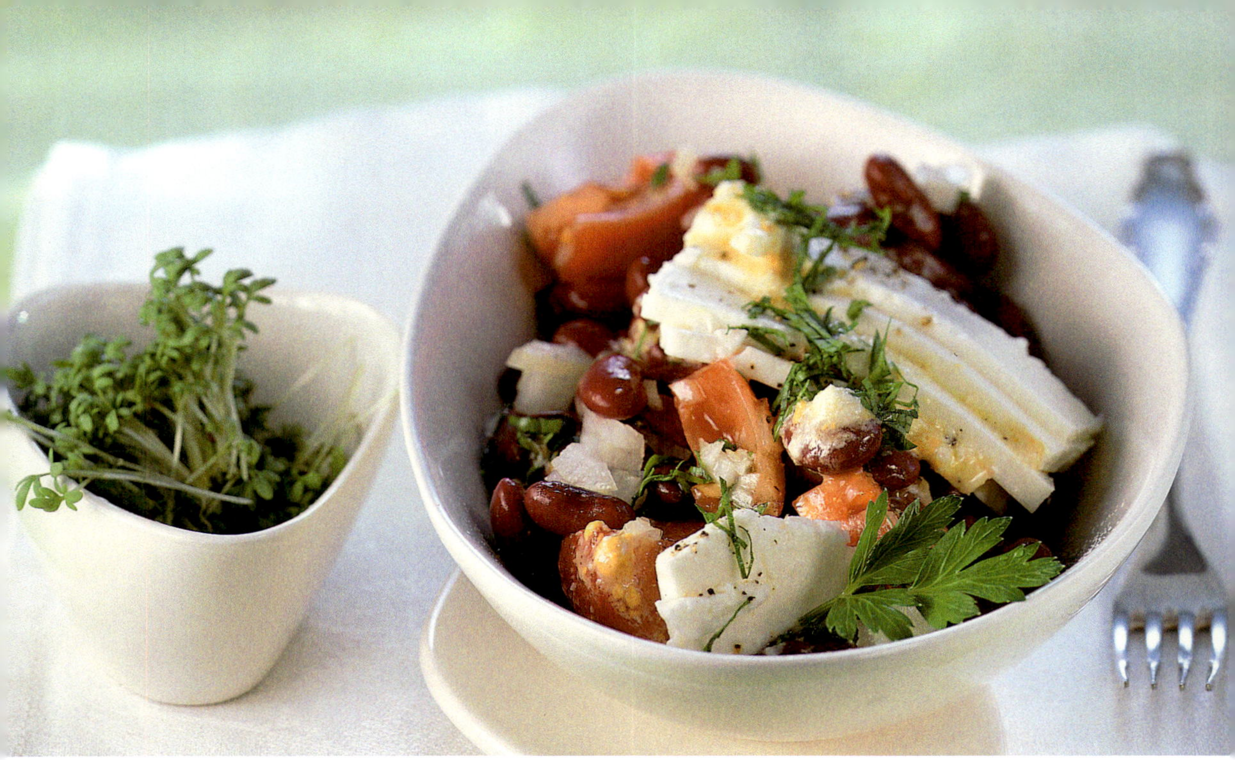

Kidneybohnensalat

→ vegetarisch, bürotauglich, preiswert

Arbeitszeit: 15 Minuten
Marinierzeit: 2 Stunden

150 g Kidneybohnen (Dose)
1 kleine Zwiebel
1 große schnittfeste Tomate
25 g Fetakäse
1 Bund Petersilie
1/2 Kästchen Kresse
1/4 TL Senf
1/4 TL Meerrettich
1 EL Balsamico-Essig
1 TL Olivenöl
Jodsalz
Pfeffer

Pro Portion ca.
216 kcal, 14 g Eiweiß, 10 g Fett, 17 g Kohlenhydrate, 9 g Ballaststoffe

1. Kidneybohnen abtropfen lassen. Zwiebel schälen und in sehr kleine Würfel schneiden. Tomate kreuzweise einschneiden, kurz in kochendes Wasser geben, häuten und klein schneiden. Den Fetakäse in kurze Streifen schneiden.

2. Petersilie und Kresse waschen, Blättchen fein hacken, mit Senf, Meerrettich, Essig und Öl verrühren.

3. Die Sauce mit Bohnen, Zwiebeln, Tomaten und Feta vermengen und mit Salz und Pfeffer würzen. Mindestens 2 Stunden durchziehen lassen.

Variante

→ Anstelle der Kidneybohnen nehmen Sie 150 Gramm Tunfisch ohne Öl. Den Tunfisch mit einer Gabel zerkleinern, abtropfen lassen und wie die Kidneybohnen mit den Zutaten vermengen.

→ Der Fetakäse hält sich im Kühlschrank etwa drei bis vier Tage. Sie brauchen ihn noch für das »Auberginen-Gratin« (siehe Seite 118).

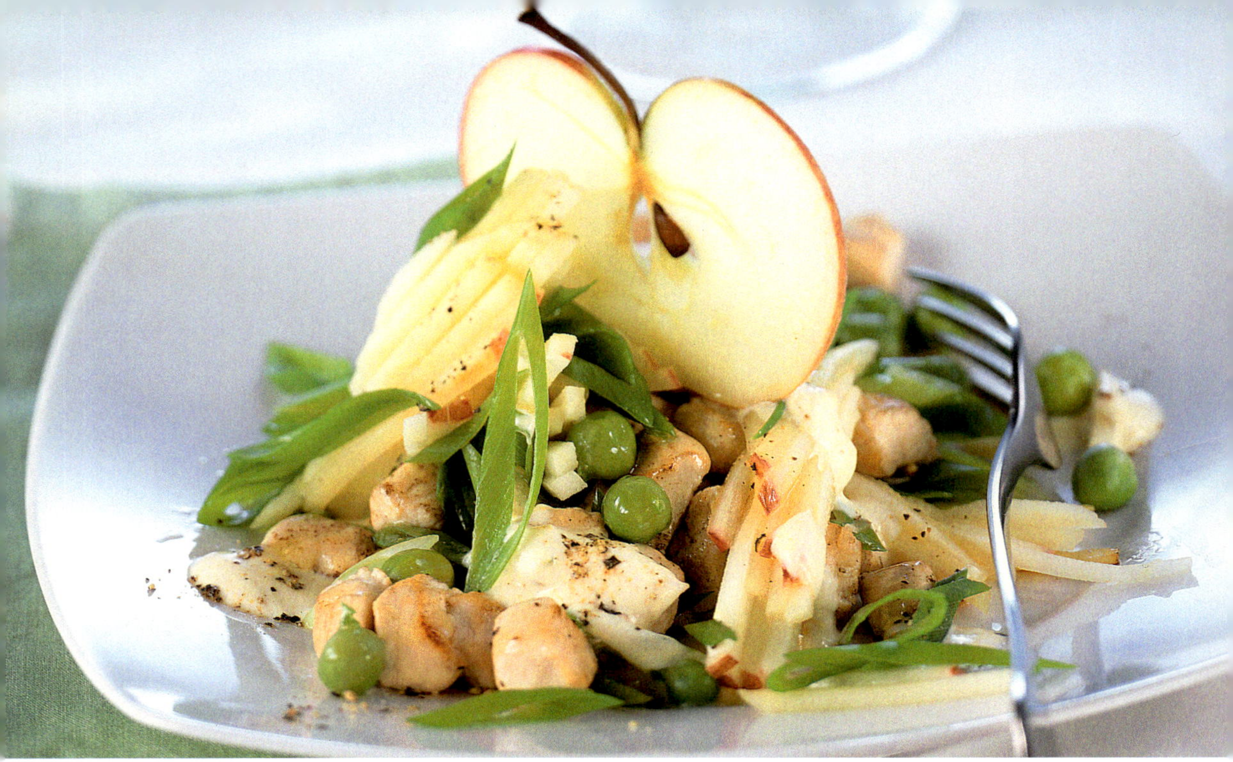

Lauchzwiebelsalat mit Hühnchen

→ preiswert, bürotauglich

Arbeitszeit: 20 Minuten

- 50 g Erbsen, frisch oder tiefgekühlt
- 1 Bund Lauchzwiebeln
- 1 EL Rapsöl
- 100 g Hähnchenbrust
- 50 ml Apfelsaft
- 1/2 Apfel
- 2 EL saure Sahne
- 1/4 TL Senf
- 1 TL Apfelessig
- Jodsalz
- Pfeffer

Pro Portion ca.
329 kcal, 29 g Eiweiß, 15 g Fett, 20 g Kohlenhydrate, 4 g Ballaststoffe

1. Frische Erbsen auspalen und 15 Minuten in Salzwasser garen oder tiefgekühlte Erbsen auftauen lassen.
2. Lauchzwiebeln waschen, putzen und in feine Ringe schneiden, in heißem Öl dünsten. Hähnchenbrust in kleine Würfel schneiden, Fleisch und Erbsen zu den Lauchzwiebeln geben und mitdünsten. Wenn nötig, etwas Apfelsaft zugeben.
3. Apfel schälen, in feine Stifte schneiden und zur Erbsen-Hähnchen-Masse geben. Sofort vom Herd nehmen und abkühlen lassen.
4. Die saure Sahne mit etwas Senf und Essig verrühren, mit Salz und Pfeffer würzen. Die Mischung unter den vollständig abgekühlten Salat geben und sofort servieren.

Der Ideal-Tipp

Den halben Apfel genießen Sie am besten als Zwischenmahlzeit. Die Schnittfläche mit Zitronensaft beträufeln, dann wird sie nicht braun.

Lauch-Tunfisch-Salat

→ preiswert, bürotauglich

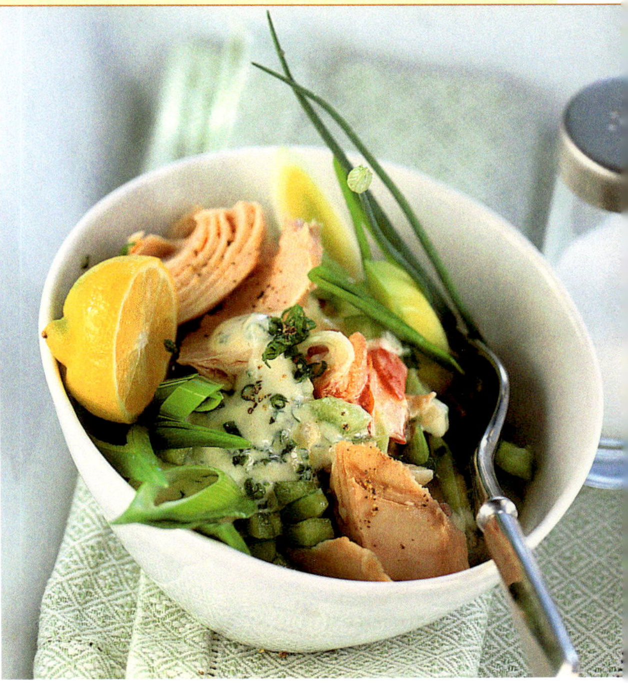

Arbeitszeit: 25 Minuten
Marinierzeit: 30 Minuten

- 1 kleine Zwiebel
- 1/2 Stange Lauch
- 1 EL Rapsöl
- 2 Tomaten
- 1/2 rote Paprika
- 1/2 Bund Schnittlauch
- 150 g Tunfisch (aus der Dose, eingelegt ohne Öl)
- 100 g Magermilchjoghurt
- 1/4 TL Senf
- Zitronensaft
- Salz | Pfeffer

Pro Portion ca.
356 kcal, 9 g Eiweiß, 12 g Fett, 50 g Kohlenhydrate, 5 g Ballaststoffe

1. Zwiebel schälen und sehr fein schneiden. Lauch längs aufschneiden, sorgfältig waschen und putzen. Die dunkelgrünen Enden abschneiden und den Lauch in dünne Ringe schneiden. Mit den Zwiebeln in heißem Öl kurz dünsten.
2. Tomaten waschen, vom Stielansatz befreien und in Würfel schneiden. Paprika halbieren, Stielansatz, Kerne und weiße Zwischenhäute entfernen. Paprika waschen und in Würfel schneiden. Schnittlauch waschen, trockenschwenken und in feine Röllchen schneiden.
3. Den Tunfisch mit einer Gabel zerpflücken. Joghurt, Senf, Zitronensaft und Schnittlauch verrühren und mit Salz und Pfeffer würzen.
4. Den abgekühlten Lauch mit Tunfisch, Tomaten und Paprika mischen, die Salatsauce darüber geben und 30 Minuten ziehen lassen.

Der Ideal-Tipp

→ Die halbe Paprika hält sich im Gemüsefach des Kühlschranks etwa drei Tage. Sie brauchen sie für die »Crêpes mit Gemüsefüllung« (siehe Seite 102) oder das »Gemüsebrötchen« (siehe Seite 84).

→ Der Lauchrest hält sich gekühlt mindestens drei Tage. Sie brauchen ihn ebenfalls für die »Crêpes mit Gemüsefüllung«.

Trauben-Geflügel-Salat

→ Blitzrezept, bürotauglich

Arbeitszeit: 15 Minuten

- 75 g Hähnchenbrustfilet
- Jodsalz | Pfeffer
- 1 Stange Staudensellerie
- 50 g kernlose Weintrauben
- 1 EL Apfelessig
- 1 EL Salatmayonnaise
- 3 EL Frischkäse (5 % Fett)
- 1 kleine Scheibe Vollkorntoast

Pro Portion ca.
298 kcal, 26 g Eiweiß, 12 g Fett, 21 g Kohlenhydrate, 4 g Ballaststoffe

1. Hähnchenbrust in große Stücke schneiden und in kochendem Salzwasser etwa 5 Minuten garen. Herausnehmen und abkühlen lassen.
2. Staudensellerie putzen, waschen und in feine Scheiben schneiden. Trauben waschen und halbieren. Essig, Salatmayonnaise und Frischkäse verrühren. Brotscheibe toasten.
3. Das noch warme Fleisch in dünne Scheiben schneiden, mit Trauben, Sellerie und Frischkäse-Sauce vermengen. Dazu den Toast essen.

Der Ideal-Tipp

- Dieser Salat eignet sich besonders gut, um ihn mit in die Arbeit zu nehmen. Wenn er einige Stunden in der Sauce ziehen kann, schmeckt er noch besser.

Obstsalat

→ Blitzrezept, bürotauglich, vegetarisch, preiswert

Arbeitszeit: 15 Minuten

- 400 g gemischtes frisches Obst (Kirschen, Birnen, Trauben, Pfirsiche, Äpfel oder Zwetschgen)
- Zitronensaft
- 50 g Magermilchjoghurt
- 1/2 Päckchen Vanillezucker
- 25 g Mandelblättchen

Pro Portion ca.
443 kcal, 9 g Eiweiß, 15 g Fett, 67 g Kohlenhydrate,11 g Ballaststoffe

1. Das Obst waschen, putzen und je nach Sorte schälen, vom Kerngehäuse befreien oder entsteinen. Das Obst in kleine Stücke schneiden, mit etwas Zitronensaft beträufeln und kurz ziehen lassen.
2. Joghurt mit Vanillezucker verrühren. Die Mandeln ohne Fett in einer Pfanne kurz rösten. Den Obstsalat mit dem Joghurt servieren und die Mandeln darüber streuen.

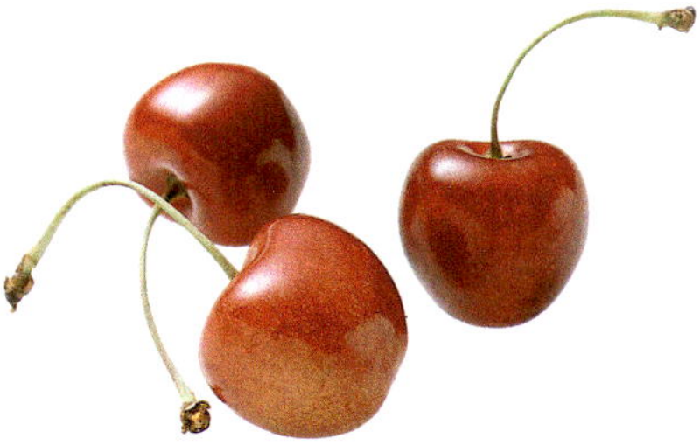

Fruchtiger Kohlrabisalat

→ Blitzrezept, bürotauglich

Arbeitszeit: 15 Minuten

- 1/2 kleine Kohlrabiknolle
- 1/2 Birne
- 50 g kernlose Trauben
- 1 Zitrone
- 1 Orange
- 1 TL Rapsöl
- Jodsalz | Pfeffer

Pro Portion ca.
204 kcal, 5 g Eiweiß, 6 g Fett, 32 g Kohlenhydrate, 6 g Ballaststoffe

1. Kohlrabi schälen, fein raspeln. Birne waschen, Kerngehäuse herausschneiden und in kleine Würfel schneiden. Trauben gründlich waschen und halbieren, mit Birnen und Kohlrabi vermengen.
2. Zitrone und Orange auspressen und die Säfte mit dem Öl zum Salat geben. Mit Salz und Pfeffer gut abschmecken und durchziehen lassen.

Der Ideal-Tipp

→ Die zweite Birnenhälfte können Sie als Zwischenmahlzeit verwenden.

→ Die Kohlrabihälften brauchen Sie noch für das »Kalbssteak im Currybett« (siehe Seite 109).

Fruchtiger Radicchiosalat

→ preiswert, bürotauglich

Arbeitszeit: 15 Minuten

- 1/2 kleiner Radicchiosalat
- 1 Mandarine | 1 kleiner Apfel
- Zitronensaft | 1 EL Rosinen
- 50 ml Orangensaft
- 1 TL Rapsöl | Jodsalz | Pfeffer
- mildes Currypulver
- 1/2 Bund Schnittlauch

Pro Portion ca.
175 kcal, 2 g Eiweiß, 6 g Fett, 27 g Kohlenhydrate, 4 g Ballaststoffe

1. Radicchioblätter waschen, putzen und in mundgerechte Stücke schneiden.
2. Mandarine schälen, in Stücke schneiden. Apfel waschen, vom Kerngehäuse befreien, in Stifte schneiden, mit Zitronensaft beträufeln.
3. Apfelstifte, Mandarinen und Rosinen mischen, zu den Radicchioblättern geben und mit Orangensaft, Öl, etwas Salz, Pfeffer und wenig Curry würzen. Schnittlauch waschen, klein schneiden und über den Salat geben.

Variante

Ersetzen Sie Apfel und Mandarine durch halbierte, kernlose grüne Weintrauben, und geben Sie noch einige in schmale Streifen geschnittene Scheiben Bündner Fleisch dazu.

Linsencurry mit Ananas

→ preiswert, bürotauglich

Arbeitszeit: 20 Minuten
Einweichzeit: 12 Stunden
Garzeit: 40 Minuten

75 g Linsen
1 kleine Knoblauchzehe
1 Zwiebel | 1 EL Rapsöl
100 ml Gemüsebrühe
3 TL Mandelblättchen
1/4 Ananas | 2 Zweige Minze
mildes Currypulver
Sojasauce | Apfelessig

Pro Portion ca.
489 kcal, 22 g Eiweiß, 17 g Fett,
55 g Kohlenhydrate, 12 g Ballaststoffe

1. Linsen über Nacht einweichen.

2. Knoblauch und Zwiebel schälen, Knoblauch durch die Presse drücken. Zwiebel fein schneiden und in heißem Öl andünsten. Knoblauch zugeben, mit der Brühe ablöschen. Linsen zufügen und etwa 40 Minuten garen.

3. Mandelblättchen in einer Pfanne ohne Fett kurz rösten. Die Ananas von Schale und Strunk befreien und in kleine Würfel schneiden. Mandeln und Ananas zu den gegarten, noch warmen Linsen geben. Minze waschen, die Blätter fein hacken. Das Curry mit Minze, Currypulver, Sojasauce und Apfelessig würzen. Kann warm und kalt gegessen werden.

Staudensellerie-Reis

→ preiswert, vegetarisch

Arbeitszeit: 20 Minuten

1 kleine Zwiebel
150 g Staudensellerie
1 EL Rapsöl | 30 g Vollkornreis
2 EL Grapefruitsaft
75 ml Gemüsebrühe
1 EL Rosinen | 2 Zweige Dill
Jodsalz | Pfeffer

Pro Portion ca.
269 kcal, 6 g Eiweiß, 11 g Fett,
34 g Kohlenhydrate, 6 g Ballaststoffe

1. Zwiebel schälen, in feine Würfel schneiden. Sellerie waschen, putzen und in Scheiben schneiden. Beides in heißem Öl dünsten.

2. Reis zugeben, kurz dünsten und mit Grapefruitsaft und Brühe ablöschen. Rosinen zugeben, etwa 20 Minuten bei geringer Hitze im geschlossenen Topf quellen lassen.

3. Dill waschen, trockenschwenken, fein hacken, kurz vor dem Servieren unter den Staudensellerie-Reis geben und mit Salz und Pfeffer würzen.

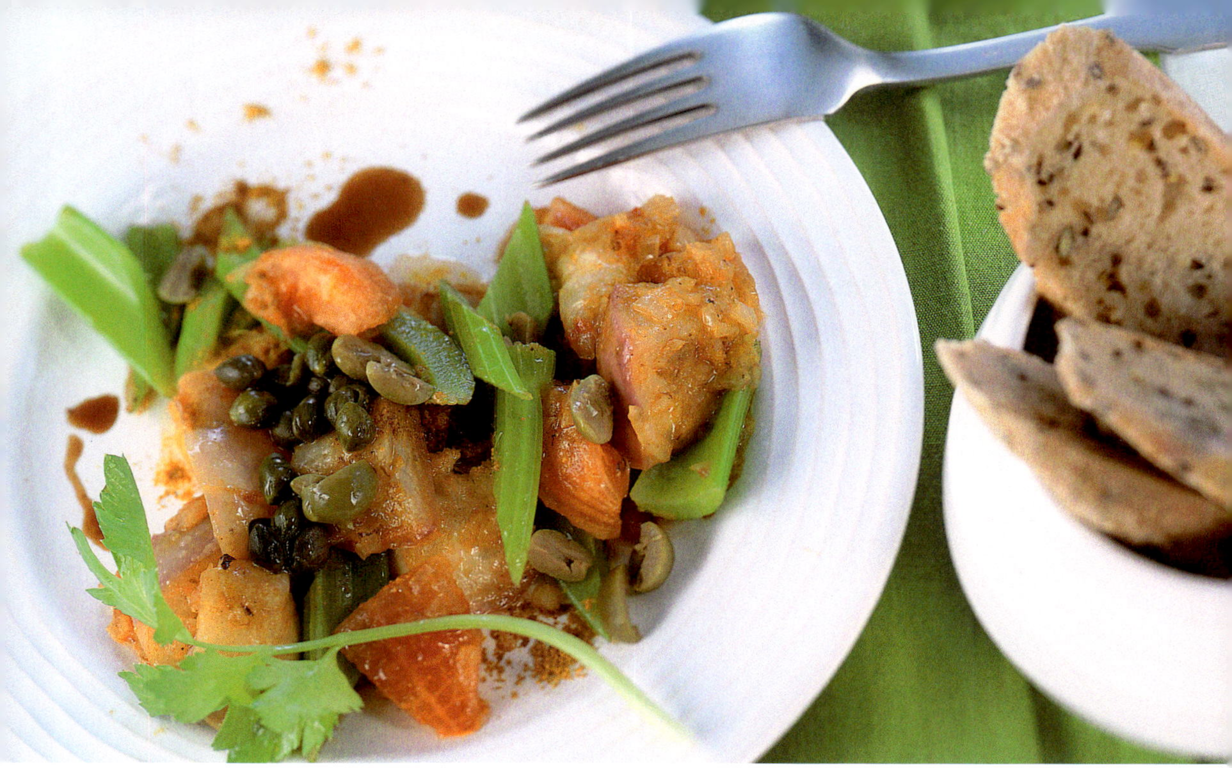

Caponata

→ bürotauglich, vegetarisch

Arbeitszeit: 25 Minuten

- 1 Stange Staudensellerie
- 1 kleine Aubergine (250 g)
- 2 TL Olivenöl | 5 EL Tomatensaft
- 1 kleine Zwiebel
- 1 große Tomate
- 2 grüne Oliven
- 1 TL Balsamico-Essig
- 4 Kapern
- Currypulver | Jodsalz | Pfeffer
- 1 Scheibe Vollkornbrot mit niedrigem GLYX (siehe Seite 80)

Pro Portion ca.
245 kcal, 8 g Eiweiß, 12 g Fett, 24 g Kohlenhydrate, 15 g Ballaststoffe

1. Sellerie und Aubergine waschen, putzen und in Scheiben bzw. Würfel schneiden. In 1 Teelöffel heißem Öl anbraten, 10 Minuten bei geringer Hitze im geschlossenen Topf dünsten, eventuell etwas Tomatensaft zugeben.
2. Zwiebel schälen, fein schneiden, in 1 Teelöffel heißem Öl glasig dünsten. Tomate kreuzweise einschneiden, kurz in kochendes Wasser geben, enthäuten und klein schneiden. Oliven halbieren, größere vierteln. Mit den Tomaten zu den Zwiebeln geben und mitdünsten.
3. Auberginen und Sellerie zugeben und mit Essig, Kapern, Curry, Salz und reichlich Pfeffer würzen. Nochmals aufkochen. Heiß oder kalt servieren. 1 Scheibe Vollkornbrot in der Pfanne ohne Fett rösten und dazu essen.

Der Ideal-Tipp

Fürs Büro nehmen Sie das Vollkornbrot ungeröstet mit und essen es zur kalten Caponata.

Warme Hauptgerichte

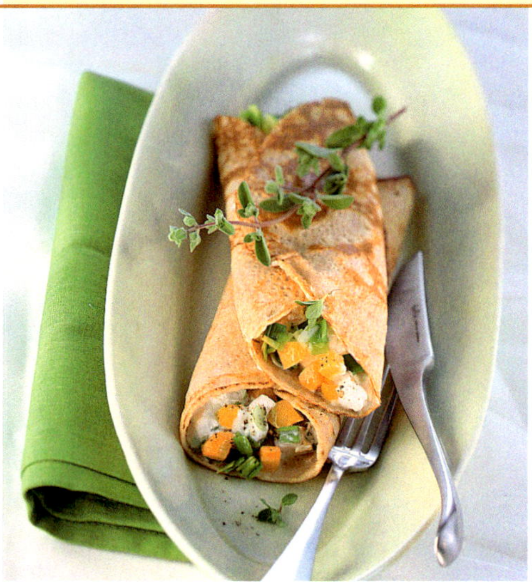

Crêpes mit Gemüsefüllung

→ preiswert, bürotauglich, vegetarisch

Arbeitszeit: 25 Minuten
Quellzeit: 30 Minuten

- 50 g Vollkornmehl
- 125 ml fettarme Milch
- 1 Ei
- Jodsalz
- 1/2 gelbe Paprika
- 1/2 Stange Lauch
- 1 Möhre
- 50 ml Brühe
- 75 g Magerquark
- Majoran, frisch oder getrocknet
- Pfeffer
- 1 TL Rapsöl

Pro Portion ca.
444 kcal, 31 g Eiweiß, 14 g Fett,
47 g Kohlenhydrate, 13 g Ballaststoffe

1. Mehl mit Milch und Ei verrühren, mit Salz würzen, 30 Minuten quellen lassen.

2. Paprikaschote halbieren, Stielansätze, Kerne und weiße Zwischenhäute entfernen. Lauch einschneiden. Paprika und Lauch waschen, Möhre schälen. Das Gemüse in kleine Würfel schneiden, in wenig Brühe bissfest dünsten, abtropfen lassen und mit dem Quark verrühren. Mit Majoran, Salz und Pfeffer würzen.

3. In heißem Öl aus dem Teig zwei dünne Crêpes ausbacken. Dabei einmal wenden, mit der Gemüse-Quark-Masse bestreichen und aufrollen.

Der Ideal-Tipp

→ Die halbe Paprika hält sich im Gemüsefach des Kühlschranks etwa drei Tage. Sie brauchen sie noch für das »Bunte Kornspitz« (siehe Seite 90) oder das »Kalbssteak im Currybett« (siehe Seite 109).

→ Der Lauch hält sich in Frischhaltefolie drei Tage. Sie brauchen ihn für den »Lauch-Tunfisch-Salat« (siehe Seite 97).

→ Wollen Sie die Crêpes am Arbeitsplatz essen, geben Sie die Füllung in eine luftdicht schließende Schale. Die Crêpes getrennt davon mitnehmen.

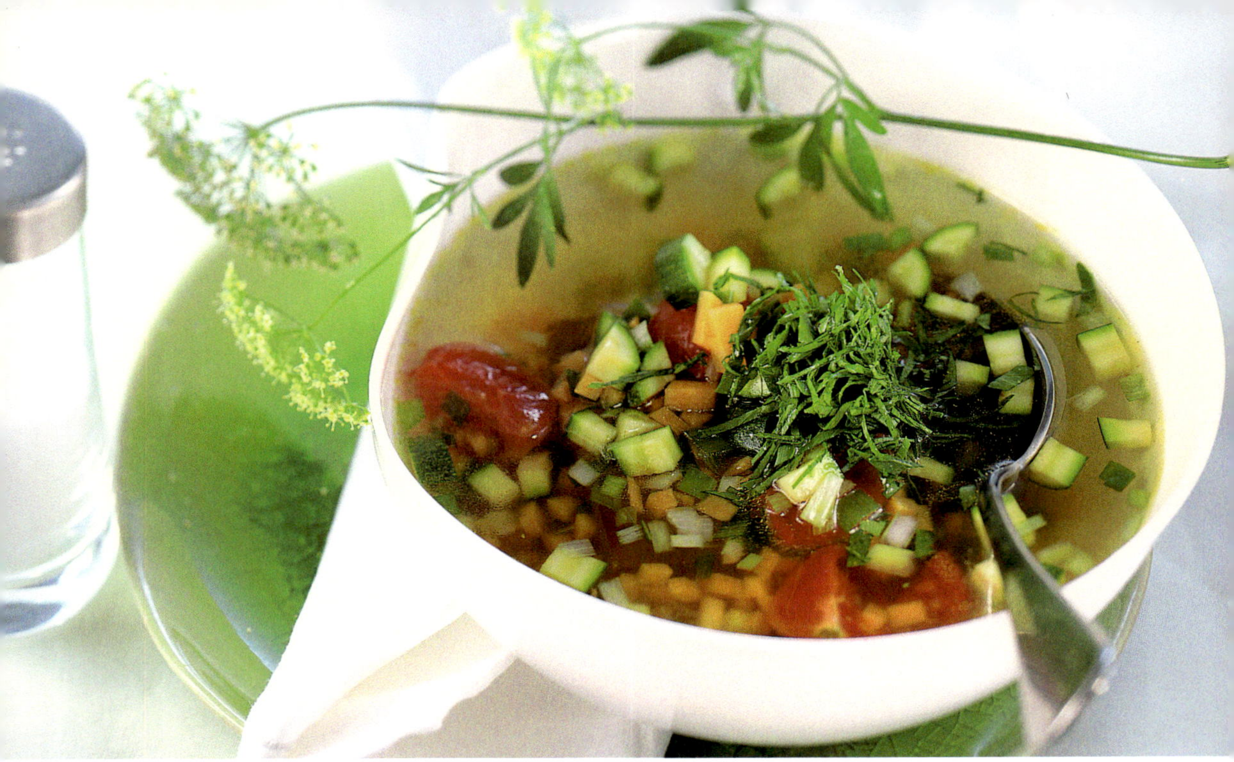

Schnelle Minestrone

→ preiswert, bürotauglich, vegetarisch

Arbeitszeit: 30 Minuten

- 1 kleine Möhre
- 1 Frühlingszwiebel
- 1 kleine Zucchini
- 1 Tomate
- 1 TL Olivenöl
- 400 ml Gemüsebrühe
- 1/2 Bund Petersilie
- Jodsalz
- Pfeffer

Pro Portion ca.
170 kcal, 10 g Eiweiß, 7 g Fett, 15 g Kohlenhydrate, 7 g Ballaststoffe

1. Möhre schälen, Frühlingszwiebel und Zucchini putzen. Tomate kreuzweise einschneiden, kurz in kochendes Wasser geben und enthäuten.
2. Tomate vierteln, übriges Gemüse in kleine Würfel schneiden. In heißem Olivenöl kurz dünsten. Mit der Brühe ablöschen und etwa 10 Minuten köcheln.
3. Die Petersilie waschen, die Blättchen fein hacken. Die Minestrone mit Petersilie, Salz und Pfeffer würzen.

Variante

Sie können diese Gemüsesuppe mit beliebigen Gemüseresten zubereiten. Sehr gut schmecken auch in Stücke geschnittener Staudensellerie, Bohnen, Spargel oder Lauch. Wer der Gemüsesuppe etwas Besonderes geben will, kocht sie mit einigen Garnelenschwänzen.

Gurkensuppe

→ preiswert, Blitzrezept, vegetarisch, bürotauglich

Arbeitszeit: 15 Minuten

1 Knoblauchzehe
1/4 Salatgurke | 1 TL Rapsöl
400 ml Gemüsebrühe
2 Scheiben Räucherlachs
1 Scheibe Vollkornbrot mit niedrigem GLYX (siehe Seite 80)
2 EL Frischkäse (0,2 % Fett)
Jodsalz | Pfeffer
Muskat | Zitronensaft

Pro Portion ca.
195 kcal, 12 g Eiweiß, 7 g Fett, 20 g Kohlenhydrate, 5 g Ballaststoffe

1. Knoblauch schälen und hacken. Salatgurke waschen, in Scheiben schneiden. Knoblauch und Gurkenscheiben in heißem Öl dünsten. Mit Brühe ablöschen und aufkochen lassen.
2. Räucherlachs in dünne Streifen schneiden. Brot entrinden, in Würfel schneiden und in einer Pfanne ohne Fett rösten.
3. Suppe mit Frischkäse pürieren. Mit Salz, Pfeffer, Muskat und Zitronensaft würzen. Erhitzen und mit Lachs und Brot servieren.

Variante

Die Suppe kann in der Arbeit auch kalt gegessen werden. Dazu 1 Scheibe GLYX-Ideal-Diät-Brot essen.

Frühlingssuppe mit Spargel

→ vegetarisch

Arbeitszeit: 30 Minuten

250 g Spargel
1 kleine Möhre
1 Zwiebel
1 TL Olivenöl
50 g Erbsen, tiefgekühlt
400 ml Gemüsebrühe
Jodsalz
Pfeffer
einige Blätter Minze

Pro Portion ca.
204 kcal, 15 g Eiweiß, 7 g Fett, 19 g Kohlenhydrate, 10 g Ballaststoffe

1. Spargel sorgfältig schälen, die unteren Enden abschneiden und in kurze Stücke schneiden. Möhre schälen und in dünne Scheiben schneiden. Zwiebel schälen und in kleine Würfel schneiden.
2. Möhren und Zwiebeln in heißem Öl dünsten. Spargel und Erbsen dazugeben und mit der Brühe ablöschen. Aufkochen und mit Salz und Pfeffer würzen. Zugedeckt bei geringer Hitze 15 Minuten kochen lassen.
3. Minze waschen, trockenschwenken, fein hacken und zur Suppe geben.

Brokkolisuppe

→ bürotauglich, preiswert, Blitzrezept, vegetarisch

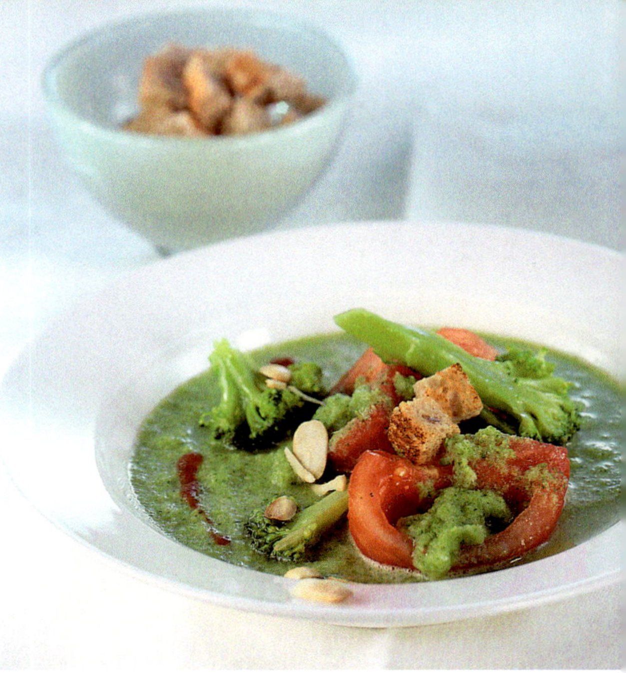

Arbeitszeit: 15 Minuten

- 300 g Brokkoli
- 400 ml Gemüsebrühe
- 1 Scheibe Vollkornbrot mit niedrigem GLYX (siehe Seite 80)
- 1 große Tomate
- Jodsalz
- Pfeffer
- Tabasco
- 1 EL Mandelblättchen

Pro Portion ca.
271 kcal, 22 g Eiweiß, 9 g Fett, 26 g Kohlenhydrate, 16 g Ballaststoffe

Der Ideal-Tipp

→ Haben Sie keinen Tabasco im Haus, würzen Sie die Suppe mit Curry-, Knoblauch- oder Paprikapulver.

→ Wenn Sie keine frischen Tomaten bekommen, können Sie stattdessen auch Dosentomaten nehmen.

→ Wenn Sie keinen kleinen Brokkoli bekommen, können Sie ihn für dieses Rezept auch zerteilen. Der Rest hält sich im Gemüsefach des Kühlschranks mindestens vier Tage. Sie brauchen ihn für die »Hähnchenbrust mit Brokkoli« (siehe Seite 112).

1. Brokkoli waschen und kleine Röschen vom Strunk abschneiden. Strunk und Brokkoliröschen in die kochende Brühe geben und 10 Minuten bei mittlerer Hitze im geschlossenen Topf kochen.

2. Vollkornbrot entrinden, in Würfel schneiden und in einer Pfanne ohne Fett bräunen. Tomate kreuzweise einschneiden, kurz in kochendes Wasser geben und häuten. Dann die Tomate vierteln und entkernen.

3. Einige Brokkoliröschen aus der Suppe nehmen. Restliche Suppe pürieren. Mit Salz, Pfeffer und Tabasco würzen. Mit Brokkoliröschen, Tomatenvierteln, Brotwürfeln und Mandeln servieren.

Kohlrabisuppe

→ preiswert, Blitzrezept

Arbeitszeit: 15 Minuten

- 1 Kohlrabi
- 400 ml Gemüsebrühe
- 1/2 Bund Basilikum
- 1/2 TL Senf
- 1 EL Schmand
- 50 ml fettarme Milch
- Jodsalz
- Pfeffer
- Muskat

Pro Portion ca.
134 kcal, 12 g Eiweiß, 4 g Fett, 12 g Kohlenhydrate, 4 g Ballaststoffe

1. Kohlrabi schälen, in kleine Würfel schneiden und in der Brühe 10 Minuten kochen lassen. Basilikum waschen, die Blätter fein schneiden.
2. Den Kohlrabi in der Brühe mit Basilikum, Senf, Schmand und Milch schaumig pürieren. Mit Salz, Pfeffer und Muskat pikant würzen.

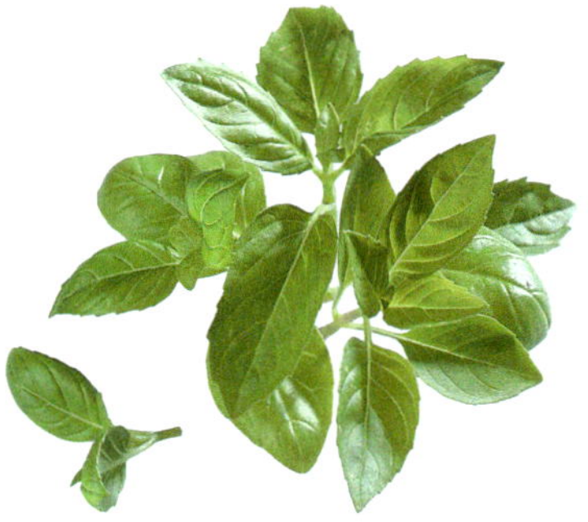

Zwiebelsuppe

→ vegetarisch, preiswert, Blitzrezept

Arbeitszeit: 5 Minuten
Kochzeit: 10 Minuten

- 2 Zwiebeln
- 1 EL Rapsöl
- 2 EL Mehl
- 400 ml Brühe
- 6 EL Weißwein
- Jodsalz
- Pfeffer
- 1 Knoblauchzehe
- 1 TL geriebener Parmesan
- 2 kleine Scheiben Vollkornbrot mit niedrigem GLYX (siehe Seite 80)

Pro Portion ca.
411 kcal, 16 g Eiweiß, 15 g Fett, 43 g Kohlenhydrate, 8 g Ballaststoffe

1. Zwiebeln schälen, klein schneiden und in heißem Öl kräftig dünsten. Mehl dazu sieben. Mit Brühe und Wein ablöschen und 10 Minuten bei mittlerer Hitze kochen lassen. Mit Salz und Pfeffer würzen.
2. Knoblauchzehe schälen und durch die Presse drücken. Mit dem Parmesan auf die beiden Brotscheiben geben und in einer heißen Pfanne ohne Fett kurz rösten.
3. Die Suppe auf einem Teller mit geviertelten Brotscheiben servieren.

Gefüllte Zucchini

→ preiswert, vegetarisch

Arbeitszeit: 30 Minuten

1 große Zucchini | 4 Cocktailtomaten | 1 kleine Zwiebel
1 EL Rapsöl | 50 g Erbsen, tiefgekühlt | 1 EL Magerquark
1 kleines Ei | 1 TL Tomatenmark
Jodsalz | Pfeffer | Oregano
5 Zweige Petersilie

Pro Portion ca.
277 kcal, 16 g Eiweiß, 18 g Fett, 13 g Kohlenhydrate, 6 g Ballaststoffe

1. Den Backofen auf 200° vorheizen. Die Zucchini waschen und längs halbieren, die Hälften aushöhlen. Die Tomaten waschen, putzen und vierteln.

2. Die Zwiebel schälen und klein schneiden. In heißem Öl kurz dünsten. Das ausgehöhlte Zucchinifleisch klein schneiden. Tiefgekühlte Erbsen und das Zucchinifleisch kurz mitdünsten. Alles mit Quark, Ei und Tomatenmark vermengen, mit Salz, Pfeffer und Oregano würzen und in die Zucchinihälften füllen, in eine Auflaufform setzen und die Tomatenviertel darauf legen. Falls Füllung übrig bleibt, um die Zucchini verteilen.

3. Gefüllte Zucchini 30 Minuten backen. Petersilie waschen, Blätter fein hacken und über die gefüllten Zucchini geben.

Auberginengemüse mit Schweineschnitzel

→ raffiniert

Arbeitszeit: 25 Minuten

1 Schweineschnitzel (100 g)
200 ml Orangensaft
2 EL Sojasauce | 1/2 Aubergine
1 Tomate | 1/2 Zucchini
3 Zweige Thymian | Jodsalz
Pfeffer | 1 EL Olivenöl
1/4 Salatgurke | 4 Zweige Basilikum | 1 Knoblauchzehe
75 g Magermilchjoghurt

Pro Portion ca.
359 kcal, 30 g Eiweiß, 13 g Fett, 27 g Kohlenhydrate, 5 g Ballaststoffe

1. Schnitzel flach klopfen, in Orangensaft und Sojasauce einlegen.

2. Aubergine, Tomate und Zucchini waschen, putzen und in große Würfel schneiden. Mit Thymian, Salz und Pfeffer pikant würzen. Olivenöl in einer Pfanne erhitzen und das Gemüse 10 Minuten dünsten.

3. Gurke waschen, grob reiben. Basilikum waschen, grob hacken. Knoblauch durchpressen, mit Basilikum, Gurkenraspeln und Joghurt verrühren, mit Salz und Pfeffer würzen.

4. Das gedünstete Gemüse aus der Pfanne nehmen und warm stellen. Das Schnitzel mit Küchenpapier abtrocknen, in der heißen Pfanne von jeder Seite 3 Minuten braten. Mit dem Gemüse und dem Gurkenjoghurt servieren.

Gefüllte Zwiebel mit Putenbrust

→ raffiniert

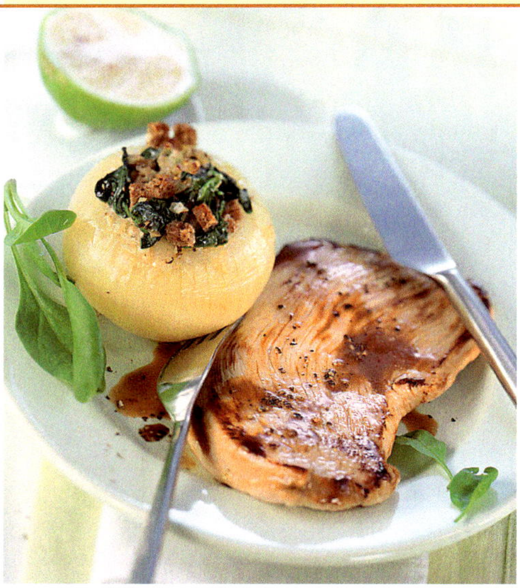

Arbeitszeit: 30 Minuten
Backzeit: 30 Minuten

- 150 g Putenbrust
- 200 ml Orangensaft
- 2 EL Sojasauce
- 50 g Blattspinat
- 1 große milde Gemüsezwiebel
- Jodsalz | 2 TL Rapsöl
- 1 Scheibe Vollkornbrot mit niedrigem GLYX (siehe Seite 80)
- 1 EL geriebener Parmesan
- Pfeffer | Muskat
- Zitronensaft
- Außerdem: Fett für die Form

Pro Portion ca.
481 kcal, 46 g Eiweiß, 17 g Fett, 34 g Kohlenhydrate, 6 g Ballaststoffe

1. Putenbrust in Orangensaft und Sojasauce einlegen. Vom frischen Spinat die groben Stiele entfernen, Spinat gut waschen und abtropfen lassen.
2. Zwiebel schälen und sorgfältig aushöhlen, in Salzwasser etwa 10 Minuten dünsten. Das Zwiebelinnere klein schneiden und in 1 Teelöffel heißem Öl glasig dünsten. Den Backofen auf 200° vorheizen.
3. Den abgetropften Spinat zu den klein geschnittenen Zwiebeln geben und zusammenfallen lassen. Vollkornbrot entrinden, in kleine Würfel schneiden und mit dem Parmesan untermischen, mit Salz, Pfeffer, Muskat und Zitronensaft würzen.
4. Masse in die ausgehöhlte Zwiebel füllen. In eine kleine Auflaufform setzen und im vorgeheizten Backofen 30 Minuten überbacken.
5. Putenbrust in 1 Teelöffel heißem Öl kurz anbraten und mit der Marinade im Backofen 20 Minuten schmoren lassen. Zur gefüllten Zwiebel servieren.

Variante

Statt der Zwiebel können Sie auch eine große Fleischtomate füllen. Dazu von der Tomate einen Deckel abschneiden, die Tomate mit einem Löffel aushöhlen und austropfen lassen. Das Tomatenfleisch klein schneiden und zur Spinat-Brot-Masse geben. Kräftig mit Thymian würzen. Ansonsten die gefüllte Tomate wie die gefüllte Zwiebel zubereiten, allerdings nur 15 Minuten überbacken.

Kalbssteak im Currybett

→ exotisch

Arbeitszeit: 25 Minuten
Garzeit: 15 Minuten

1 Tomate | 1 kleine Zwiebel
1 kleiner Kohlrabi | 1 Paprika
2 TL Rapsöl
Jodsalz | Pfeffer | Currypulver
50 ml Gemüsebrühe
1 Kalbsrückensteak
1 EL Parmesan

Pro Portion ca.
413 kcal, 50 g Eiweiß, 18 g Fett, 11 g Kohlenhydrate, 5 g Ballaststoffe

1. Tomate kreuzweise einschneiden, kurz in kochendes Wasser geben, häuten und in kleine Stücke schneiden. Zwiebel und Kohlrabi schälen und würfeln. Paprika halbieren, Zwischenhäute und Kerne entfernen. Paprika waschen und in Würfel schneiden.

2. Die Zwiebel in 1 Teelöffel heißem Öl kurz glasig dünsten, Paprika- und Kohlrabiwürfel 10 Minuten mitdünsten. Tomatenwürfel zugeben, mit Salz, Pfeffer und Currypulver kräftig würzen und bei geringer Hitze weiterdünsten. Eventuell etwas Brühe angießen.

3. Den Backofen auf 200° vorheizen. Fleisch salzen und pfeffern, ganz kurz in 1 Teelöffel heißem Öl von beiden Seiten anbraten.

4. Parmesan fein reiben. Das Gemüse in eine kleine Auflaufform füllen, das Steak darauf legen. Mit Parmesan bestreuen und im vorgeheizten Backofen 15 Minuten garen.

Birnenauflauf

→ preiswert, vegetarisch, bürotauglich

Arbeitszeit: 20 Minuten
Backzeit: 30 Minuten

1 EL Rosinen | 4 EL Orangensaft
2 dünne Scheiben Vollkornbrot mit niedrigem GLYX (siehe Seite 80)
1 Ei | 1 TL Speisestärke
150 g Magerquark
1 EL Vanillezucker
Zimtpulver | 1 große Birne
1 EL Mandelblättchen

Pro Portion ca.
537 kcal, 34 g Eiweiß, 14 g Fett, 66 g Kohlenhydrate, 11 g Ballaststoffe

1. Rosinen in etwas Orangensaft einlegen. Brot entrinden und mit dem restlichen Saft tränken. Backofen auf 200° vorheizen.

2. Ei trennen, Eigelb mit Speisestärke verrühren, den Quark zugeben. Eiweiß mit dem Vanillezucker steif schlagen. Rosinen aus dem Orangensaft nehmen und mit dem Eischnee und etwas Zimt unter die Quarkmasse heben.

3. Birne schälen, vom Kerngehäuse befreien, in Spalten teilen, mit Orangensaft beträufeln.

4. Eine Brotscheibe in eine Auflaufform legen, eine Hälfte der Quarkcreme und die Birnenspalten darauf geben, mit dem restlichen Brot und der Quarkcreme bedecken. Mit Mandelblättchen bestreuen. Im vorgeheizten Backofen 30 Minuten backen.

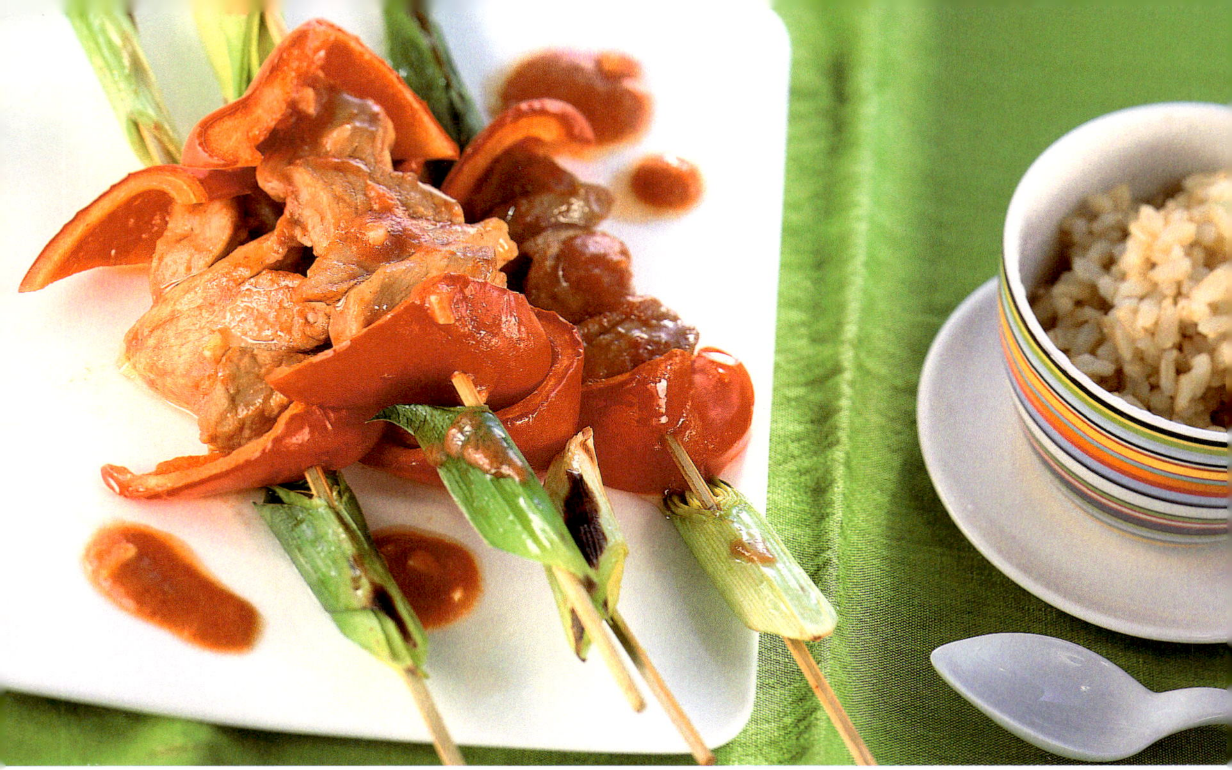

Schweinespieße asiatisch

→ exotisch

Arbeitszeit: 15 Minuten
Marinierzeit: 30 Minuten
Garzeit: 15 Minuten

1 kleine Knoblauchzehe
50 ml Grapefruitsaft
1 TL Sojasauce | 1 EL Tomatenmark | 1 TL Rapsöl | 1 TL Apfelessig | 1 EL Kokoscreme
100 g Schweineschnitzel
30 g Vollkornreis
100 ml Gemüsebrühe
1 kleine rote Paprika
1 kleine Stange Lauch
Außerdem: lange Schaschlik-Spieße

Pro Portion ca.
339 kcal, 28 g Eiweiß, 10 g Fett,
32 g Kohlenhydrate, 7 g Ballaststoffe

1. Knoblauchzehe schälen, durch die Presse drücken, mit Grapefruitsaft, Sojasauce, Tomatenmark, Rapsöl, Essig und Kokoscreme verrühren. Schnitzel würfeln und in der Sauce etwa 30 Minuten marinieren.
2. Reis in die kochende Brühe geben und bei geringer Hitze etwa 25 Minuten zugedeckt quellen lassen.
3. Den Backofen auf 250° vorheizen. Paprika halbieren, Stielansatz, Kerne und weiße Zwischenhäute entfernen. Lauch einschneiden. Paprikahälften und Lauch gut waschen, putzen und in große Würfel schneiden.
4. Fleisch abwechselnd mit Gemüse auf Spieße stecken. Im Backofen auf der obersten Schiene etwa 15 Minuten garen. Die Marinade bei hoher Hitze einkochen und mit dem Reis zu den Spießen servieren.

Variante

Vegetarier nehmen statt des Schweineschnitzels eine Zucchini, die wie das restliche Gemüse gewürfelt und auf die Spieße gesteckt wird.

Schweineroulade mit Ananas

→ raffiniert

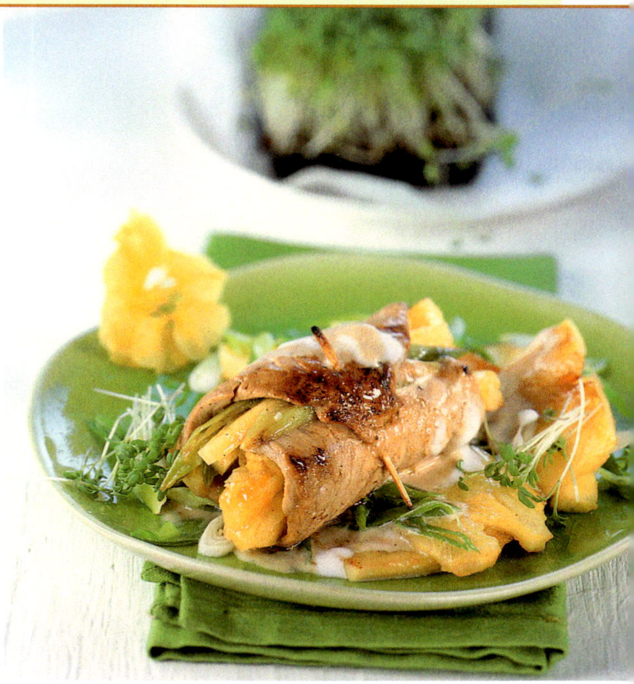

Arbeitszeit: 25 Minuten

1 Schweineschnitzel (150 g)
2 EL Orangensaft
1 TL Sojasauce
5 Lauchzwiebeln
1/2 Ananas
1 TL Rapsöl
100 ml Gemüsebrühe
2 EL Kokoscreme
Pfeffer
1 Kästchen Kresse
Außerdem: Holzspießchen

Pro Portion ca.
332 kcal, 37 g Eiweiß, 12 g Fett, 18 g Kohlenhydrate, 3 g Ballaststoffe

1. Fleisch in Orangensaft und Sojasauce einlegen. Lauchzwiebeln waschen, putzen und in dünne Ringe schneiden. Ananashälfte nochmals längs halbieren und den Strunk und die Schale entfernen. Das Fruchtfleisch in kleine Stücke schneiden, zu den Lauchzwiebeln geben.
2. Schweinefleisch abtupfen, ein Viertel der Ananas-Lauchzwiebel-Mischung auf dem Fleisch verteilen, fest aufrollen. Mit Holzspießchen feststecken. In heißem Öl von allen Seiten anbraten. Mit Brühe ablöschen und zugedeckt bei geringer Hitze 15 Minuten schmoren.
3. Kurz vor Ende der Schmorzeit übrige Ananas-Lauchzwiebel-Mischung mit der Kokoscreme zugeben und mitschmoren.
4. Die Marinade erhitzen und mit Pfeffer würzen. Kresse waschen, Blättchen abschneiden. Die Roulade mit der Marinade und dem Gemüse servieren, mit Kresse bestreuen.

Der Ideal-Tipp

→ Die übrige Ananashälfte hält sich an einem kühlen Ort etwa drei Tage. Sie brauchen sie für das »Linsencurry mit Ananas« (siehe Seite 100).

→ Eine gut ausgereifte Ananas erkennen Sie am aromatischen Geruch, den Sie am Stielansatz der Frucht erschnuppern können.

Putengulasch

→ bürotauglich, preiswert, Blitzrezept

Arbeitszeit: 20 Minuten

100 g Putenbrust | 1 rote Paprika | 3 Stangen Staudensellerie
1 Zwiebel | 1 TL Rapsöl
Jodsalz | Pfeffer
100 ml pürierte Tomaten (aus der Packung) | 1 kleine Knoblauchzehe | 4 Zweige Basilikum
4 Kapern | 1 Tomate
Currypulver

Pro Portion ca.
261 kcal, 31 g Eiweiß, 7 g Fett, 15 g Kohlenhydrate, 14 g Ballaststoffe

1. Fleisch in mittelgroße Würfel schneiden. Paprika halbieren, Stielansätze, Kerne und weiße Zwischenhäute entfernen. Paprika waschen und in Würfel schneiden. Sellerie putzen und in kleine Stücke schneiden. Zwiebel schälen und in kleine Würfel schneiden.
2. Fleisch in heißem Öl anbraten. Mit Salz und Pfeffer würzen. Zwiebeln und Gemüse zufügen, kurz anbraten. Mit Tomatenpüree ablöschen. Aufkochen und 5 Minuten im geschlossenen Topf bei geringer Hitze garen.
3. Knoblauch schälen, klein schneiden. Basilikum waschen, trockenschwenken und fein hacken. Kapern mit der Gabel zerdrücken. Tomate waschen, würfeln, mit Knoblauch, Basilikum und Kapern mischen und zum Fleisch geben. Mit Salz, Pfeffer und Currypulver würzen.

Hähnchenbrust mit Brokkoli

→ preiswert

Arbeitszeit: 30 Minuten

100 g Hähnchenbrust
Jodsalz
1 Lorbeerblatt
300 g Brokkoli
1 große Möhre
4 Zweige Petersilie
1 EL Speisestärke
3 EL Sahne
Korianderpulver
Pfeffer

Pro Portion ca.
270 kcal, 32 g Eiweiß, 11 g Fett, 10 g Kohlenhydrate, 13 g Ballaststoffe

1. Fleisch in mittelgroße Würfel schneiden und in 100 Milliliter Salzwasser mit einem Lorbeerblatt kurz garen.
2. Brokkoli putzen, den Strunk herausschneiden, Brokkoli in Röschen teilen. Möhre schälen und in mittelgroße Würfel schneiden. Brokkoliröschen und Möhrenwürfel zum Fleisch geben und 15 Minuten garen. Petersilie waschen und fein hacken.
3. Lorbeerblatt entfernen. Etwa ein Drittel des Brokkolis mit Stärke und Sahne pürieren, wieder zurück zum Eintopf geben, kurz aufkochen und mit Koriander, Salz und Pfeffer würzen. Mit der Petersilie servieren.

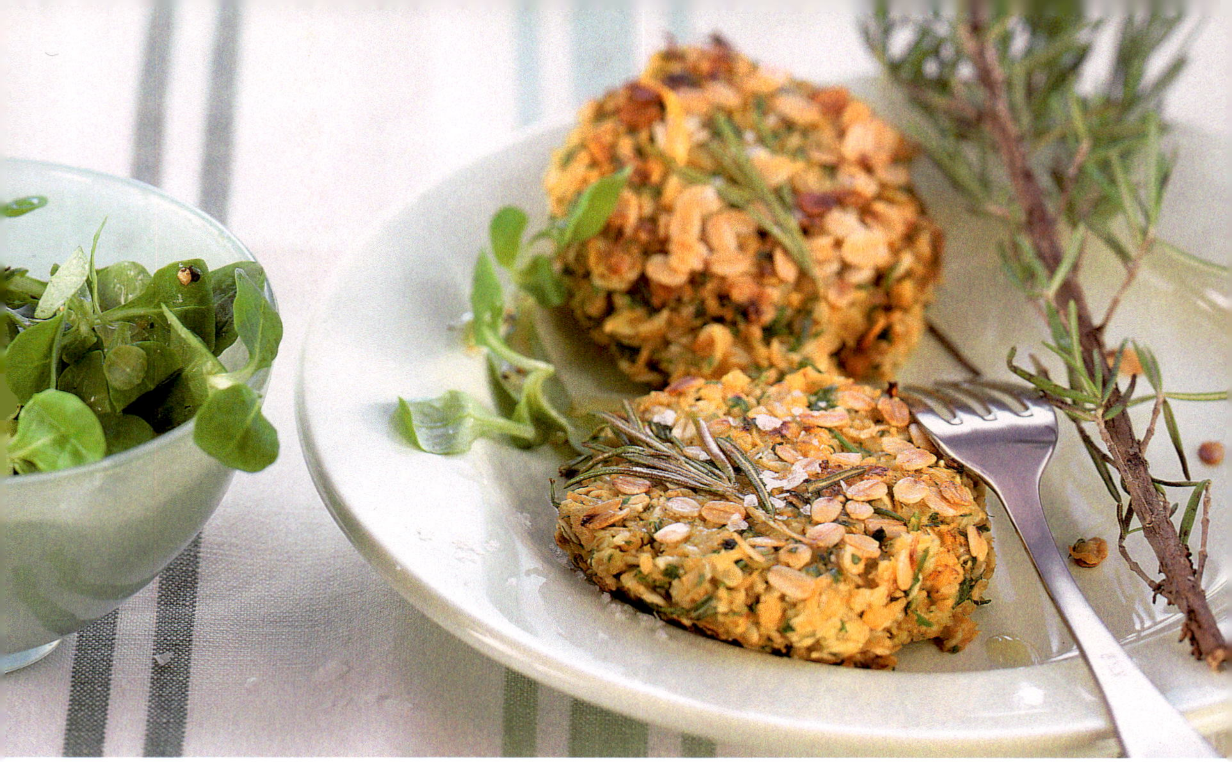

Möhrenbratlinge mit Feldsalat

→ bürotauglich, preiswert, vegetarisch

Arbeitszeit: 30 Minuten

Für die Bratlinge:
1 mittelgroße Möhre
1/2 TL getrockneter Rosmarin
1/2 Bund Petersilie
25 g Magerquark
30 g zarte Haferflocken
Jodsalz | Pfeffer | Currypulver
1 TL Rapsöl

Für den Salat:
1 TL flüssige Gemüsebrühe
Olivenöl
Apfelessig
25 g Feldsalat

Pro Portion ca.
213 kcal, 9 g Eiweiß, 9 g Fett, 25 g Kohlenhydrate, 6 g Ballaststoffe

1. Möhre schälen, putzen und grob reiben. Mit Rosmarin kurz in wenig Wasser dünsten.

2. Petersilie waschen, Blätter fein hacken. Gedünstete Möhrenraspel mit Quark und 20 g Haferflocken pürieren, Petersilie darunter mischen und mit Salz, Pfeffer und etwas Currypulver kräftig würzen.

3. Aus der Masse mit feuchten Händen vier kleine Bratlinge formen, in den restlichen Haferflocken wenden und in heißem Öl von beiden Seiten etwa 3 Minuten braten. Warm stellen.

4. Brühe mit wenig Olivenöl und Essig, Salz und Pfeffer verrühren. Feldsalat waschen, putzen, trockenschwenken und in der Marinade schwenken. Salat auf dem Teller anrichten. Dazu die Möhrenbratlinge servieren.

Variante

Probieren Sie das Rezept auch mit Kohlrabi aus. Geben Sie in die Bratlinge dann statt des Currypulvers etwas gemahlenen Koriander.

Bunter Gemüsetopf

→ preiswert, vegetarisch, bürotauglich

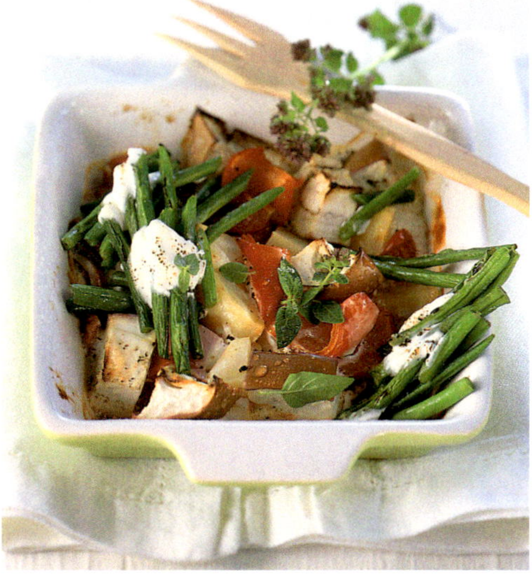

Arbeitszeit: 25 Minuten
Garzeit: 40 Minuten

- 100 g grüne Bohnen
- 1 kleine Kartoffel
- 1/2 kleine Aubergine
- 2 Cocktailtomaten
- 1/2 kleine rote Paprika
- 30 g Schmand
- 50 ml flüssige Gemüsebrühe
- Jodsalz
- Pfeffer
- Oregano
- Außerdem: Fett für die Form

Pro Portion ca.
217 kcal, 8 g Eiweiß, 8 g Fett, 26 g Kohlenhydrate, 11 g Ballaststoffe

1. Backofen auf 200° vorheizen. Bohnen waschen, putzen und je nach Größe halbieren oder dritteln. Kartoffel schälen, in Würfel schneiden. Aubergine und Tomaten waschen und in Würfel schneiden. Von der Paprika die Zwischenhäute und Kerne entfernen, waschen und in Würfel schneiden.
2. Schmand mit Gemüsebrühe verrühren, mit Salz, Pfeffer und Oregano würzen. Das gesamte Gemüse unterrühren und in einer gefetteten Auflaufform im vorgeheizten Backofen 40 Minuten garen.

Der Ideal-Tipp

→ Die zweite Auberginenhälfte können Sie für das »Auberginen-Gratin« (siehe Seite 118) oder das »Auberginengemüse mit Schweineschnitzel« (siehe Seite 107) verwenden.

→ Die übrige Paprikahälfte nehmen Sie als Zwischenmahlzeit oder für die »Crêpes mit Gemüsefüllung« (siehe Seite 102).

→ Statt im Backofen lässt sich der Gemüsetopf auch auf dem Herd garen. Dazu das geschnittene Gemüse mit der Brühe bei mittlerer Hitze etwa 20 Minuten garen. Dabei mehrmals umrühren und zum Schluss den Schmand unterrühren.

→ Statt mit den angegebenen Gemüsesorten lässt sich der Gemüsetopf auch mit allen Gemüseresten herstellen.

Kalbsgeschnetzeltes mit Reis und Brokkoli

→ raffiniert

Arbeitszeit: 30 Minuten

30 g Vollkornreis
75 ml Gemüsebrühe
200 g Brokkoliröschen | Jodsalz
1 Zwiebel | 50 g Champignons
2 TL Rapsöl
1/2 Bund Petersilie
1 EL Frischkäse (0,2 % Fett)
100 g Kalbsschnitzel | Mehl
Pfeffer

Pro Portion ca.
418 kcal, 43 g Eiweiß, 14 g Fett, 28 g Kohlenhydrate, 8 g Ballaststoffe

1. Reis in der kochenden Brühe bei geringer Hitze zugedeckt ca. 25 Minuten quellen lassen.

2. Brokkoli waschen, Röschen halbieren oder vierteln, in wenig Salzwasser 10 Minuten dünsten. Zwiebel schälen, klein schneiden, Champignons putzen, mit Küchenpapier abreiben. Zwiebeln in 1 Teelöffel heißem Öl glasig dünsten, Champignons kurz mitdünsten.

3. Petersilie waschen, fein hacken. Brokkoli abtropfen lassen, mit dem Frischkäse und der Petersilie zu den Champignons geben und zugedeckt 5 Minuten bei geringer Hitze garen.

4. Fleisch in Streifen schneiden, in Mehl wälzen und in 1 Teelöffel heißem Öl kurz anbraten. Mit Salz und Pfeffer würzen und mit dem Gemüse und dem Reis servieren.

Rotbarsch überbacken

→ raffiniert

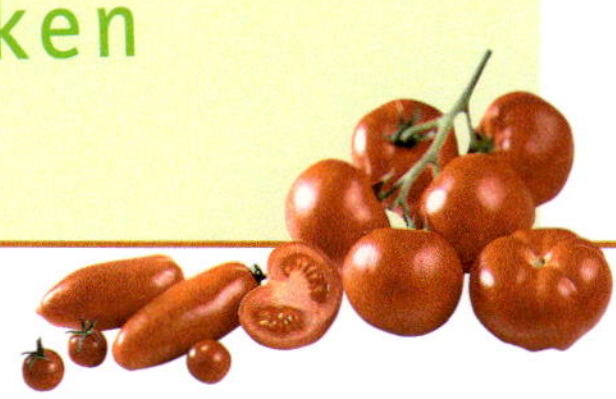

Arbeitszeit: 25 Minuten
Garzeit: 30 Minuten

1 Tomate | 1 kleine Zucchini
200 g Rotbarschfilet
1 TL Zitronensaft
Jodsalz | Pfeffer | 1 EL Mehl
1 TL Olivenöl
1/2 Bund Basilikum
2 EL Weißwein
50 g Frischkäse (5 % Fett)
100 g Kartoffeln

Pro Portion ca.
470 kcal, 54 g Eiweiß, 17 g Fett, 21 g Kohlenhydrate, 5 g Ballaststoffe

1. Backofen auf 200° vorheizen. Tomate und Zucchini in dünne Scheiben schneiden. Rotbarsch mit Zitronensaft beträufeln und mit Salz und Pfeffer würzen. In Mehl wenden, überschüssiges Mehl abklopfen.

2. Fisch in heißem Öl kurz auf beiden Seiten goldbraun anbraten und in eine flache, breite Auflaufform setzen. Tomaten und Zucchini schuppenförmig über den Fisch legen.

3. Basilikum waschen, Blätter fein hacken, mit dem Wein unter den Frischkäse rühren, mit Salz und Pfeffer würzen und über den Fisch geben. Im vorgeheizten Backofen 30 Minuten überbacken.

4. Kartoffeln schälen und in Salzwasser etwa 25 Minuten garen. Zum Fisch servieren.

Pilzhäufchen

→ bürotauglich, vegetarisch

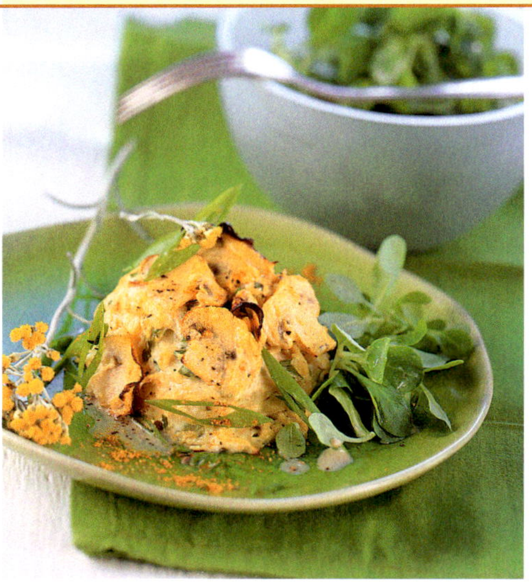

Arbeitszeit: 30 Minuten
Backzeit: 20 Minuten

150 g Sellerie | 1 Lauchzwiebel
150 g Champignons
1/4 Bund Schnittlauch
5 EL Magerquark
2 EL Paniermehl
3 EL fettarme Milch | 2 Eier
Jodsalz | Pfeffer | Currypulver
50 g Feldsalat
2 EL Orangensaft
1 TL Balsamico-Essig
2 EL fettarmer Joghurt
Außerdem: Backpapier

Pro Portion ca.
340 kcal, 35 g Eiweiß, 16 g Fett, 14 g Kohlenhydrate, 8 g Ballaststoffe

1. Sellerie schälen, putzen, raspeln und in wenig Salzwasser dünsten. Lauchzwiebel waschen, putzen und in feine Röllchen schneiden. Champignons mit Küchenpapier abreiben und in Scheiben schneiden. Schnittlauch waschen, trockenschwenken und in feine Ringe schneiden. Den Backofen auf 200° vorheizen.
2. Gegarte Sellerieraspel auf Küchenpapier abtropfen lassen. Mit Quark, Lauchzwiebeln, Champignons, Schnittlauch, Paniermehl, Milch und Eiern verrühren. Mit Salz, Pfeffer und Currypulver abschmecken. Ein Backblech mit Backpapier auslegen und von der Masse vier Häufchen aufs Backblech setzen. Im vorgeheizten Backofen in etwa 20 Minuten goldbraun backen.
3. Salat waschen, putzen und trockenschleudern. Orangensaft mit Essig und Joghurt verrühren, mit Salz und Pfeffer würzen und über den Salat geben. Zu den Pilzhäufchen servieren.

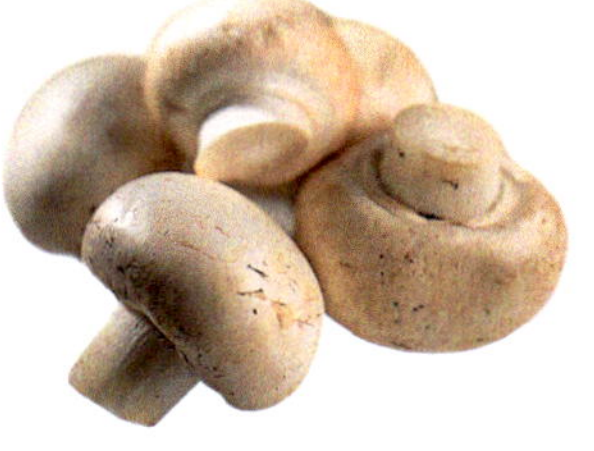

Der Ideal-Tipp

Die Pilzhäufchen schmecken auch kalt. Nehmen Sie sie in einer Frischhaltebox mit in die Arbeit. Den geputzten Feldsalat und die Sauce jeweils getrennt davon ebenfalls luftdicht eingepackt mitnehmen und erst vor dem Essen die Sauce über den Salat geben.

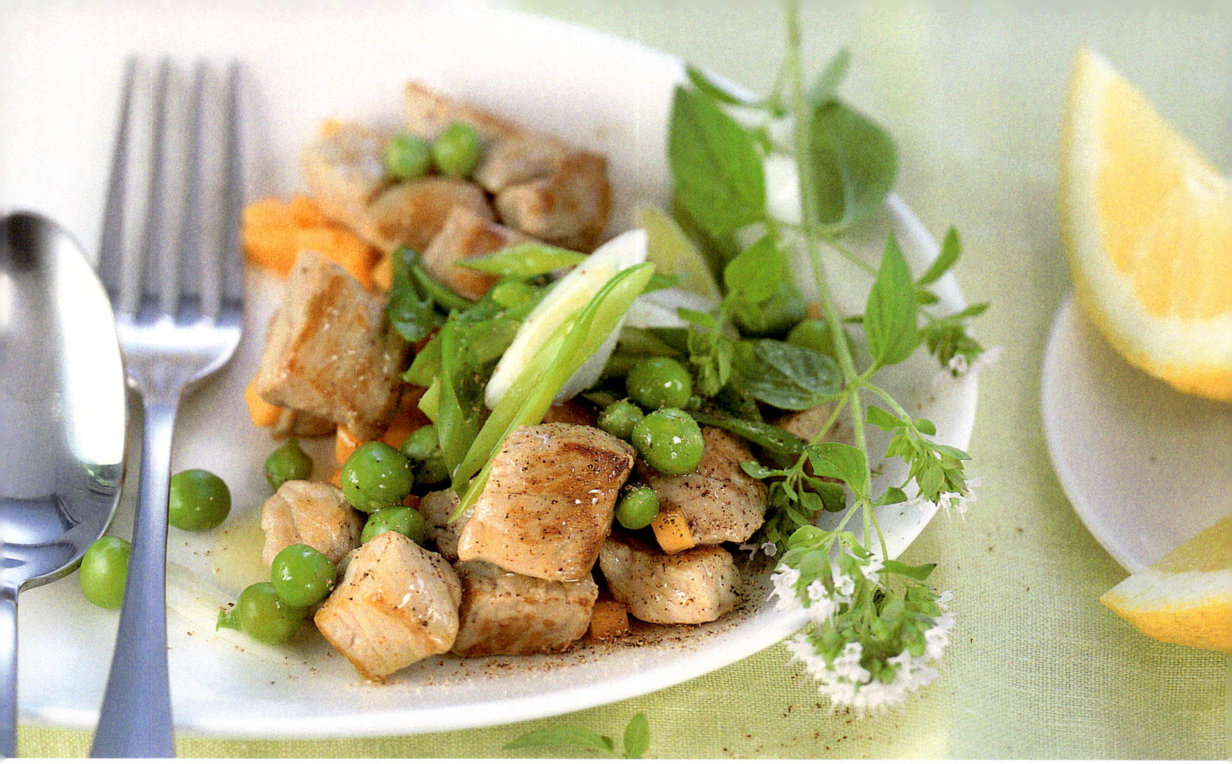

Schweineragout mit Frühlingsgemüse

→ preiswert, raffiniert

Arbeitszeit: 20 Minuten

- 150 g Schweineschnitzel
- 1 Möhre
- 1 Bund Frühlingszwiebeln
- 100 g Erbsen, tiefgekühlt
- 1 EL Olivenöl
- 1 TL Zitronensaft
- Jodsalz
- Pfeffer
- Muskat

Pro Portion ca.
367 kcal, 42 g Eiweiß, 14 g Fett,
19 g Kohlenhydrate, 10 g Ballaststoffe

1. Das Schweinefleisch in mittelgroße Würfel schneiden. Die Möhre schälen, ebenfalls in Würfel schneiden. Frühlingszwiebeln waschen, putzen und in feine Ringe schneiden.

2. Geschnittenes Gemüse mit den tiefgekühlten Erbsen in wenig Wasser dünsten.

3. Fleischwürfel in heißem Olivenöl von allen Seiten kräftig anbraten. Das gedünstete Gemüse ohne Flüssigkeit zugeben und unter ständigem Rühren kurz erhitzen. Mit Zitronensaft, Salz, Pfeffer und Muskat pikant würzen.

Variante

Wenn Sie das Gemüse mal ohne Fleisch genießen möchten, braten Sie statt des Schweineschnitzels eine in kleine Würfel geschnittene Kartoffel an und garen das Gemüse etwas länger, damit die Kartoffeln weich werden.

Steak mit Champignons

→ raffiniert

Arbeitszeit: 20 Minuten
Marinierzeit: 1 Tag

1 Lendensteak vom Rind (100 g)
1 EL Rapsöl | 1 Zweig Thymian
30 g Vollkornreis | Jodsalz
2 Möhren | 100 g Champignons
1/2 Bund Petersilie | Pfeffer
Außerdem: Alufolie

Pro Portion ca.
402 kcal, 36 g Eiweiß, 15 g Fett, 30 g Kohlenhydrate, 10 g Ballaststoffe

1. Alufolie in doppelter Größe des Fleischstückes zuschneiden, das Steak darauf legen, mit Öl einreiben und mit Thymianblättchen bestreuen. Die Alufolie locker zusammenfalten, das Steak 1 Tag im Kühlschrank ziehen lassen.
2. Reis in 75 ml kochendes Salzwasser geben und bei geringer Hitze zugedeckt etwa 20 Minuten quellen lassen.
3. Möhren schälen, in dünne Scheiben und dann in feine Streifen schneiden. Champignons mit Küchenpapier abreiben, Stielansätze abschneiden. Größere Pilze halbieren oder vierteln. Petersilie waschen, trockenschwenken und die Blätter sehr fein hacken.
4. Das Steak mit dem Öl in der heißen Pfanne von jeder Seite 4 Minuten braten. Wenden, Möhrenstreifen und Champignons mit in die Pfanne geben. Alles mit Salz und Pfeffer würzen. Mit der Petersilie und dem Reis servieren.

Auberginen-Gratin

→ vegetarisch

Arbeitszeit: 15 Minuten
Backzeit: 25 Minuten

1/2 kleine Aubergine
Jodsalz | 2 Zweige Thymian
150 g Tomaten | 1 Zwiebel
1 Möhre | 1 TL Olivenöl
50 ml Rotwein
Pfeffer | 30 g Feta
4 Zweige Basilikum
Außerdem: Fett für die Form

Pro Portion ca.
181 kcal, 10 g Eiweiß, 7 g Fett, 13 g Kohlenhydrate, 10 g Ballaststoffe

1. Aubergine in dünne Scheiben schneiden, mit Salz bestreuen, 15 Minuten ziehen lassen. Thymianblätter von den Zweigen zupfen und waschen. Den Backofen auf 200° vorheizen.
2. Tomaten vierteln, Zwiebel und Möhre schälen. Gemüse klein schneiden und in heißem Öl dünsten, mit Rotwein ablöschen, einmal aufkochen lassen und pürieren.
3. Die Hälfte der Auberginenscheiben mit Thymian und Pfeffer in eine gefettete Auflaufform schichten, das pürierte Gemüse darauf geben und mit der restlichen Aubergine und wiederum mit Thymian und Pfeffer belegen.
4. Feta ganz dünn schneiden und auf das Gratin streuen. Im Backofen 25 Minuten backen. Basilikum waschen, die Blätter grob hacken und über das Gratin geben.

Überbackener Fenchel

→ preiswert, vegetarisch

Arbeitszeit: 15 Minuten
Backzeit: 45 Minuten

- 50 g rote Linsen
- 1 Fenchelknolle (250 g)
- 1 EL Rapsöl | 100 ml Brühe
- Jodsalz | Pfeffer
- Zitronensaft | Paprikapulver
- 1 TL Thymianblättchen
- 75 g Magerquark

Pro Portion ca.
373 kcal, 30 g Eiweiß, 12 g Fett, 36 g Kohlenhydrate, 17 g Ballaststoffe

1. Die Linsen in 150 Milliliter Wasser in 15 Minuten bei mittlerer Hitze weich kochen.
2. Die Fenchelknolle waschen, putzen, dabei das Fenchelgrün aufbewahren. Die Knolle halbieren, den Strunk herausschneiden. Die Schnittfläche des Fenchels mit Öl einpinseln, Fenchel mit der Schnittfläche nach unten in eine kleine Auflaufform setzen und die Brühe in die Form geben. Den Backofen auf 160° vorheizen.
3. Linsen mit Salz, Pfeffer, Zitronensaft, Paprikapulver und Thymianblättchen würzen, mit Quark pürieren und auf die Fenchelknollen geben. Fenchelgrün grob hacken, über den Fenchel geben.
4. Den Fenchel im vorgeheizten Backofen 45 Minuten überbacken.

Spargel mit Lachs

→ raffiniert

Arbeitszeit: 25 Minuten

- 500 g weißer Spargel
- Jodsalz | Zucker | 3 Zweige Dill
- 1 Scheibe Räucherlachs
- 1 EL Magerquark
- 1 EL fettarme Milch
- 1/2 TL Zitronensaft | Pfeffer

Pro Portion ca.
138 kcal, 16 g Eiweiß, 5 g Fett, 8 g Kohlenhydrate, 6 g Ballaststoffe

1. Spargel schälen, untere Enden abschneiden, in Salzwasser mit einer Prise Zucker etwa 20 Minuten garen.
2. Dill waschen, grob hacken. Lachs pürieren, mit Quark, etwas Milch und Zitronensaft zu einer Creme verarbeiten und mit Dill, Salz und Pfeffer würzen. Über den Spargel geben.

Dagmars Tipp

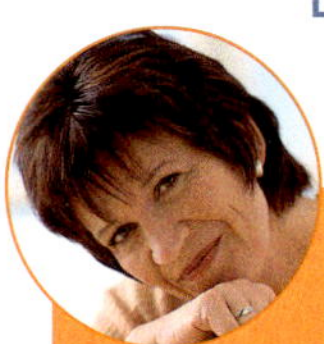

Auf Fett achten

Lachs hat zwar gesunde Fettsäuren, aber auch die sind konzentrierte Energie. Deshalb wähle ich dann als weitere Hauptmahlzeit ein fettarmes Rezept.

Frühstücksrezepte

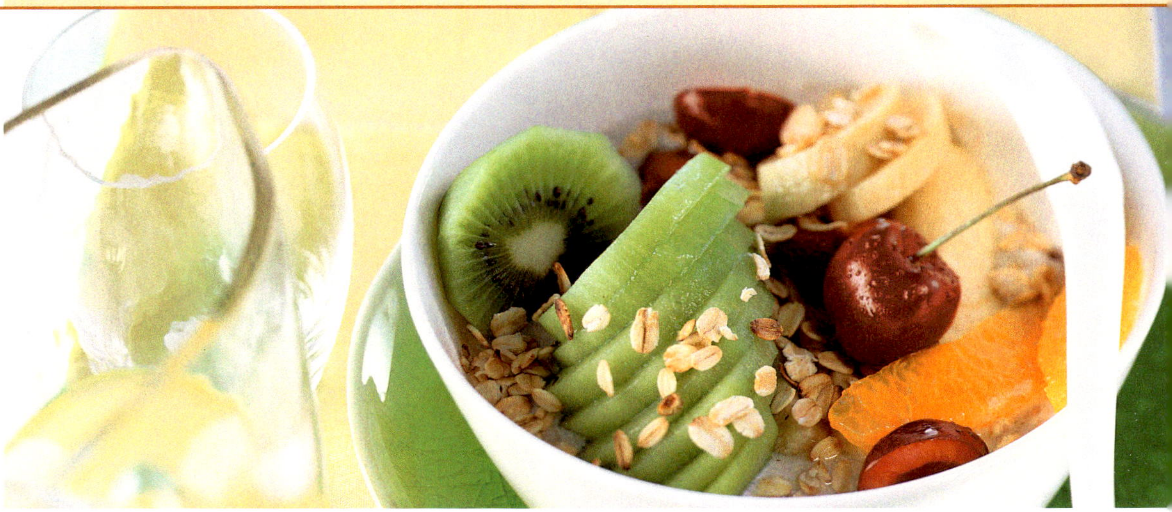

Bunter Muntermacher

→ bürotauglich, vegetarisch

Arbeitszeit: 15 Minuten

- 4 EL kernige Haferflocken
- 1 kleine Orange
- 1 Banane
- 1 Kiwi
- 50 g Kirschen (ungezuckert aus dem Glas oder frisch)
- 100 ml fettarme Milch
- 200 ml Orangensaft

Pro Portion ca.
475 kcal, 13 g Eiweiß, 6 g Fett, 87 g Kohlenhydrate, 9 g Ballaststoffe

1. Haferflocken in einer Pfanne ohne Fett rösten. Orange, Banane und Kiwi schälen, klein schneiden. Frische Kirschen waschen, putzen, entsteinen, Kirschen aus dem Glas abtropfen lassen.
2. Die Hälfte der Bananenscheiben mit der Milch pürieren. Die Früchte anrichten und mit den Haferflocken und der Bananenmilch mischen.
3. Dazu ein Glas Orangensaft trinken.

Der Ideal-Tipp

Nehmen Sie das Müsli mit zur Arbeit, geben Sie Obst und Flocken in eine dicht schließende Schale. Die Milch erst später darüber gießen.

Traubenmüsli

→ Blitzrezept, vegetarisch

Arbeitszeit: 5 Minuten

100 g kernlose Weintrauben
1 EL Mandelblättchen
4 EL kernige Haferflocken
100 ml fettarme Milch
200 ml Apfelsaft

Pro Portion ca.
423 kcal, 12 g Eiweiß, 11 g Fett, 67 g Kohlenhydrate, 5 g Ballaststoffe

1. Weintrauben waschen und halbieren. Die Früchte mit Mandelblättchen, Haferflocken und Milch verrühren.
2. Dazu ein Glas Apfelsaft trinken.

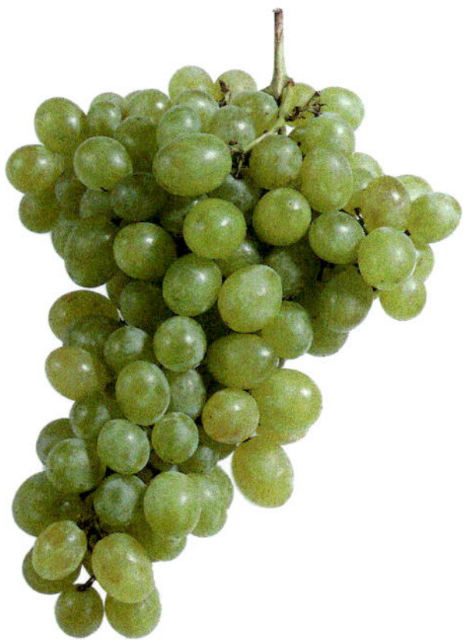

Birnentoast

→ vegetarisch, Blitzrezept

Arbeitszeit: 10 Minuten

1 große, weiche Birne (200 g)
1 EL Rosinen | 4 EL Magerquark
2 Scheiben Vollkorn-Toastbrot
Zimtpulver
1 TL Mandelblättchen
200 ml Orangensaft

Pro Portion ca.
389 kcal, 13 g Eiweiß, 5 g Fett, 72 g Kohlenhydrate, 11 g Ballaststoffe

1. Birne waschen, vom Kerngehäuse befreien. Klein schneiden, mit einer Gabel zerdrücken und mit Rosinen und Quark verrühren.
2. Brotscheiben toasten und dick mit der Birnencreme bestreichen. Mit Mandelblättchen und etwas Zimt bestreuen.
3. Dazu ein Glas Orangensaft trinken.

Der Ideal-Tipp

Statt Orangensaft können Sie auch andere Säfte trinken. Wichtig ist, dass es reine Säfte, also keine Nektare oder Fruchtsaftgetränke sind. Diese sind mit Wasser verdünnt und oft mit reichlich Zucker aufgepeppt. Besser selbst reinen Saft mit Wasser mixen.

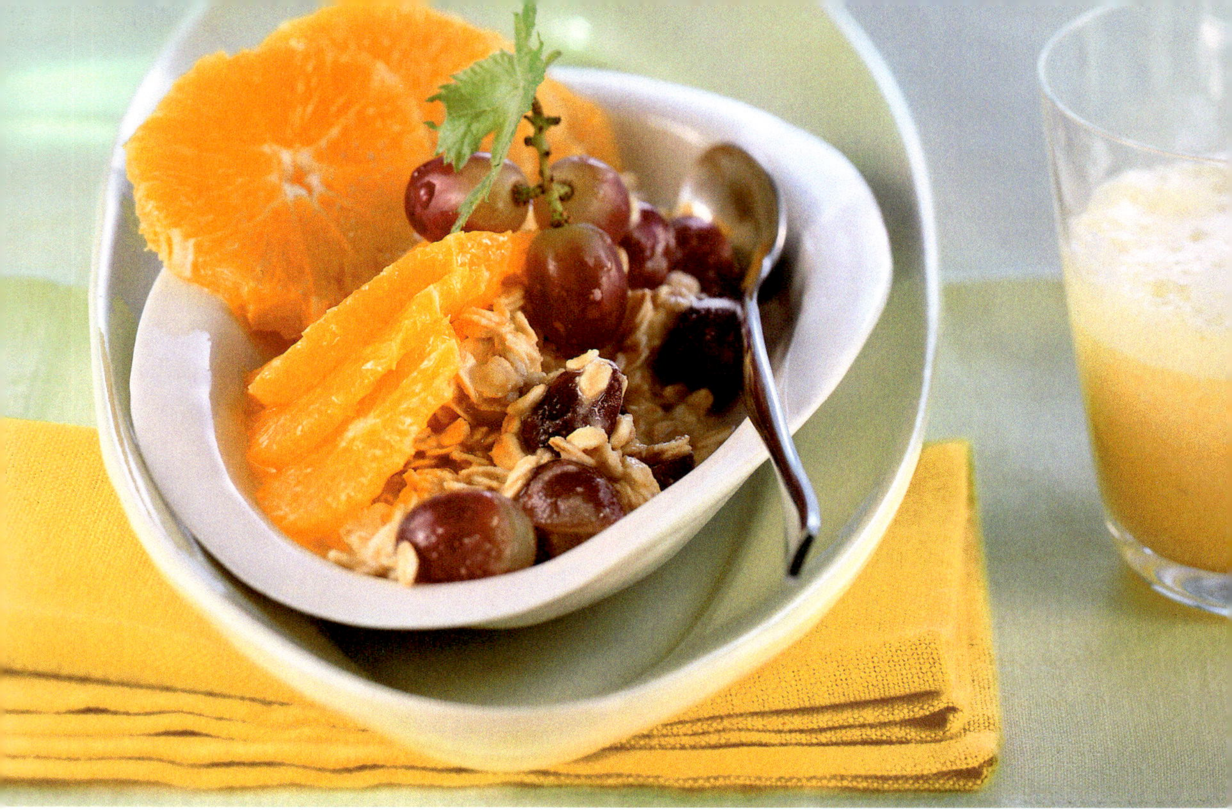

Fruchtiges Müsli

→ Blitzrezept, vegetarisch

Arbeitszeit: 10 Minuten

1 große Banane
300 ml Orangensaft
50 g kernlose Trauben
1 Mandarine oder kleine Orange
4 EL kernige Haferflocken

Pro Portion ca.
438 kcal, 10 g Eiweiß, 4 g Fett, 86 g Kohlenhydrate, 6 g Ballaststoffe

1. Banane schälen, mit dem Orangensaft pürieren. Trauben waschen und halbieren. Mandarine schälen und in kleine Stücke schneiden.

2. Mandarinen mit den Trauben und Haferflocken unter ein Drittel des Bananen-Orangensaftes rühren. Restlichen Saft dazu trinken.

Variante

Wenn Sie keine kernlosen Trauben bekommen, dann probieren Sie das Müsli stattdessen mit Beeren (auch tiefgekühlten), frischen Feigen oder in Orangensaft eingelegten Rosinen aus. Und wenn Sie etwas Abwechslung ins Frühstück bringen möchten, geben Sie ein wenig Zimt, geröstete Kokosflocken oder Sesam dazu.

Kräuterquark-Brötchen

→ Blitzrezept, vegetarisch

Arbeitszeit: 10 Minuten

- 1/2 Bund Kräuter (Dill, Petersilie oder Schnittlauch)
- 2 EL Magerquark
- Jodsalz
- Pfeffer
- 1 großes Vollkornbrötchen
- 4 Cocktailtomaten
- 200 ml Apfelsaft

Pro Portion ca.
247 kcal, 9 g Eiweiß, 3 g Fett, 44 g Kohlenhydrate, 4 g Ballaststoffe

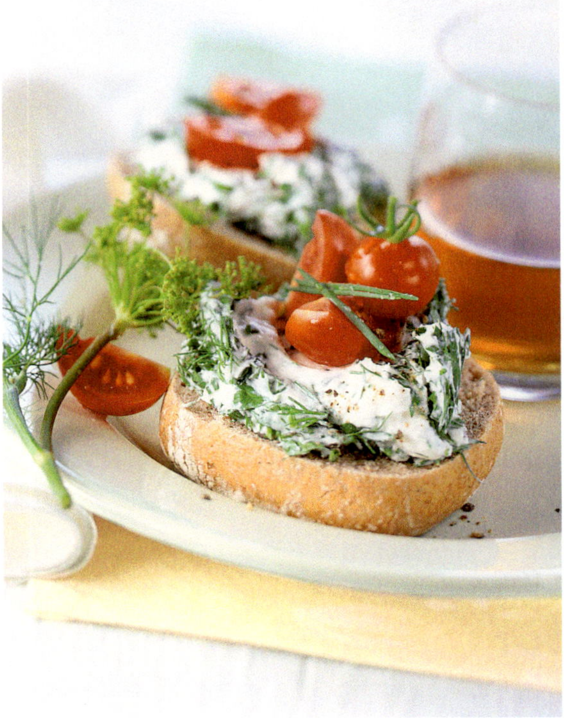

Der Ideal-Tipp

→ Viele Menschen vertragen keine Milch und Milchprodukte. Für sie ist das »Fruchtige Müsli« auf der linken Seite ideal.

→ Auch das »Kräuterquark-Brötchen« können Sie statt mit Quark mit Sojaquark oder einem Linsenpüree (fertig gekauft oder selbst gemacht, Rezept siehe »Überbackener Fenchel«, Seite 119) zubereiten.

1. Kräuter waschen und die Blättchen fein hacken. Mit dem Magerquark verrühren und mit Salz und Pfeffer würzen.

2. Brötchen halbieren und mit dem Kräuterquark bestreichen. Die Tomaten vierteln und auf die Brötchen legen. Dazu den Apfelsaft trinken.

Kalte Hauptgerichte

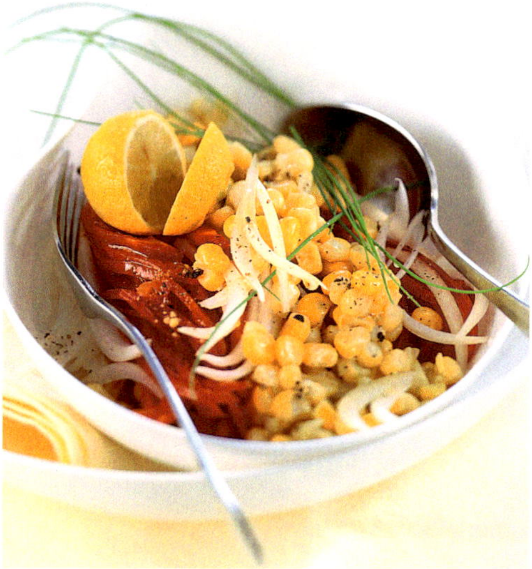

Mais-Paprika-Salat

→ Blitzrezept, bürotauglich, preiswert, vegetarisch

1. Dosenmais abtropfen lassen. Zwiebel schälen und in kleine Würfel schneiden. Paprika halbieren, die Stielansätze, Kerne und weißen Zwischenhäute entfernen. Paprika waschen und in kleine, dünne Streifen schneiden.

2. Schnittlauch waschen, putzen und in feine Ringe schneiden. Mit Senf, Gemüsebrühe und Öl vermengen. Sauce mit Mais, Zwiebeln und Paprika verrühren und mit Zitronensaft, Salz und Pfeffer würzen.

Arbeitszeit: 15 Minuten

- 150 g Dosenmais
- 1 kleine Zwiebel
- 1 kleine rote Paprika
- 1/2 Bund Schnittlauch
- 1/4 TL milder Senf
- 2 EL flüssige Gemüsebrühe
- 1 TL Olivenöl
- 1 TL Zitronensaft
- Jodsalz
- Pfeffer

Pro Portion ca.
200 kcal, 6 g Eiweiß, 7 g Fett, 26 g Kohlenhydrate, 8 g Ballaststoffe

Der Ideal-Tipp

→ Dosenmais hält sich geöffnet in der Flüssigkeit noch einige Tage im Kühlschrank. Füllen Sie ihn aber in ein Frischhaltegefäß um (Metallgeschmack). Sie brauchen ihn auch für die Rezepte »Mais-Apfelsalat« (siehe rechts) und »Birnen-Rucola-Salat« (siehe Seite 129).

→ Rote Paprikaschoten enthalten viel mehr Vitamin C als grüne und sind damit Top-Lieferanten dieses Immunvitamins. Sie brauchen es als Fitmacher für Ihre Abwehr und als Schutzstoff vor aggressiven Substanzen, die die Zellen angreifen und zerstören.

Mais-Apfel-Salat

→ Blitzrezept, vegetarisch, preiswert, bürotauglich

Arbeitszeit: 15 Minuten

- 1/2 Bund Petersilie
- 2 EL Magerquark
- 1 TL Zitronensaft
- 150 g Dosenmais
- 4 Radieschen
- 1 saurer Apfel
- Jodsalz
- Pfeffer

Pro Portion ca.
197 kcal, 10 g Eiweiß, 2 g Fett, 33 g Kohlenhydrate, 7 g Ballaststoffe

1. Petersilie waschen, trockenschwenken und die Blätter sehr fein hacken, mit Quark und Zitronensaft verrühren.

2. Mais abtropfen lassen. Radieschen waschen, putzen und in feine Scheiben schneiden. Apfel waschen, vom Kerngehäuse befreien und in Würfel schneiden. Mais, Radieschen und Apfelwürfel mit dem Petersilienquark vermengen und mit Salz und Pfeffer würzen.

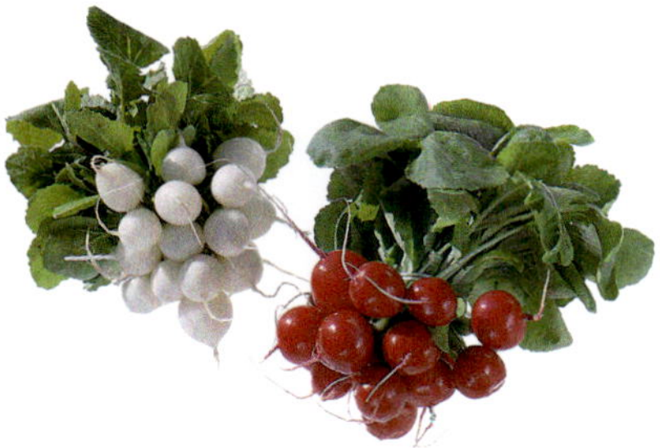

Putenbrust-Hamburger

→ Blitzrezept, bürotauglich

Arbeitszeit: 10 Minuten

- 1 EL Tomatenmark
- 1 EL Frischkäse (5 % Fett)
- Jodsalz | Pfeffer
- 1 großes Vollkornbrötchen
- 2 Radieschen
- 1/4 kleine Zucchini
- 1 dicke Scheibe geräucherte Putenbrust | 200 ml Apfelsaft

Pro Portion ca.
352 kcal, 20 g Eiweiß, 5 g Fett, 56 g Kohlenhydrate, 6 g Ballaststoffe

1. Tomatenmark mit Frischkäse verrühren, salzen und pfeffern. Brötchen aufschneiden und die Hälften mit Frischkäse bestreichen.

2. Radieschen und Zucchini waschen, putzen und in dicke Scheiben schneiden. Auf eine Brötchenhälfte verteilen, darauf die Putenbrustscheibe legen und die zweite Brötchenhälfte darüber klappen. Dazu den Saft trinken.

Der Ideal-Tipp

Zucchini hält sich im Gemüsefach des Kühlschranks etwa vier Tage. Sie brauchen sie für das »Krabben-Zucchini-Brot« (siehe Seite 129) und den »Rotbarsch überbacken« (siehe Seite 115).

Lauch-Radieschen-Salat

→ Blitzrezept, bürotauglich

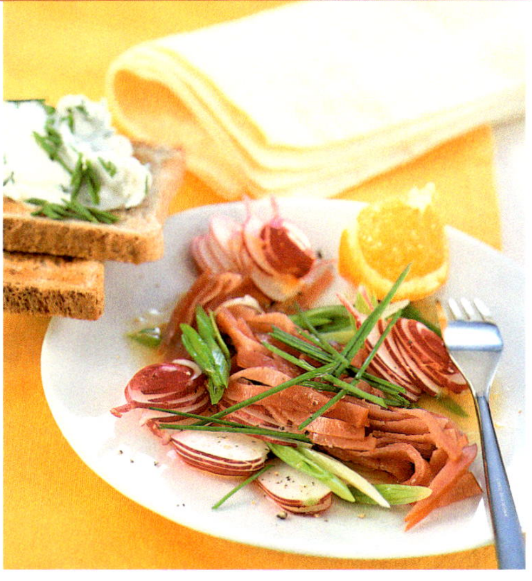

1. Brotscheiben toasten. Lauch putzen, längs einschneiden und unter fließendem Wasser sorgfältig waschen. Dunkelgrüne Enden abschneiden, restlichen Lauch in dünne Scheiben schneiden und im heißen Öl 2 Minuten dünsten. Orange auspressen und Lauch mit Orangensaft ablöschen.

2. Radieschen in Scheiben schneiden. Lachsschinken vom Fettrand befreien und in Streifen schneiden. Mit Radieschen, Lauch, Gemüsebrühe und Essig vermengen. Mit Salz und Pfeffer würzen.

3. Schnittlauch waschen, in feine Ringe schneiden und zur Hälfte über den Salat geben.

4. Die andere Hälfte des Schnittlauchs mit Frischkäse verrühren und auf die Toastbrotscheiben streichen. Zum Salat essen.

Arbeitszeit: 15 Minuten

- 2 Scheiben Vollkorntoastbrot
- 1 dünne Stange Lauch
- 1 TL Rapsöl
- 1 Orange
- 5 Radieschen
- 100 g Lachsschinken
- 2 EL flüssige Gemüsebrühe
- 1 EL Apfelessig
- Jodsalz
- Pfeffer
- 1 Bund Schnittlauch
- 100 g Frischkäse (5 % Fett)

Pro Portion ca.
449 kcal, 37 g Eiweiß, 17 g Fett, 35 g Kohlenhydrate, 8 g Ballaststoffe

Der Ideal-Tipp

→ Wollen Sie den Salat in der Arbeit essen, nehmen Sie anstelle von Toastbrot ein Vollkornbrot. Brot wird weit weniger schnell trocken. Salat und Brot jeweils getrennt in einer Frischhaltebox mitnehmen.

→ Wenn Sie für diesen Salat das GLYX-Ideal-Diät-Brot nehmen, wird aus diesem gelben Rezept ein grünes.

→ Der Lachsschinken hält sich nur wenige Tage im Kühlschrank. Sie brauchen ihn ebenfalls für das Rezept »Kiwi-Radicchio-Salat« (siehe rechts).

Kiwi-Radicchio-Salat

→ Blitzrezept, bürotauglich

Arbeitszeit: 15 Minuten

- 2 Scheiben Vollkorntoastbrot
- 1/2 kleiner Kopf Radicchio
- 2 Kiwis | 100 g Lachsschinken
- 1 TL Olivenöl | 1 TL Apfelessig
- Jodsalz | Pfeffer
- 200 ml Orangensaft

Pro Portion ca.
420 kcal, 25 g Eiweiß, 12 g Fett, 48 g Kohlenhydrate, 7 g Ballaststoffe

1. Brot toasten. Salat waschen, putzen und in mundgerechte Stücke zupfen. Kiwis schälen und in Scheiben schneiden. Lachsschinken vom Fettrand befreien, in Streifen schneiden.

2. Öl mit Essig verrühren und mit Radicchio, Kiwi und Schinken vermengen. Mit Salz und Pfeffer würzen. Brot und Saft dazu servieren.

Der Ideal-Tipp

→ Für die Arbeit geben Sie den Salat in eine Frischhaltebox. Statt der Toastbrotscheiben essen Sie ein Brötchen.

→ Radicchio hält sich in Zeitungspapier eingepackt etwa drei Tage im Gemüsefach des Kühlschranks. Sie brauchen ihn für den »Fruchtigen Radicchiosalat« (siehe Seite 99).

Tomaten-Paprika-Brote

→ Blitzrezept, preiswert

Arbeitszeit: 5 Minuten

- 1 Tomate
- 1 kleine Paprika
- 100 g körniger Frischkäse (20 % Fett i. Tr.)
- 2 große Scheiben Vollkornbrot
- Jodsalz | Pfeffer

Pro Portion ca.
338 kcal, 22 g Eiweiß, 8 g Fett, 44 g Kohlenhydrate, 13 g Ballaststoffe

1. Tomate waschen, putzen und in dicke Scheiben schneiden. Paprika halbieren, Stielansätze, Kerne und weiße Zwischenhäute entfernen. Paprika waschen und in dicke, kurze Streifen schneiden.

2. Frischkäse auf die Vollkornbrotscheiben streichen, mit Tomaten und Paprikastücken belegen und mit Salz und Pfeffer würzen.

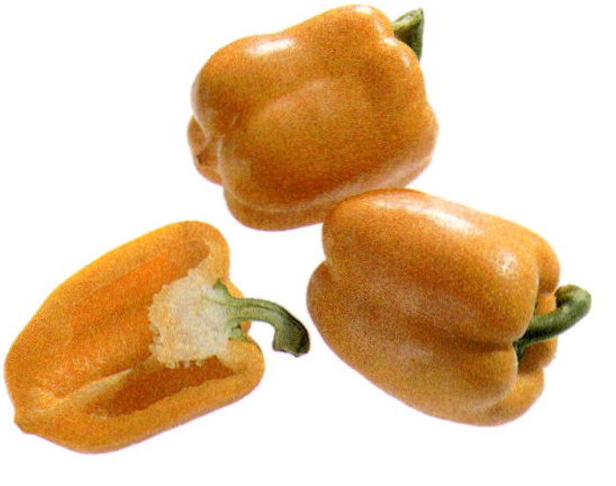

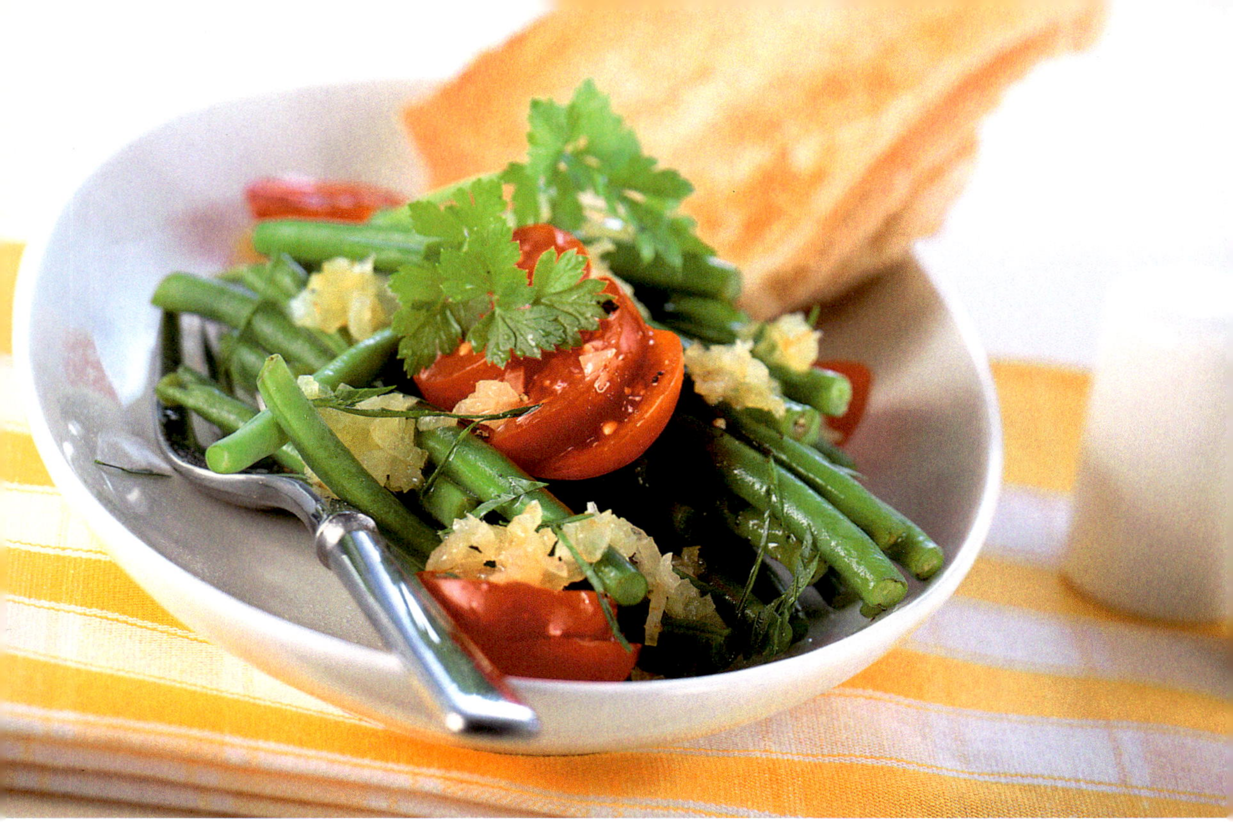

Bohnen-Tomaten-Salat

→ vegetarisch, bürotauglich

Arbeitszeit: 20 Minuten

100 g grüne Bohnen
Jodsalz
2 Scheiben Toastbrot
1 kleine Zwiebel
1 TL Olivenöl
4 Cocktailtomaten
4 Zweige Petersilie
1 TL flüssige Gemüsebrühe
1 TL Apfelessig
Pfeffer

Pro Portion ca.
185 kcal, 7 g Eiweiß, 7 g Fett, 23 g Kohlenhydrate, 6 g Ballaststoffe

1. Bohnen waschen, putzen und in wenig Salzwasser etwa 10 Minuten garen. Brotscheiben toasten.
2. Zwiebel schälen und in kleine Würfel schneiden, in heißem Öl glasig dünsten. Cocktailtomaten waschen, putzen und klein schneiden.
3. Gegarte Bohnen je nach Größe halbieren oder dritteln und abtropfen lassen. Petersilie waschen, Blätter sehr fein hacken.
4. Aus Brühe, Essig, Petersilie, Salz und Pfeffer eine Sauce zubereiten. Bohnen, Tomaten, Zwiebeln und die Sauce vermengen und mit dem Toastbrot servieren.

Birnen-Rucola-Salat

→ Blitzrezept, bürotauglich, vegetarisch

Arbeitszeit: 15 Minuten

- 1 Scheibe Vollkornbrot
- 100 g Dosenmais
- 1 TL Olivenöl
- 1 TL Gemüsebrühe
- 1 TL Apfelessig
- 1/4 TL milder Senf
- 30 g Rucola
- 1 süße, reife Birne
- Jodsalz | Pfeffer

Pro Portion ca.
321 kcal, 8 g Eiweiß, 8 g Fett, 54 g Kohlenhydrate, 13 g Ballaststoffe

1. Die Brotscheibe toasten. Den Mais abtropfen lassen. Öl, Brühe, Essig und Senf zu einer Sauce verrühren.
2. Rucola waschen, putzen, trockenschwenken, die längeren Stiele abschneiden. Die Birne waschen, vom Kerngehäuse befreien und in Würfel schneiden.
3. Rucola und Birne mit dem Mais vermengen und die Sauce darüber geben. Mit Salz und Pfeffer würzen. Das Brot dazu essen.

Der Ideal-Tipp

Möchten Sie mehr Sauce, können Sie sie durch Brühe, Essig und Senf strecken; die Ölmenge beibehalten.

Krabben-Zucchini-Brot

→ Blitzrezept, bürotauglich

Arbeitszeit: 15 Minuten

- 1 kleine Zwiebel | 1 TL Olivenöl
- 1/2 kleine Zucchini
- 100 g körniger Frischkäse (20 % Fett i. Tr.)
- Jodsalz | Pfeffer | Currypulver
- 2 große Scheiben Vollkornbrot
- 50 g Krabben, vorgekocht

Pro Portion ca.
412 kcal, 30 g Eiweiß, 13 g Fett, 42 g Kohlenhydrate, 10 g Ballaststoffe

1. Zwiebel schälen, klein schneiden und in heißem Öl glasig dünsten. Zucchini waschen, in kleinste Würfel schneiden, zu den Zwiebeln geben und kurz mitdünsten.
2. Das Gemüse unter den Frischkäse rühren, mit Salz, Pfeffer und etwas Currypulver würzen. Auf die Brotscheiben streichen und mit Krabben belegen.

Der Ideal-Tipp

→ Rühren Sie die Krabben unter den Hüttenkäse und nehmen den Aufstrich in einer Frischhaltebox mit zur Arbeit.

→ Den Zucchinirest brauchen Sie für das »Curry-Gemüse« (siehe Seite 134).

Warme Hauptgerichte

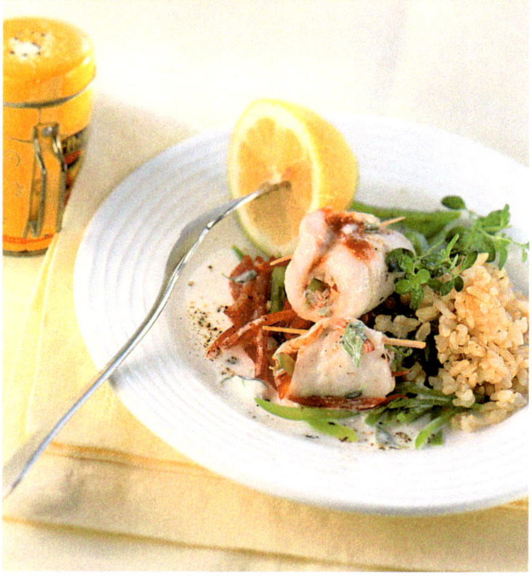

Schollenfilet mit Paprika

→ raffiniert

Arbeitszeit: 25 Minuten

- 50 g Vollkornreis
- 150 ml Geflügelbrühe
- 1 Schollenfilet (ca. 150 g)
- 1/2 TL Zitronensaft
- je 1 kleine rote und grüne Paprikaschote
- 1 TL Tomatenmark
- Jodsalz
- Pfeffer
- 4 Zweige Thymian
- 100 g Frischkäse (0,2 % Fett)
- Außerdem: Holzspießchen

Pro Portion ca.
491 kcal, 53 g Eiweiß, 9 g Fett, 48 g Kohlenhydrate, 9 g Ballaststoffe

1. Reis in 100 Milliliter kochende Brühe geben und bei geringer Hitze zugedeckt etwa 25 Minuten quellen lassen.
2. Schollenfilet waschen, trockentupfen und längs halbieren. Mit Zitronensaft beträufeln.
3. Paprikaschoten halbieren, Stielansätze, Kerne und weiße Zwischenhäute entfernen. Paprikahälften waschen und in kleine, dünne Streifen schneiden. In der restlichen Brühe 5 Minuten dünsten.
4. Schollenfiletstreifen trockentupfen. Je eine Seite mit Tomatenmark bestreichen. Mit Salz und Pfeffer würzen. Einige Thymianblättchen darüber streuen. Einige gedünstete Paprikastreifen jeweils quer auf das Fischfilet legen. Mit Salz und Pfeffer würzen, Filets fest aufrollen und mit kleinen Holzspießchen feststecken.
5. Frischkäse mit restlichen Thymianblättchen verrühren und unter das Paprikagemüse geben. Die Fischröllchen darauf setzen und zugedeckt weitere 10 Minuten bei geringer Hitze dünsten. Mit Salz und Pfeffer würzen. Reis und Paprikagemüse zu den Fischröllchen servieren.

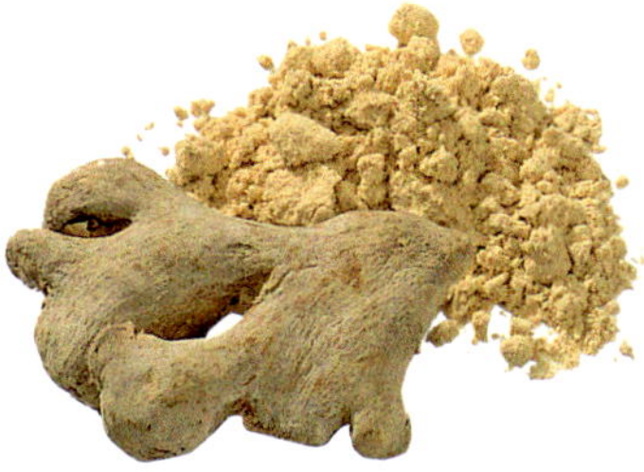

Seelachs-Kartoffel-Creme

→ preiswert, raffiniert

Arbeitszeit: 25 Minuten

1 kleine Zwiebel | 1 Knoblauchzehe | 150 g Kartoffeln
1 dünne Stange Lauch
1 EL Rapsöl | 400 ml Gemüsebrühe | Jodsalz | Zucker
100 g Seelachsfilet
100 g Frischkäse (0,2 % Fett)
4 Zweige Petersilie

Pro Portion ca.
437 kcal, 44 g Eiweiß, 13 g Fett, 34 g Kohlenhydrate, 7 g Ballaststoffe

1. Zwiebel, Knoblauch und Kartoffeln schälen und würfeln. Lauch putzen, gründlich waschen, dunkelgrüne Enden abschneiden, restlichen Lauch in dünne Scheiben schneiden.
2. Zwiebeln in 1 Teelöffel heißem Öl andünsten. Knoblauch, Kartoffeln und Lauch zugeben, kurz mitdünsten. Mit Brühe ablöschen. Mit Salz und wenig Zucker würzen. Suppe 5 Minuten einkochen.
3. Seelachsfilets waschen, mit Küchenkrepp abtrocknen und in kleine Stücke schneiden. Im restlichen Öl von beiden Seiten anbraten.
4. Die Suppe vom Herd nehmen, Frischkäse zugeben und pürieren. Die Fischstücke hineingeben und bei schwacher Hitze 5 Minuten ziehen lassen. Suppe nochmals abschmecken.
5. Petersilie waschen, die Blätter fein hacken und vor dem Servieren über die Suppe geben.

Kartoffel-Kokos-Suppe

→ Blitzrezept, vegetarisch

Arbeitszeit: 15 Minuten

150 g mehlig kochende Kartoffeln | 1 TL Rapsöl
1 daumengroßes Stück frischer Ingwer | 1 Zwiebel
300 ml Gemüsebrühe
50 ml Kokoscreme
1 Lauchzwiebel
Jodsalz | Currypulver

Pro Portion ca.
285 kcal, 9 g Eiweiß, 15 g Fett, 28 g Kohlenhydrate, 5 g Ballaststoffe

1. Kartoffeln schälen, in Würfel schneiden und in heißem Öl kurz dünsten.
2. Ingwer und Zwiebel schälen, sehr fein schneiden und zu den Kartoffeln geben. Mit der Brühe ablöschen und 5 Minuten kochen. Mit der Kokoscreme im Mixer pürieren.
3. Lauchzwiebel waschen, putzen, in dünne Ringe schneiden. In der Suppe kurz erhitzen. Mit Salz und Currypulver pikant würzen.

Der Ideal-Tipp

Dieses gelbe Rezept können Sie sehr einfach auch in ein grünes verwandeln, wenn Sie anstelle der Kartoffeln z.B. einen Kohlrabi verwenden.

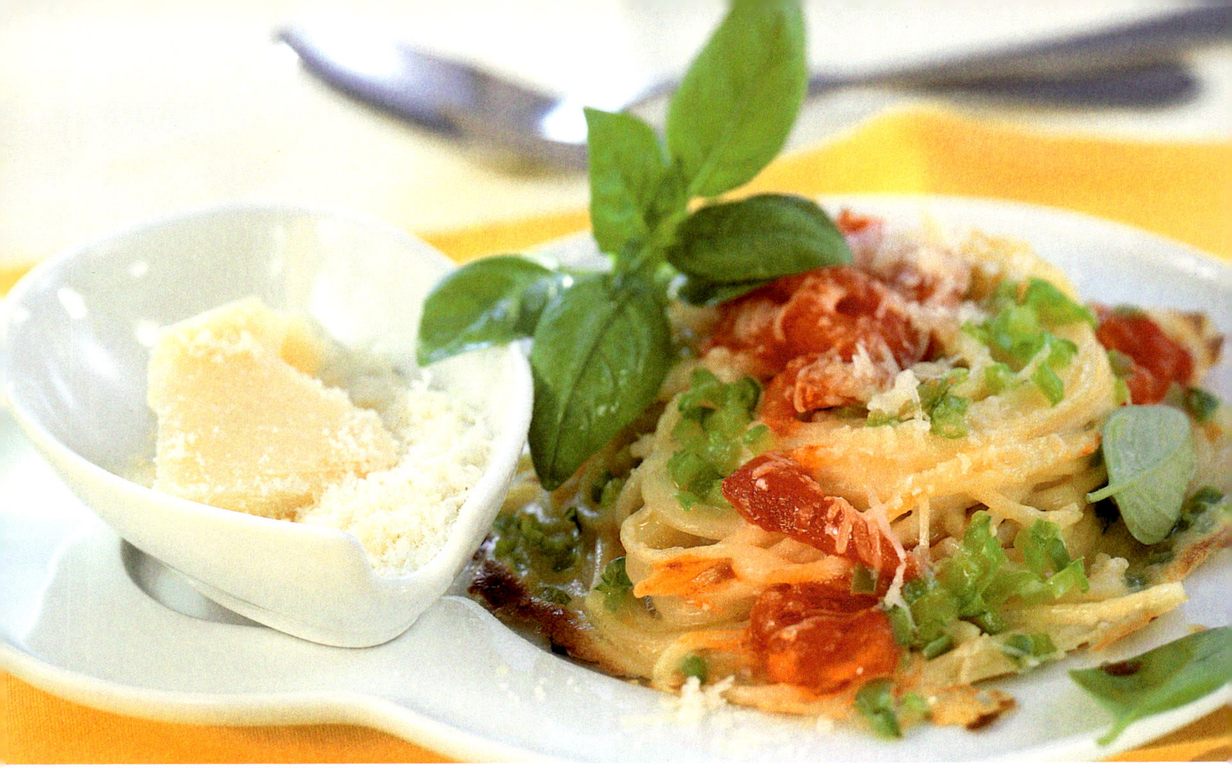

Nudelnester

→ preiswert, vegetarisch

Arbeitszeit: 25 Minuten
Backzeit: 15 Minuten

- Jodsalz
- 1 sehr kleine grüne Paprika
- 75 g Spaghetti (Hartweizen ohne Ei)
- 2 EL fettarme Milch
- 1 Ei
- 2 EL Mehl
- 75 g Tomatenpüree mit Tomatenstücken (Packung)
- 2 EL Parmesan
- Pfeffer
- 1/2 Bund Basilikum
- Außerdem: Backpapier

Pro Portion ca.
544 kcal, 28 g Eiweiß, 15 g Fett, 72 g Kohlenhydrate, 7 g Ballaststoffe

1. Reichlich Salzwasser zum Kochen bringen. Paprika halbieren, Stielansätze, Kerne und weiße Zwischenhäute entfernen. Paprika waschen und in kleine Würfel schneiden. Spaghetti mit den Paprikawürfeln im kochenden Salzwasser nach Packungsaufschrift kochen.

2. Milch, Ei, Mehl und etwas Salz vermengen. Den Backofen auf 180° vorheizen. Ein Backblech mit Backpapier auslegen.

3. Die bissfest gegarten Nudeln mit den Paprikawürfeln abgießen, mit kaltem Wasser abschrecken und gut abtropfen lassen. Die Paprika-Nudeln mit dem Milch-Ei-Teig vermengen und kleine Nudelnester auf das Backblech setzen. Tomatenpüree über die Nester geben und mit Parmesan bestreuen. Mit Salz und Pfeffer würzen. Im vorgeheizten Backofen etwa 15 Minuten backen.

4. Basilikum waschen, trockenschwenken und die Blätter fein hacken. Die Nester mit gehacktem Basilikum servieren.

Tunfisch mit Mango-Paprika-Salsa

→ exotisch

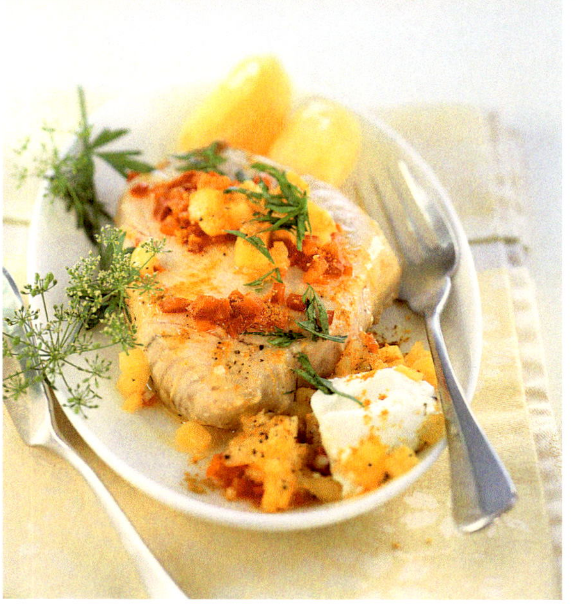

Arbeitszeit: 25 Minuten

- 2 kleine Kartoffeln (150 g)
- Jodsalz
- 1 kleine rote Paprika
- 1 Knoblauchzehe
- 100 g Tunfischsteak (frisch oder tiefgekühlt)
- 1 EL Zitronensaft
- 4 EL flüssige Gemüsebrühe
- 1/2 Mango
- 1/2 Bund Petersilie
- 1 EL Frischkäse (5 % Fett)
- Currypulver
- Pfeffer

Pro Portion ca.
458 kcal, 32 g Eiweiß, 19 g Fett, 38 g Kohlenhydrate, 9 g Ballaststoffe

Der Ideal-Tipp

→ Wer Paprika nicht verträgt oder mag, schneidet 2 kleine Karotten in Würfel und dünstet sie 5 Minuten, bevor der Tunfisch dazukommt. Dann weiterkochen wie beschrieben.

→ Anstelle der Mango können Sie auch einen süßen Apfel schälen, vom Kerngehäuse befreien, in mittelgroße Würfel schneiden und wie die Mangowürfel mitgaren.

1. Kartoffeln schälen und in wenig Salzwasser etwa 20 Minuten kochen.

2. Paprika halbieren, Stielansätze, Kerne und weiße Zwischenhäute entfernen. Paprika waschen und in kleine Würfel schneiden. Knoblauch schälen und hacken. Tunfischsteak waschen und mit Zitronensaft einreiben.

3. Paprika und Knoblauch in der Gemüsebrühe dünsten, den Fisch zugeben und bei mittlerer Hitze etwa 10 Minuten offen garen. Mango schälen, das Fruchtfleisch vom Stein abschneiden, in kleine Würfel schneiden und die letzten 3 Minuten mit der Paprika und dem Fisch garen.

4. Petersilie waschen, die Blätter hacken. Den Fisch kurz herausnehmen, den Frischkäse unter die Paprika-Mango-Mischung rühren und mit Petersilie, Currypulver, Salz und Pfeffer pikant würzen. Mit dem Tunfischsteak und den Kartoffeln servieren.

Nudeln mit Tunfisch-Tomaten-Sauce

→ preiswert

Arbeitszeit: 20 Minuten

100 g Nudeln (Hartweizen ohne Ei) | Jodsalz
1 kleine Zwiebel | 1 TL Olivenöl
200 g Tomatenpüree mit Tomatenstücken (Packung)
100 g Tunfisch aus der Dose (ohne Öl eingelegt)
1 TL Frischkäse (5 % Fett)
Rosenpaprika | 1 TL Kapern
Pfeffer | 1/2 Bund Basilikum

Pro Portion ca.
547 kcal, 15 g Eiweiß, 8 g Fett, 102 g Kohlenhydrate, 7 g Ballaststoffe

1. Nudeln in 400 ml kochendes Salzwasser geben und nach Packungsaufschrift garen.
2. Zwiebel schälen und klein schneiden, in heißem Öl glasig dünsten. Tomatenpüree zugeben und bei geringer Hitze kurz einkochen lassen. Tunfisch mit einer Gabel zerpflücken und kurz mitdünsten. Die Sauce weiter bei geringer Hitze einkochen lassen, Frischkäse unterrühren und mit Paprikapulver, Kapern, Salz und Pfeffer kräftig würzen.
3. Basilikum waschen, trockenschwenken und grob hacken. Nudeln mit der Sauce und dem Basilikum servieren.

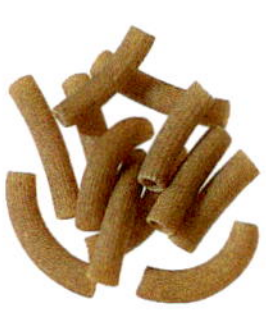

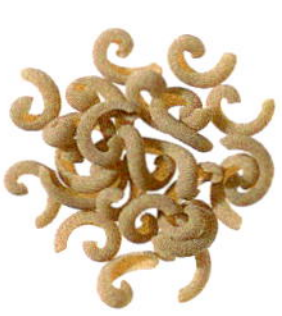

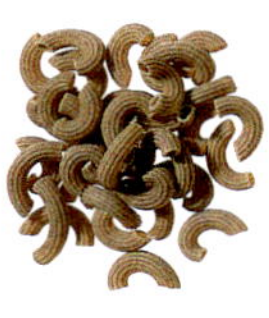

Curry-Gemüse

→ vegetarisch, bürotauglich

Arbeitszeit: 25 Minuten

50 g Vollkornreis | 300 ml Gemüsebrühe | 1 Zwiebel
1 Knoblauchzehe | 1 Möhre
1 TL Rapsöl | 50 g Zuckererbsen
1 kleine Zucchini | 1 daumennagelgroßes Stück Ingwer
1 TL Zitronensaft
50 g Kokoscreme | Currypulver
Jodsalz | Pfeffer

Pro Portion ca.
419 kcal, 14 g Eiweiß, 16 g Fett, 53 g Kohlenhydrate, 10 g Ballaststoffe

1. Reis in 100 ml kochende Brühe geben und bei geringer Hitze etwa 25 Minuten quellen lassen.
2. Zwiebel, Knoblauch und Möhre schälen. Zwiebel und Knoblauch hacken, Möhre in kleine Würfel schneiden. Zwiebel in heißem Öl glasig dünsten, Knoblauch und Möhre zugeben. Mit der restlichen Gemüsebrühe ablöschen und zugedeckt 5 Minuten dünsten.
3. Zuckererbsen und Zucchini waschen und klein schneiden. Ingwer schälen und sehr fein schneiden, mit Zuckererbsen, Zucchini, Zitronensaft und Kokoscreme zum Gemüse geben. Weitere 10 Minuten bei geringer Hitze offen köcheln. Mit Currypulver, Salz und Pfeffer abschmecken. Mit dem Reis servieren.

Exotisches Schweinefilet

→ raffiniert

Arbeitszeit: 25 Minuten
Garzeit: 15 Minuten

1 kleine Zwiebel | 1 Knoblauchzehe | 1 daumennagelgroßes Stück Ingwer | 1 große Kartoffel (150 g) | 1 große Tomate
50 ml Kokoscreme | 3 EL Apfelessig | 1 TL Zucker | Koriander
Kreuzkümmel | Pfeffer
Zimt | Nelkenpulver | Muskat
100 g Schweinefilet
Rosenpaprika | 1 TL Rapsöl
100 ml Fleischbrühe | Jodsalz

Pro Portion ca.
402 kcal, 28 g Eiweiß, 18 g Fett, 30 g Kohlenhydrate, 4 g Ballaststoffe

1. Zwiebel, Knoblauch und Ingwer schälen und fein schneiden. Kartoffel schälen und mit der Tomate in kleine Würfel schneiden. Kokoscreme mit Essig, Zucker, wenig Koriander, Kreuzkümmel, Pfeffer, Zimt, Nelken und Muskat verrühren.
2. Filet mit Rosenpaprika würzen, im heißen Öl auf beiden Seiten kurz anbraten und warm stellen. Im Fett Zwiebeln, Knoblauch und Ingwer dünsten. Tomaten- und Kartoffelwürfel mit der gewürzten Kokosmilch und der Brühe zugeben und 15 Minuten bei mittlerer Hitze zugedeckt dünsten. Fleisch zugeben, salzen und servieren.

Kartoffel-Rindfleisch-Gratin mit Lauch

→ preiswert

Arbeitszeit: 30 Minuten
Backzeit: 20 Minuten

1 große festkochende Kartoffel (150 g) | Jodsalz
1 mittelgroße Stange Lauch
100 g Schnitzel vom Rind
1 Zwiebel | 1 TL Rapsöl
Pfeffer | Rosenpaprika
1/2 Bund Petersilie
100 g Frischkäse (0,2 % Fett)

Pro Portion ca.
414 kcal, 50 g Eiweiß, 10 g Fett, 30 g Kohlenhydrate, 7 g Ballaststoffe

1. Kartoffel 20 Minuten in Salzwasser kochen. Den Backofen auf 200° vorheizen.
2. Vom Lauch die weißen und hellgrünen Teile waschen und in Scheiben schneiden. Rindfleisch in dünne Scheiben schneiden. Zwiebel schälen, klein schneiden, in heißem Öl dünsten. Fleisch zugeben und von beiden Seiten kräftig anbraten.
3. Gegarte Kartoffel schälen und in Scheiben schneiden. Das Fleisch in Würfel schneiden. In eine kleine Auflaufform Kartoffeln, Lauch und Fleisch mit Zwiebeln einschichten, dabei immer wieder mit Salz, Pfeffer und etwas Rosenpaprika würzen.
4. Petersilie waschen, Blätter hacken und mit dem Frischkäse verrühren. Mit Salz und Pfeffer würzen und auf das Gratin streichen. Im Backofen 20 Minuten backen.

Hähnchenbrust mit Lauch-Rosinen-Füllung

→ raffiniert, exotisch

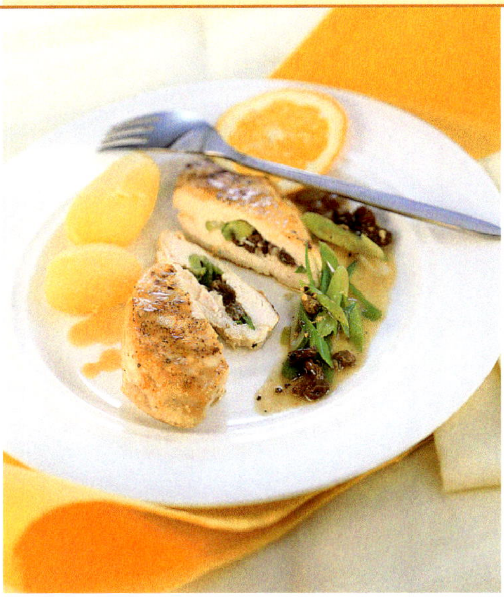

Arbeitszeit: 30 Minuten

2 Kartoffeln (200 g) | Jodsalz
4 EL Orangensaft
1 EL Rosinen
1 dünne Stange Lauch
2 TL Olivenöl
Pfeffer
1 Hähnchenbrustfilet (150 g)
1 TL Mehl
5 EL flüssige Geflügelbrühe
Außerdem: 2 Holzspießchen

Pro Portion ca.
464 kcal, 43 g Eiweiß, 13 g Fett, 42 g Kohlenhydrate, 8 g Ballaststoffe

1. Kartoffeln schälen und etwa 25 Minuten in wenig Salzwasser garen.
2. Orangensaft erhitzen und die Rosinen darin einlegen. Die dunkelgrünen Enden vom Lauch abschneiden. Lauch putzen, längs einschneiden und unter fließendem Wasser sorgfältig waschen. Lauch in dünne Ringe schneiden und in 1 Teelöfel heißem Öl kurz dünsten. Rosinen mit Orangensaft zugeben, einkochen lassen und mit Salz und Pfeffer würzen.
3. In das Fleischstück längs eine Tasche einschneiden, mit Salz und Pfeffer würzen und die Tasche mit einem Teil der Lauch-Rosinen-Masse füllen. Tasche mit zwei Holzspießchen verschließen.
4. Das Fleisch mit Mehl bestäuben und in 1 Teelöffel heißem Öl von beiden Seiten anbraten. Die Brühe zugeben und zugedeckt 10 Minuten bei mittlerer Hitze dünsten. Die restliche Lauchmasse in den letzten 5 Minuten zum Fleisch geben. Hähnchenbrust mit Lauchgemüse und Kartoffeln servieren.

Der Ideal-Tipp

Die »gefüllte Hähnchenbrust« wird zu einem grünen Rezept, wenn Sie auf die Kartoffeln als Beilage verzichten. Nehmen Sie stattdessen für die Füllung und die Beilage eine große Stange Lauch und zusätzlich eine kleine Kohlrabiknolle, die Sie in Würfelchen schneiden.
So hilft Ihnen dieses Rezept noch effektiver beim Abnehmen.

Nudelteller mit Seelachs

→ preiswert

Arbeitszeit: 25 Minuten

- 1 Möhre
- 1/2 Bund glatte Petersilie
- 2 Tomaten
- Jodsalz
- 50 g schmale Bandnudeln
- 150 g Seelachsfilet
- 1 EL Rapsöl
- Pfeffer
- 1 TL Parmesan

Pro Portion ca.
454 kcal, 38 g Eiweiß, 14 g Fett, 44 g Kohlenhydrate, 8 g Ballaststoffe

1. Die Möhre schälen und mit einem Sparschäler in sehr schmale lange Streifen schneiden. Petersilie waschen, Blätter sehr fein hacken. Tomaten waschen, putzen und in kleine Stücke schneiden.
2. Reichlich Salzwasser zum Kochen bringen. Bandnudeln nach Packungsaufschrift darin kochen. Etwa 3 Minuten vor Ende der Kochzeit die Möhrenstreifen zugeben.
3. Seelachs in heißem Öl von beiden Seiten je 3 Minuten braten. Die Tomatenstücke zugeben und kurz mitdünsten, salzen und pfeffern.
4. Die abgetropften Nudeln und Möhrenstreifen zum Fisch geben, mit Parmesan und Petersilie bestreuen, nochmals würzen und sofort servieren.

Süßer Apfel-Brot-Auflauf

→ preiswert, bürotauglich

Arbeitszeit: 25 Minuten
Backzeit: 45 Minuten

- 3 Scheiben (100 g) Vollkornbrot
- 150 ml fettarme Milch
- 1 Apfel | 1 TL Zitronensaft
- 1 Ei | Zimt | 2 EL Zucker

Pro Portion ca.
484 kcal, 20 g Eiweiß, 10 g Fett, 77 g Kohlenhydrate, 11 g Ballaststoffe

1. Brot entrinden, in kleine Würfel schneiden und in der Milch erwärmen.
2. Apfel schälen, vom Kerngehäuse befreien und würfeln. Mit etwas Wasser und Zitronensaft in etwa 5 Minuten weich kochen. Den Backofen auf 200° vorheizen.
3. Ei trennen, Eigelb unter das eingeweichte Brot kneten, die etwas abgekühlten Apfelwürfel zugeben und mit Zimt würzen. Eiweiß mit Zucker steif schlagen und vorsichtig unter die Brot-Apfel-Masse heben.
4. Masse in einer kleinen Auflaufform im vorgeheizten Backofen ca. 45 Minuten backen.

Der Ideal-Tipp

Die Masse in fünf oder sechs Soufflé-Förmchen füllen und backen. Ideale Kuchen-Alternative für jeden, der am Nachmittag mal etwas Süßes mag.

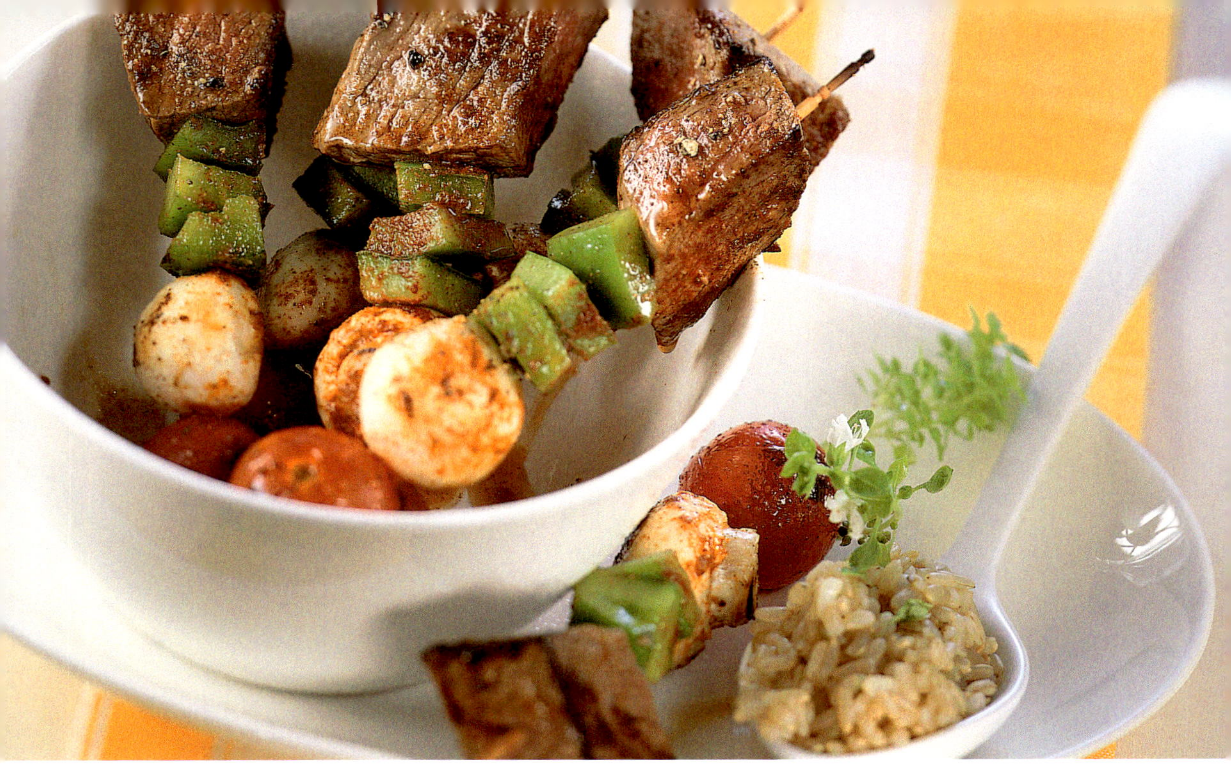

Gemüse-Rindfleisch-Spieße auf Reis

→ raffiniert

Arbeitszeit: 30 Minuten

- 50 g Vollkornreis
- 100 ml Gemüsebrühe
- 100 g Rindfleisch (Schnitzelstück)
- 1 EL Olivenöl
- 1 kleine grüne Paprikaschote
- 6 Cocktailtomaten
- 6 kleine Champignons
- Jodsalz | Pfeffer
- Paprikapulver
- 1/4 Bund Basilikum
- Außerdem: 3 lange Holzspieße

Pro Portion ca.
486 kcal, 40 g Eiweiß, 16 g Fett, 45 g Kohlenhydrate, 8 g Ballaststoffe

1. Reis in kochende Brühe geben und zugedeckt 25 Minuten bei geringer Hitze quellen lassen.
2. Fleisch in heißem Öl von beiden Seiten kurz braten, herausnehmen, in große Würfel schneiden.
3. Paprika halbieren, Stielansätze, Kerne und weiße Zwischenhäute entfernen, waschen und in große Würfel schneiden. Tomaten waschen, Champignons mit einem Küchentuch abreiben, Stiele abschneiden.
4. Auf 3 Spieße abwechselnd Fleisch, Paprika, Tomaten und Champignons spießen. Im heißen Fett rundum braten. Mit Salz, Pfeffer, Paprikapulver würzen.
5. Basilikum waschen, die Blätter sehr fein hacken und unter den Reis geben, mit den Spießen servieren.

Variante

Der Spieß schmeckt auch kalt. Nehmen Sie statt Reis einen Dip aus Magermilchjoghurt, etwas Paprikapulver und gehacktem Basilikum, dann wird es ein grünes Rezept.

Pochiertes Rindfleisch auf Gemüse

→ raffiniert

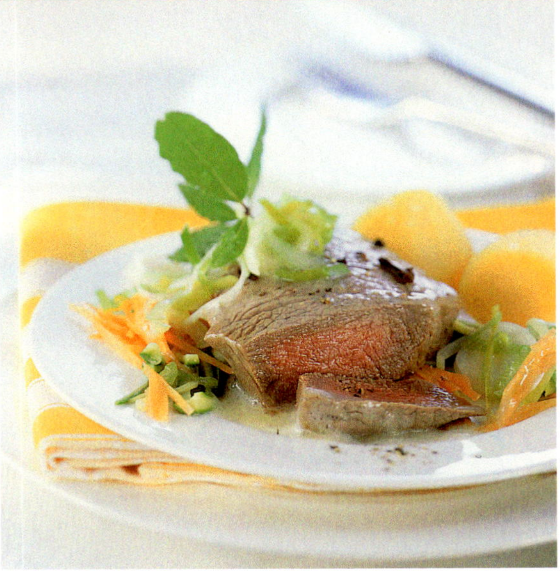

Arbeitszeit: 25 Minuten

2 Kartoffeln (150 g) | Jodsalz
200 ml Fleischbrühe | 50 ml Weißwein | 1 Lorbeerblatt
4 Gewürznelken
100 g fettarmes Rindfleisch (Oberschale)
1 kleine Möhre
1 kleine Zucchini
1 dünne Stange Lauch
50 g Frischkäse (0,2 % Fett)
1 TL Speisestärke
Pfeffer | Muskat

Pro Portion ca.
434 kcal, 45 g Eiweiß, 9 g Fett, 33 g Kohlenhydrate, 11 g Ballaststoffe

1. Kartoffeln schälen und in Salzwasser zugedeckt etwa 25 Minuten garen. Backofen auf 80° vorheizen.
2. Brühe mit Wein, Lorbeerblatt und Nelken aufkochen. Fleisch in der Brühe ganz kurz gar ziehen. Aus der Brühe nehmen und im Backofen warm stellen.
3. Möhre schälen, Zucchini waschen, beide mit einem Sparschäler erst in dünne Scheiben, dann mit einem Messer in dünne Streifen schneiden. Lauch putzen, längs einschneiden, unter fließendem Wasser waschen, dunkelgrüne Enden abschneiden, restlichen Lauch in dünne Scheiben schneiden.
4. Gemüse in die heiße Brühe geben und bei höchster Hitze in etwa 3 Minuten bissfest garen. Das Gemüse herausnehmen, ebenfalls warm stellen. Die Brühe bei höchster Hitze auf ein Viertel einkochen. Lorbeerblatt und Nelken herausnehmen.
5. Frischkäse mit etwas Brühe und Speisestärke verrühren und in die Brühe einrühren. Sauce und Gemüse mit Salz, Pfeffer und Muskat würzen. Fleisch auf den bunten Gemüsestreifen servieren. Dazu Kartoffeln und die Sauce reichen.

Rindfleisch mit Paprika

→ raffiniert

Arbeitszeit: 30 Minuten

2 Kartoffeln (150 g) | Jodsalz
1 Zwiebel | 1 TL Olivenöl
150 g mageres Rindfleisch, in dünne Scheiben geschnitten
Rosenpaprikapulver
1 rote Paprika
5 Cocktailtomaten
Pfeffer | 1/4 Bund Basilikum

Pro Portion ca.
454 kcal, 50 g Eiweiß, 12 g Fett, 35 g Kohlenhydrate, 10 g Ballaststoffe

1. Kartoffeln in Salzwasser etwa 20 Minuten kochen. Backofen auf 80° vorheizen.

2. Zwiebel schälen, klein schneiden und in heißem Öl glasig dünsten. Das Fleisch dazugeben, durchbraten, mit Paprikapulver bestreuen und im Backofen warm stellen.

3. Paprika halbieren, Stielansätze, Kerne und weiße Zwischenhäute entfernen. Paprika waschen und in kleine, dünne Streifen schneiden. Tomaten waschen, putzen und vierteln. Gemüse bei geringer Hitze zugedeckt 10 Minuten dünsten. Mit Salz und Pfeffer würzen.

4. Basilikum waschen und die Blätter grob hacken. Die Kartoffeln schälen, mit dem Basilikum zum Rindfleisch und zum Paprikagemüse servieren.

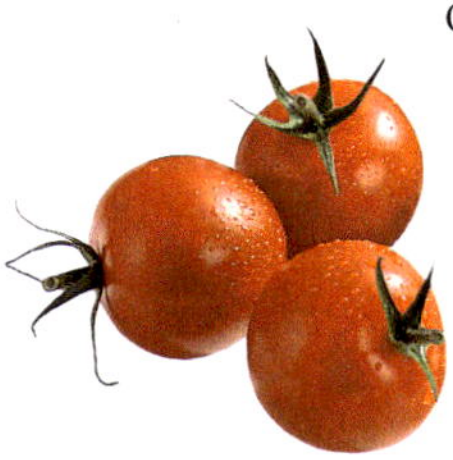

Nudelauflauf

→ preiswert, vegetarisch

Arbeitszeit: 20 Minuten
Backzeit: 30 Minuten

50 g Nudeln (ohne Ei) | Jodsalz
1/4 Sellerieknolle (150 g)
1 Möhre | 1 EL Rapsöl
1/4 Bund Basilikum
50 g Erbsen (tiefgekühlt)
75 g Frischkäse (0,2 % Fett)
5 EL flüssige Geflügelbrühe
getrockneter Oregano | Pfeffer

Pro Portion ca.
419 kcal, 24 g Eiweiß, 13 g Fett, 51 g Kohlenhydrate, 15 g Ballaststoffe

1. Nudeln in reichlich Salzwasser garen, dann abtropfen lassen. Backofen auf 200° vorheizen.

2. Sellerie und Möhre schälen, würfeln, im heißen Öl bei geringer Hitze 5 Minuten dünsten. Basilikum waschen, trocknen, hacken.

3. Nudeln mit dem Gemüse und den tiefgekühlten Erbsen in eine kleine, schmale Auflaufform geben. Basilikum mit Frischkäse, Brühe, Oregano, Salz und Pfeffer verrühren, über den Auflauf geben, 30 Minuten backen.

Der Ideal-Tipp

Statt frischem Gemüse können Sie tiefgekühltes verwenden. Es enthält kaum weniger Vitamine als frisches.

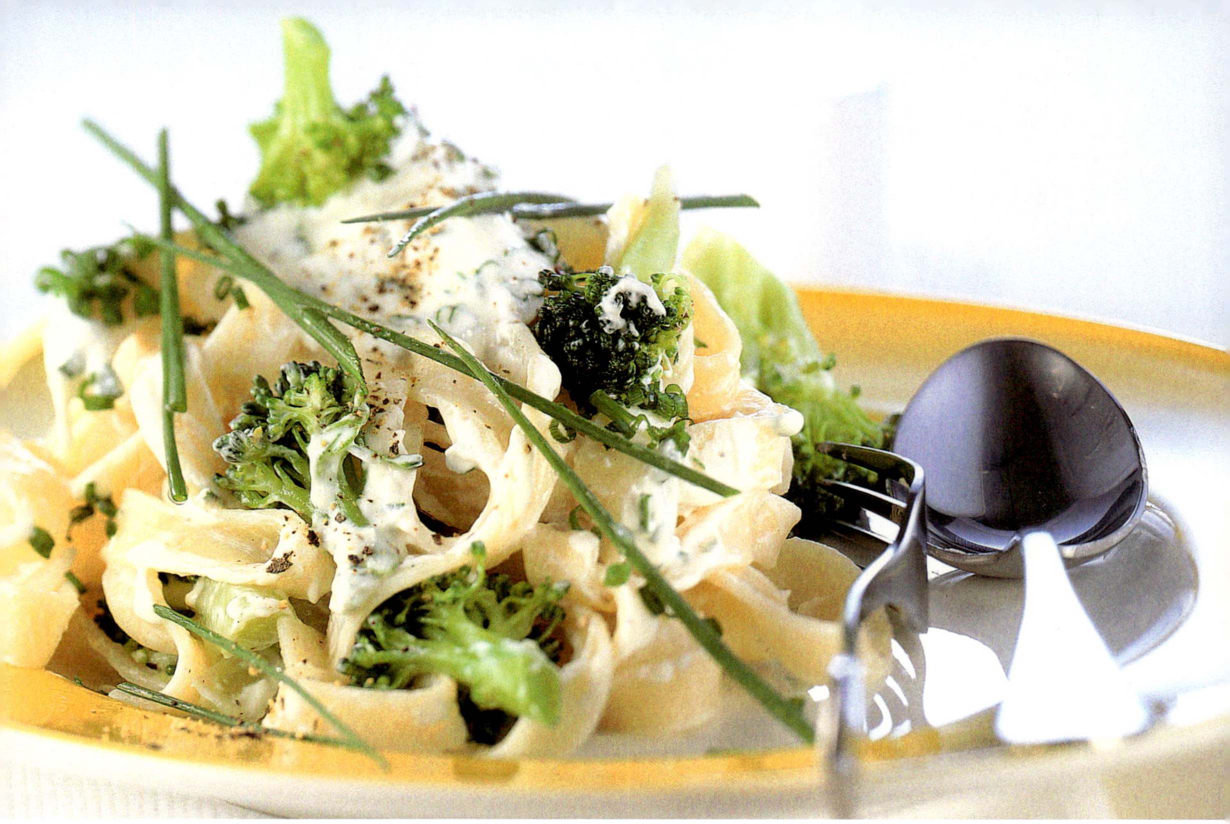

Bandnudeln mit Brokkoliröschen

→ Blitzrezept, vegetarisch

Arbeitszeit: 15 Minuten

Jodsalz
100 g Bandnudeln (ohne Ei)
300 g Brokkoli
100 ml Gemüsebrühe
Muskat
1/2 Bund Schnittlauch
50 g Frischkäse (0,2 % Fett)
50 g Magerquark
Pfeffer

Pro Portion ca.
485 kcal, 34 g Eiweiß, 2 g Fett, 80 g Kohlenhydrate, 11 g Ballaststoffe

1. Reichlich Salzwasser aufkochen und die Bandnudeln nach Packungsaufschrift darin garen.

2. Brokkoli waschen, Röschen (etwa 200 g) vom Strunk trennen und in der Gemüsebrühe bei mittlerer Hitze etwa 5 Minuten zugedeckt garen, bis die Röschen gar, aber noch bissfest sind. Röschen mit Salz, Pfeffer und Muskat würzen.

3. Schnittlauch waschen, fein hacken und mit Frischkäse und Magerquark verrühren. Mit Salz und Pfeffer würzen. Die heißen Nudeln kurz abtropfen lassen und die Brokkoliröschen sowie die Schnittlauchsauce darunter mengen. Sofort servieren.

Kalte Hauptgerichte

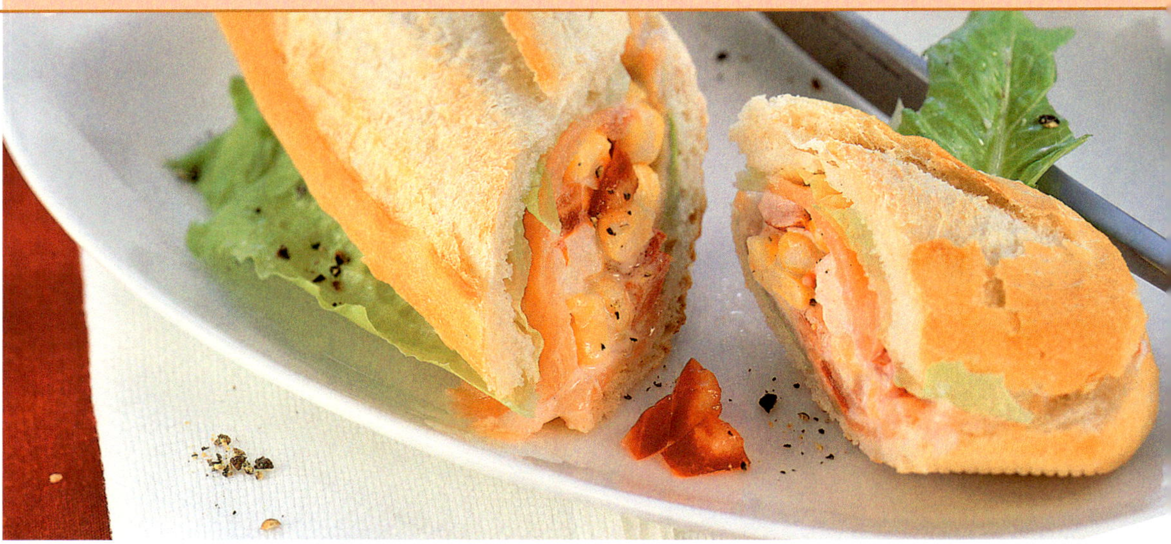

Baguette mit Lachs-Mais-Füllung

→ Blitzrezept, bürotauglich

Arbeitszeit: 15 Minuten

- 100 g Mais (Dose)
- 1 Tomate
- 1 großes Baguettebrötchen
- 50 g Frischkäse (5 % Fett)
- 1 großes Salatblatt
- 2 Scheiben Räucherlachs
- Jodsalz
- Pfeffer

Pro Portion ca.
427 kcal, 26 g Eiweiß, 13 g Fett,
51 g Kohlenhydrate, 6 g Ballaststoffe

1. Mais abtropfen lassen, Tomate waschen, würfeln. Brötchen durchschneiden, aushöhlen, das Innere klein schneiden. Mit Gemüse und Frischkäse verrühren.

2. Salatblatt waschen, trockenschwenken, mit dem Lachs auf die beiden Hälften legen. Auf die untere Hälfte die Mais-Tomaten-Mischung füllen, mit Salz und Pfeffer würzen. Mit der oberen Hälfte bedecken.

Der Ideal-Tipp

Frischer Räucherlachs hält sich im Kühlschrank mindestens fünf Tage. Sie brauchen ihn auch für den »Spargel mit Lachs« (siehe Seite 119).

Salatrollen mit Reis-Schinken-Füllung

→ bürotauglich

Arbeitszeit: 30 Minuten

50 g Langkornreis
150 ml Gemüsebrühe
1 kleine Zwiebel | 1 rote Paprikaschote | 2 große Scheiben gekochter Schinken
1 TL Kapern | 75 g Magerquark
Jodsalz | Pfeffer
6 große, kräftige Salatblätter (Romana- oder Kopfsalat)
Außerdem: Zahnstocher

Pro Portion ca.
338 kcal, 26 g Eiweiß, 3 g Fett, 50 g Kohlenhydrate, 8 g Ballaststoffe

1. Reis in die kochende Brühe geben und zugedeckt bei geringer Hitze in etwa 20 Minuten quellen lassen.

2. Zwiebel schälen und klein würfeln. Paprika halbieren, Stielansätze, Kerne und weiße Zwischenhäute entfernen. Paprika waschen und in kleine Würfel schneiden. Schinken ebenfalls in Würfel schneiden und mit Paprika, Zwiebeln und Kapern zum heißen Reis geben. Unter den ausgequollenen Reis den Quark rühren, mit Salz und Pfeffer würzen.

3. Salatblätter waschen und trocken schwenken, je drei zusammen ausbreiten, auf jeden Stapel die Hälfte der Reismischung geben und die Salatblätter aufwickeln. Wenn nötig mit Zahnstocher feststecken.

Pikanter Reis-Obst-Salat

→ bürotauglich, vegetarisch

Arbeitszeit: 30 Minuten

50 g Langkornreis
150 ml Gemüsebrühe
1/2 kleine Ananas
1 sehr kleine Paprika | 1 daumennagelgroßes Stück Ingwer
1 TL Rapsöl | 1 Banane
Jodsalz
1/4 TL mildes Currypulver

Pro Portion ca.
440 kcal, 9 g Eiweiß, 7 g Fett, 84 g Kohlenhydrate, 8 g Ballaststoffe

1. Reis in die kochende Brühe geben und zugedeckt bei geringer Hitze etwa 20 Minuten quellen lassen.

2. Ananashälfte längs halbieren, von Strunk und Schale befreien und in Stücke schneiden. Paprika halbieren, Stielansätze, Kerne und weiße Zwischenhäute entfernen. Paprika waschen und würfeln. Ingwer schälen und sehr fein schneiden. Ananas, Paprika und Ingwer kurz in heißem Öl dünsten.

3. Banane schälen und in Scheiben schneiden. Mit der Ananas-Paprika-Mischung unter den Reis geben, mit Salz und Currypulver würzen.

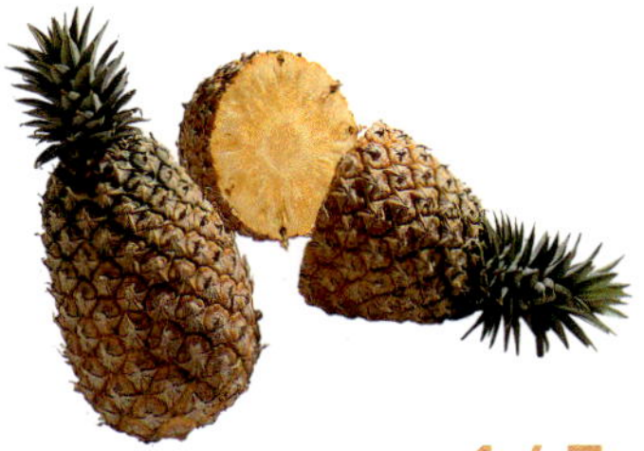

Warme Hauptgerichte

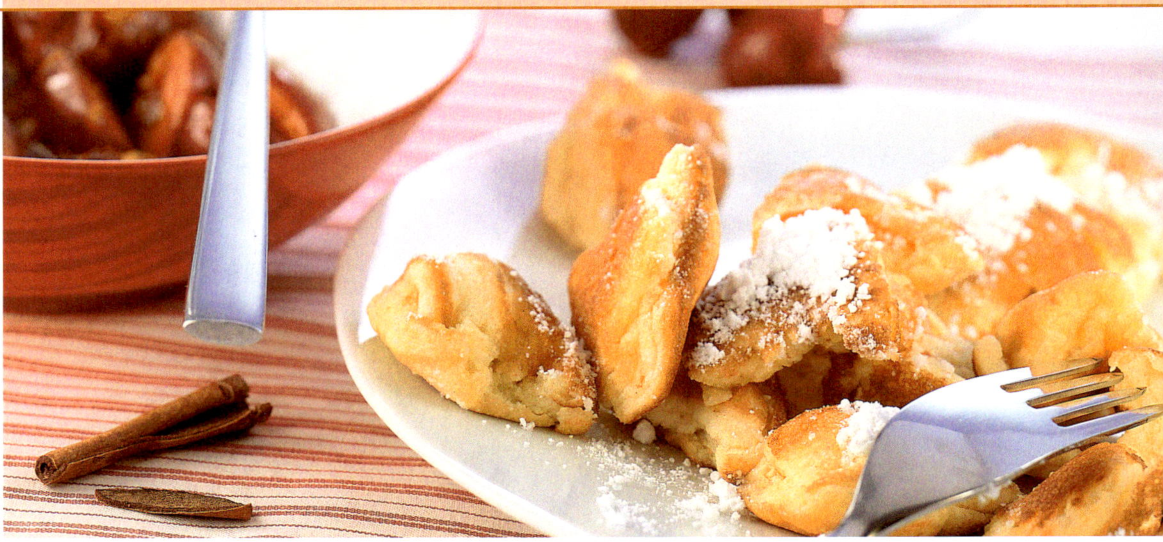

Arbeitszeit: 30 Minuten

- 100 g Kirschen (ungezuckert, aus dem Glas)
- Zimtpulver
- Nelkenpulver
- 2 EL Orangensaft
- 2 EL Mehl
- 6 EL fettarme Milch
- 2 Päckchen Vanillezucker
- 1 großes Ei
- 1 Eiweiß
- 1 TL Rapsöl
- 1 EL Puderzucker

Pro Portion ca.
475 kcal, 17 g Eiweiß, 13 g Fett, 70 g Kohlenhydrate, 2 g Ballaststoffe

Kaiserschmarrn mit Kirschkompott

→ vegetarisch, preiswert

1. Kirschen abtropfen lassen. Zimt- und Nelkenpulver in 3 Teelöffeln Orangensaft verrühren und über die Kirschen geben.

2. Mehl mit Milch, Vanillezucker und restlichem Orangensaft verrühren. Ei trennen, Eigelb unter den Teig rühren, die 2 Eiweiße steif schlagen und unter den Teig heben.

3. Öl in einer Pfanne erhitzen, den Teig hineingeben und von beiden Seiten ausbacken. Den Pfannkuchen mit zwei Gabeln in Stücke reißen und mit Puderzucker bestreuen. Mit den Kirschen servieren.

Beerenauflauf

→ vegetarisch, bürotauglich

Arbeitszeit: 20 Minuten
Backzeit: 30 Minuten

- 2 Zwiebackscheiben
- 200 g Beerenmischung (tiefgekühlt oder frisch)
- 100 g Magerquark
- Zimtpulver
- 1 Ei
- 2 Päckchen Vanillezucker
- 2 EL Puderzucker

Pro Portion ca.
472 kcal, 25 g Eiweiß, 9 g Fett,
69 g Kohlenhydrate, 11 g Ballaststoffe

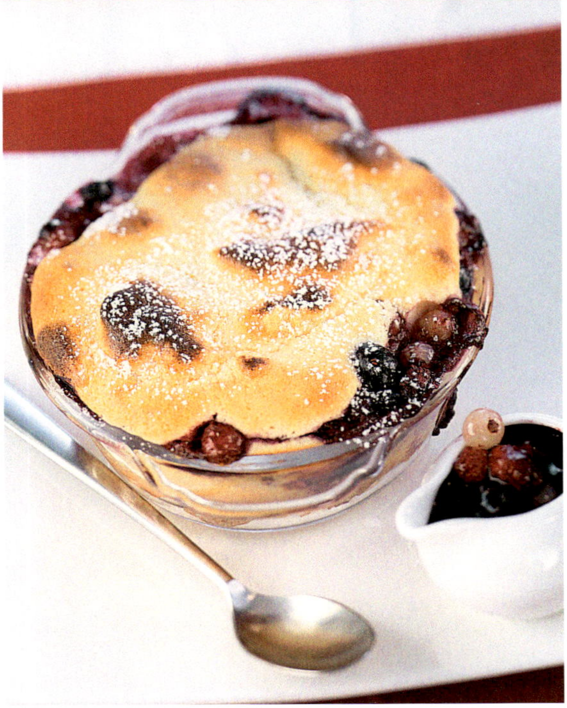

1. Den Backofen auf 180° vorheizen. Zwieback in einem Plastikbeutel grob zerbröseln. In eine kleine Auflaufform geben. Tiefgekühlte Beeren in einem Topf bei geringer Hitze auftauen lassen oder frische Beeren waschen, abtrocknen und putzen.
2. Quark mit etwas Zimtpulver verrühren. Ei trennen. Eigelb und Vanillezucker unter den Quark rühren. Eiweiß steif schlagen und unter den Quark heben.
3. Quarkcreme zur Hälfte auf die Zwiebackkrümel geben, darauf zwei Drittel der Beeren füllen und mit der restlichen Quarkcreme bedecken. Auflauf im vorgeheizten Backofen 30 Minuten backen.
4. Die restlichen Beeren pürieren und den Puderzucker einrühren. Je nach Säure der Beeren noch mit Zucker süßen. Zum Auflauf servieren.

Der Ideal-Tipp

Sie können anstelle der Beeren auch Orangenfilets, Pflaumen oder Pfirsiche verwenden. Der Auflauf schmeckt auch kalt und kann in der Auflaufform gut mit zur Arbeit genommen werden.

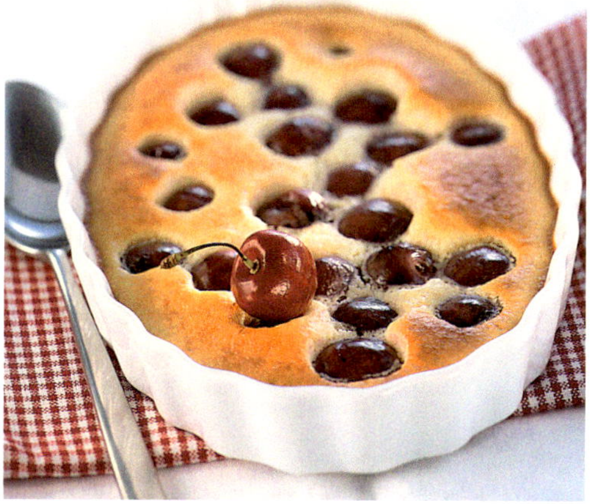

Clafoutis

→ vegetarisch, bürotauglich, preiswert

1. Kirschen abtropfen lassen. Vanillezucker und Ei schaumig schlagen, mit Mehl, Milch und Quark zu einem Teig verrühren.

2. Den Teig in eine kleine, gefettete und mit Semmelbröseln ausgestreute Auflaufform füllen und die abgetropften Kirschen darüber geben. In den kalten Backofen stellen, bei 200° etwa 45 Minuten backen.

Arbeitszeit: 10 Minuten
Backzeit: 45 Minuten

- 200 g Kirschen (aus dem Glas, ungezuckert)
- 2 Päckchen Vanillezucker
- 1 Ei
- 40 g Mehl
- 40 ml fettarme Milch
- 2 EL Magerquark
- Außerdem: Semmelbrösel und Fett für die Form

Pro Portion ca.
555 kcal, 23 g Eiweiß, 8 g Fett, 94 g Kohlenhydrate, 4 g Ballaststoffe

Der Ideal-Tipp

→ Sie können Clafoutis auch mit entsteinten Pflaumen, Aprikosen, Pfirsichen oder mit Äpfeln backen.

→ Wer hin und wieder einen kleinen Kuchen essen möchte, verteilt Teig und Früchte auf vier kleine Förmchen und backt die Küchlein in etwa 30 Minuten.

Süßer Reisauflauf

→ bürotauglich, preiswert, vegetarisch

Arbeitszeit: 30 Minuten
Backzeit: 20 Minuten

50 g Vollkornreis
1 Ei
2 Päckchen Vanillezucker
1 EL Rosinen
50 g Magerquark
1 TL Zimt
1/4 TL Nelkenpulver
1 kleiner Apfel

Pro Portion ca.
465 kcal, 18 g Eiweiß, 8 g Fett, 77 g Kohlenhydrate, 4 g Ballaststoffe

1. Reis in 100 Milliliter kochendes Wasser geben und 25 Minuten bei geringer Hitze zugedeckt quellen lassen. Backofen auf 200° vorheizen.

2. Ei mit Vanillezucker schaumig schlagen, mit Rosinen, Quark, Zimt und Nelkenpulver verrühren. Apfel schälen, das Kerngehäuse herausschneiden und fein reiben. Unter den Quark geben.

3. Den gegarten Reis kurz abtropfen lassen, unter die Quarkmasse geben und in eine kleine, gefettete Auflaufform füllen. Im Backofen etwa 20 Minuten backen.

Birnen-Grieß-Auflauf mit Orangensauce

→ vegetarisch, bürotauglich

Arbeitszeit: 10 Minuten
Backzeit: 45 Minuten

1 kleine Birne | 1 Eigelb
150 g fettarmer Joghurt
50 g Hartweizengrieß
3 Päckchen Vanillezucker
2 EL Zitronensaft
1 Kiwi | 3 EL Orangensaft
Außerdem: Fett für die Form

Pro Portion ca.
526 kcal, 14 g Eiweiß, 10 g Fett, 92 g Kohlenhydrate, 9 g Ballaststoffe

1. Backofen auf 180° vorheizen. Birne schälen, vom Kerngehäuse befreien, raspeln und mit Eigelb, Joghurt, Grieß, Vanillezucker und Zitronensaft verrühren.

2. Eine kleine Auflaufform einfetten und die Masse einfüllen. Im vorgeheizten Backofen 45 Minuten backen.

3. Kiwi schälen, klein schneiden und mit dem Orangensaft pürieren. Über den Auflauf geben. Kann warm und kalt gegessen werden.

Der Ideal-Tipp

Das bei diesem Rezept zurückbleibende Eiweiß verwenden Sie für die »Milchreisnocken auf Apfelschaum« (siehe Seite 148).

Milchreisnocken auf Apfelschaum

→ vegetarisch, preiswert

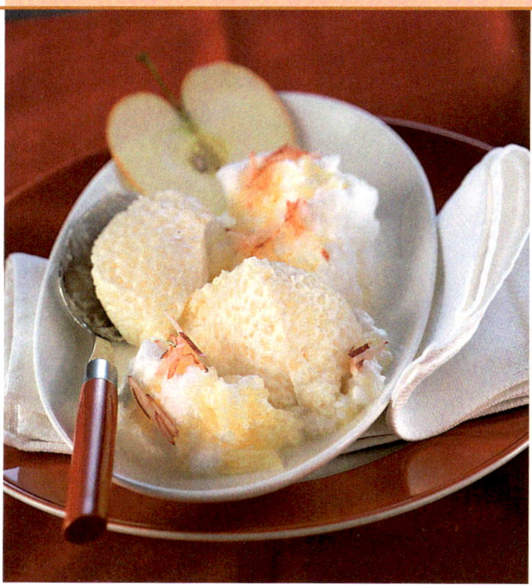

1. Milch mit Vanillezucker aufkochen. Den Reis zugeben und bei geringer Hitze zugedeckt etwa 20 Minuten quellen lassen.
2. Zitrone auspressen. Den Apfel schälen, vom Kerngehäuse befreien und grob raspeln. Zitronensaft über die Raspel geben. Die Hälfte der Apfelraspel mit 100 ml Wasser bei mittlerer Hitze zusammenfallen lassen und mit einer Gabel zerdrücken.
3. Das Eiweiß mit dem Zucker sehr steif schlagen, unter das noch warme Apfelpüree geben und abkühlen lassen.
4. Quark und die restlichen Apfelraspel unter den gequollenen Reis rühren, Nocken abstechen und auf dem Apfelschaum servieren.

Arbeitszeit: 15 Minuten

- 150 ml fettarme Milch
- 2 Päckchen Vanillezucker
- 50 g Milchreis
- 1 Zitrone
- 1 großer Apfel
- 1 Eiweiß
- 1 EL Zucker
- 1 EL Magerquark

Pro Portion ca.
452 kcal, 15 g Eiweiß, 3 g Fett, 89 g Kohlenhydrate, 3 g Ballaststoffe

Der Ideal-Tipp

→ Magerquark oder fettarme Milch enthalten gegenüber Sahnequark oder Vollmilch etwa genauso viel knochenstärkendes Kalzium sowie konzentrationsförderndes Vitamin B_2. Sie büßen beim Kauf fettreduzierter Milchprodukte also keine wichtigen Vitamine oder Mineralstoffe ein, sparen allerdings jede Menge Dickmacher.

→ Das bei diesem Rezept zurückbleibende Eigelb verwenden Sie für den »Birnen-Grieß-Auflauf mit Orangensauce« (siehe Seite 147).

Himbeersuppe

→ Blitzrezept, bürotauglich, vegetarisch

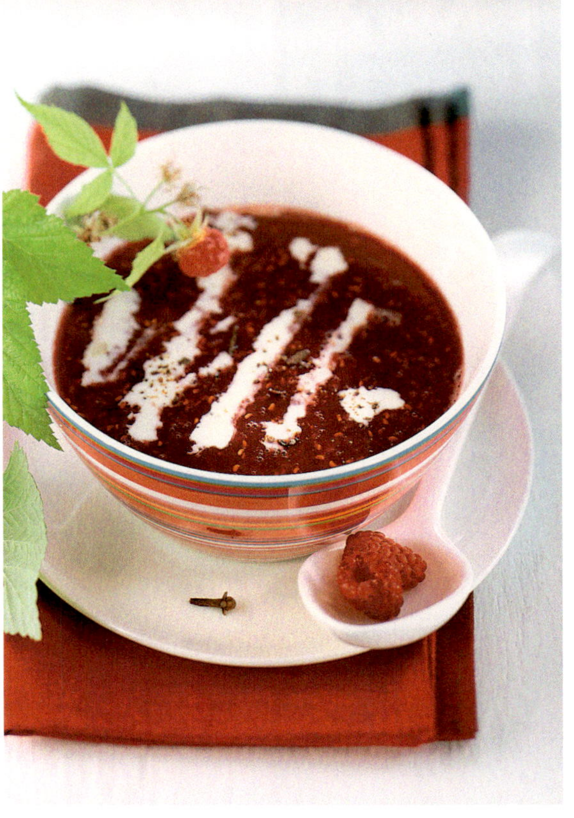

Arbeitszeit: 10 Minuten

300 g Himbeeren (frisch oder tiefgekühlt)
150 ml roter Traubensaft
1 EL Zitronensaft
3 Päckchen Vanillezucker
Nelkenpulver
1 EL Sahne

Pro Portion ca.
360 kcal, 5 g Eiweiß, 4 g Fett,
68 g Kohlenhydrate, 20 g Ballaststoffe

Der Ideal-Tipp

→ Sehr gut schmeckt diese Suppe auch mit Holunderbeeren. Diese sollten jedoch mindestens 5 Minuten kochen und benötigen mehr Zucker.

→ Sind die Himbeeren so süß, dass Sie die Zuckermenge halbieren oder sogar ganz auf Zucker verzichten können, wird daraus ein gelbes oder gar ein grünes Rezept.

1. Die frischen Himbeeren waschen, abtrocknen und putzen. Die tiefgekühlten Himbeeren bzw. die geputzten frischen Himbeeren mit Traubensaft, 100 ml Wasser und Zitronensaft aufkochen und bei geringer Hitze 2 Minuten köcheln.
2. Traubensaft-Himbeer-Mischung pürieren und nochmals erhitzen, mit Nelkenpulver würzen. Die Suppe warm oder kalt mit etwas Sahne servieren.

Kräuter-Kartoffel-Auflauf

→ preiswert, vegetarisch

Arbeitszeit: 30 Minuten
Backzeit: 45 Minuten

2 große, mehlig kochende Kartoffeln (200 g)
1 Bund gemischte Kräuter
1 Ei | 75 g Magerquark
50 g Sauerrahm
Jodsalz | Pfeffer | Muskat

Pro Portion ca.
349 kcal, 25 g Eiweiß, 12 g Fett, 32 g Kohlenhydrate, 5 g Ballaststoffe

1. Kartoffeln 20 Minuten garen. Kräuter waschen, trockenschwenken und fein hacken. Ei trennen, Eigelb mit Kräutern, Quark und Sauerrahm verrühren, mit Salz, Pfeffer und Muskat würzen. Eiweiß steif schlagen. Den Backofen auf 180° vorheizen.

2. Eine kleine Auflaufform einfetten. Kartoffeln schälen und durch eine Presse drücken oder mit einer Gabel zerdrücken. Mit der Quarkmasse gut verrühren und den Eischnee unterrühren. In die Auflaufform geben und im Backofen etwa 45 Minuten goldgelb backen.

Der Ideal-Tipp

Bekommen Sie keine frischen gemischten Kräuter, nehmen Sie eine tiefgekühlte Kräutermischung.

Maissuppe mit Krabben

→ Blitzrezept

Arbeitszeit: 15 Minuten

200 g Mais (Dose)
1 Bund Lauchzwiebeln
1 Knoblauchzehe | 1 TL Rapsöl
300 ml Gemüsebrühe
1 kleine rote Paprikaschote
50 g Krabben (küchenfertig)
Jodsalz | Pfeffer | mildes Currypulver | 1 TL Crème fraîche

Pro Portion ca.
321 kcal, 21 g Eiweiß, 11 g Fett, 33 g Kohlenhydrate, 10 g Ballaststoffe

1. Mais abtropfen lassen. Lauchzwiebeln waschen, putzen, untere Wurzelenden abschneiden. Knoblauchzehe schälen. Lauchzwiebeln und Knoblauchzehe klein schneiden und im heißen Öl dünsten. Mit Brühe ablöschen.

2. Mais in die Brühe geben und 5 Minuten bei geringer Hitze kochen lassen. Paprikaschote halbieren, Stielansätze, Kerne und weiße Zwischenhäute entfernen. Paprika waschen und in Würfel schneiden.

3. Zwei Drittel der Suppe pürieren. Püree mit Paprikawürfeln und Krabben zur restlichen Suppe geben, aufkochen und weitere 5 Minuten bei geringer Hitze ziehen lassen. Mit Salz, Pfeffer und Currypulver abschmecken. Mit Crème fraîche servieren.

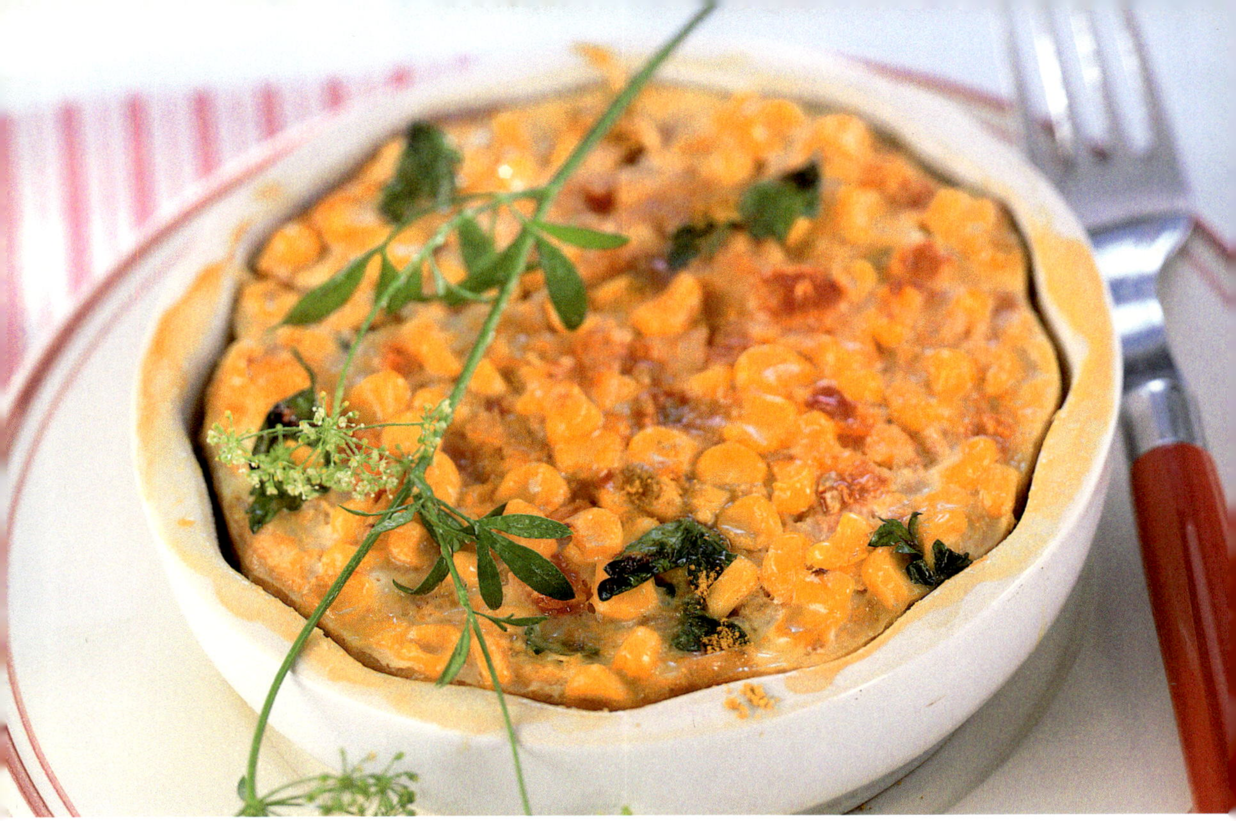

Mais-Tomaten-Kuchen

→ bürotauglich, preiswert, vegetarisch

Arbeitszeit: 20 Minuten
Backzeit: 30 Minuten

- 200 g Mais (Dose)
- 2 große Tomaten
- 1 große Zwiebel
- 1 TL Olivenöl
- 4 Zweige Petersilie
- 1 Ei
- Jodsalz
- Pfeffer
- Currypulver
- Außerdem: Fett für die Form

Pro Portion ca.
339 kcal, 17 g Eiweiß, 15 g Fett, 34 g Kohlenhydrate, 8 g Ballaststoffe

1. Mais abtropfen lassen. Tomaten kreuzweise einschneiden und einige Sekunden in kochendes Wasser geben, häuten und klein schneiden. Die Zwiebel schälen, klein schneiden und im heißen Olivenöl dünsten. Tomaten zugeben und zusammenfallen lassen.

2. Den Backofen auf 180° vorheizen. Petersilie waschen, trockenschwenken und die Blätter fein hacken. Ei mit Petersilie und Mais unter die Tomaten-Zwiebel-Mischung geben. Mit Salz, Pfeffer und Currypulver pikant würzen.

3. Ein flaches Förmchen einfetten und die Tomaten-Mais-Masse einfüllen. Im Backofen 30 Minuten garen.

Alles auf einen Blick

Das Ampelprinzip

→ Grüne Rezepte: Mit diesen Rezepten ernähren Sie sich sowohl fett- als auch kohlenhydratbewusst. Damit stellen Sie Ihren Stoffwechsel ganz aufs Abnehmen ein. Genau richtig für alle, die konsequent und effektiv die Pfunde zum Purzeln bringen wollen.

→ Gelbe Rezepte: Hier dürfen es auch schon mal Kartoffeln, Reis oder Nudeln sein. Aber das Fett bleibt unten. So nehmen Sie auf keinen Fall zu, sondern halten Ihr Gewicht. Wer mal nicht so streng zu sich sein will, sucht neben den grünen hin und wieder ein gelbes Rezept aus.

→ Rote Rezepte: Sie enthalten so viele schnell verdauliche Kohlenhydrate, dass der Insulinspiegel ganz nach oben schnellt. Das gibt den Fettzellen die Gelegenheit, sich aufs Speichern einzustellen. Zum Glück gehen auch diese Rezepte bewusst und sparsam mit Fett um. Damit der Abnehmerfolg nicht gefährdet wird, gönnen Sie sich diese Rezepte nur selten. Wenn Ihr Körper durch viel Sport und Bewegung entsprechend viele Kohlenhydrate verbrennt, können Sie rote Rezepte wählen.

Und nach der Diät?

→ Kochen Sie die gelben Rezepte, und wandeln Sie sie ab. Halten Sie sich weiterhin von zu viel Fett und Kohlenhydraten mit hohem GLYX fern.

→ Achten Sie auf fünf Portionen Obst und Gemüse pro Tag. Macht schlank und hält gesund!

→ Gönnen Sie sich auch mal eine Ausnahme, etwa ein paar Gummibärchen oder einen Riegel Schokolade. Hängen Sie aber nicht alle Ernährungsvorsätze an den Nagel.

Diätplan

Wenn Ihnen genaue Diätvorgaben lieber sind, halten Sie sich an den Diätplan in den Buch-Innenklappen. Ansonsten können Sie sich aus den Rezepten jeden Tag etwas Gutes aussuchen.

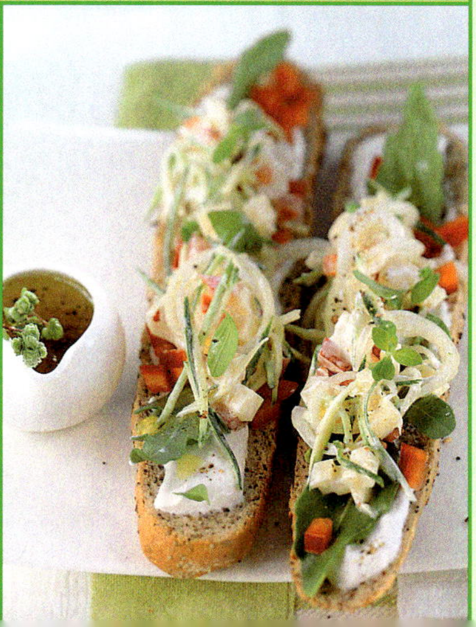

Jeden Tag als Zwischenmahlzeit einmal Obst (bis auf Bananen) oder Gemüserohkost und einmal Joghurt oder Quark (alles Magerstufe) verrührt mit Nüssen oder Samen. Auch nach der Diät.

Getränke

Pro Tag mindestens 1,5 Liter trinken, etwa Wasser, reinen Saft oder auch Kräutertee:

→ Kalziumreiches Mineralwasser (mehr als 150 mg Ca pro Liter) ist für die Ideal-Diät optimal.

→ Fruchtsäfte, im Verhältnis 1:2 mit Wasser gemischt, vertreiben den Durst am besten, vor allem nach dem Sport. Verzichten Sie auf zuckerreiche Getränke.

→ Kräuter- und Früchtetees sind, gemixt mit Säften, besonders erfrischend.

→ Schwarztee und Kaffee regen die Nieren an, Flüssigkeit auszuscheiden. Daher zählen sie nicht mit bei der Berechnung des 1,5 Liter-Flüssigkeits-Solls.

Jedes gute Lokal und jede bessere Kantine bietet heute einen großen Salatteller an, der bestens zur Ideal-Diät passt. Bei warmen Gerichten sind fettarmes Fleisch wie Filet möglich. Dazu essen Sie viel Gemüse und nur wenig Beilage wie Reis, Kartoffeln oder Nudeln. Und wie wäre es beim Dessert mit Obstsalat?

Drei wichtige Ideal-Diät-Tipps

→ Den GLYX-Wert niedrig halten durch richtige Kombination: z.B. eine kleinere Portion Kartoffeln oder Reis mit viel Salat oder Gemüse essen. Dadurch werden die Kohlenhydrate langsamer verwertet, das Sättigungsgefühl wird durch das größere Nahrungsvolumen gesteigert.

→ Bei überflüssigen Fetten sparen: Butter oder Margarine lassen sich gut gegen Frischkäse (5% Fett) tauschen, und in einer beschichteten Pfanne können Sie (fast) ganz ohne Fett braten. Beachten Sie die versteckten Fette in Wurst, Käse und Süßigkeiten. Gönnen Sie sich davon nur kleine Mengen.

→ Keine Mahlzeit ohne Fit- und Sattmacher: Obst, Gemüse, Hülsenfrüchte und Vollkornprodukte bieten Aktivstoffe, die fit halten. Gleichzeitig liefern sie Ballaststoffe, die satt, aber nicht dick machen.

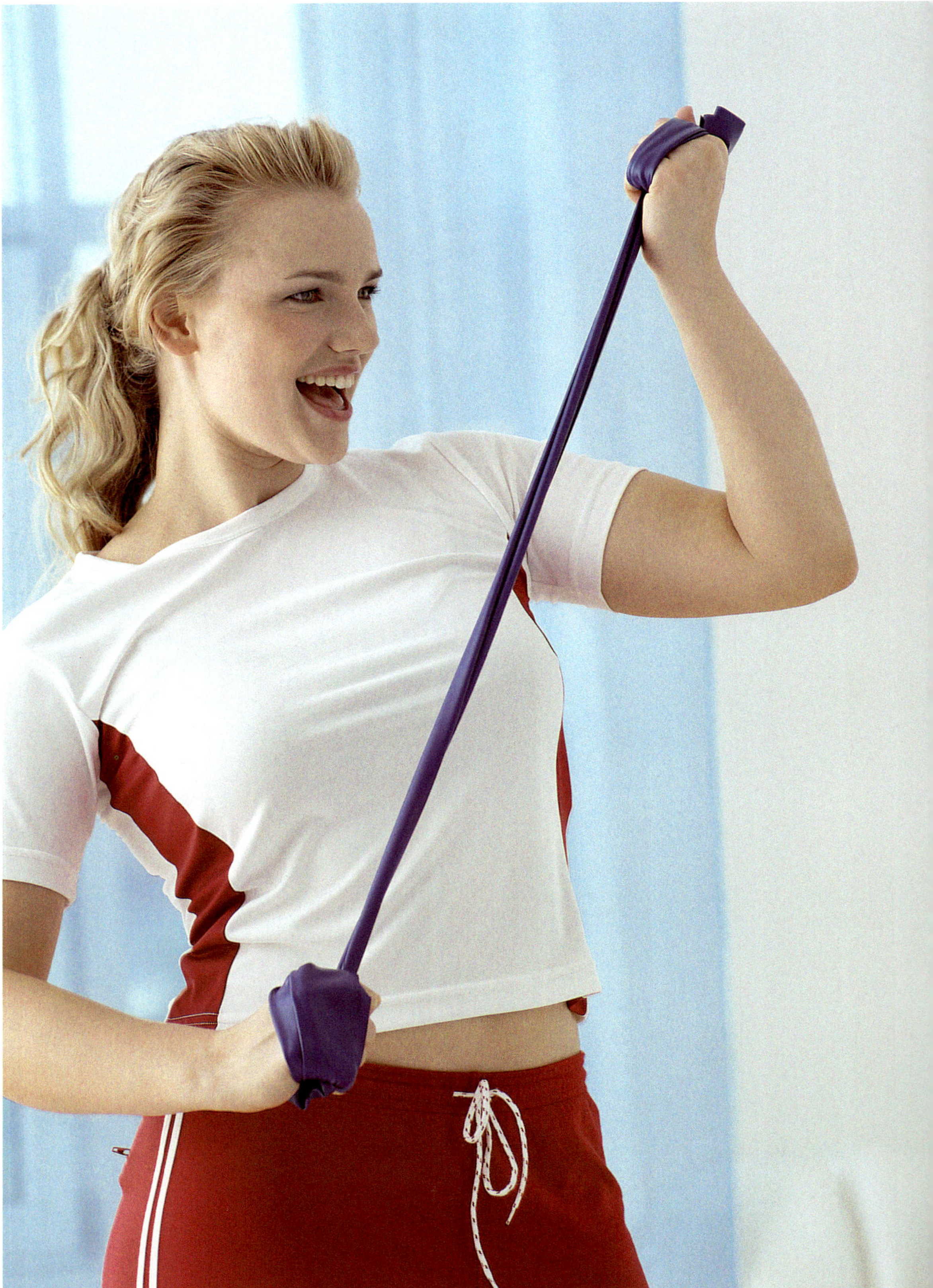

Den Kilos Beine machen

3

Sich mehr bewegen heißt, die Kalorienbremse beim Essen nicht allzu streng anziehen zu müssen. Vielleicht ist das für Sie schon genug Motivation, um körperlich aktiver zu werden. Die größte Belohnung stellt allerdings die gesteigerte Fitness, das verbesserte Befinden und Körpergefühl dar.

Körper in Bestform – mit Bewegung

Heizen Sie den Kalorienöfen in Ihren Muskeln mit mehr Aktivität im Alltag ein. Damit geben Sie den Fettzellen Zunder.

»Essen und Trimmen – beides muss stimmen!« Dieses Motto sollte auch Ihres werden. Denn auf Dauer erfolgreich schlank bleiben geht nur mit der Doppelstrategie aus bewusster Ernährung und vermehrter körperlicher Aktivität. Mit unserer Muskulatur verfügen wir über ein hochwirksames Fett verbrennendes System. Wir müssen die Öfchen nur aktivieren und regelmäßig nutzen. Knackpunkt ist, dass wir überwiegend sitzen und dadurch im Alltag im Grunde genommen kaum mehr Energie verbrauchen, wie für den Grundumsatz (= Energiebedarf zur Aufrechterhaltung der lebenswichtigen Stoffwechselfunktionen in Ruhe) nötig ist. Was nutzt dann eine Diät, bei der wir mit einfachen Rezepten den Kalorien-Input drosseln, aber den Kalorienverbrauch nicht durch mehr Bewegung beschleunigen?

Fettmobilisierung durch Bewegung

Kohlenhydrate sind die bevorzugte Energiequelle des Körpers. Und bei leichter Arbeit reichen die täglich zugeführten Kohlenhydratkalorien für diese Arbeit bereits aus. Die

Silkes Tipp

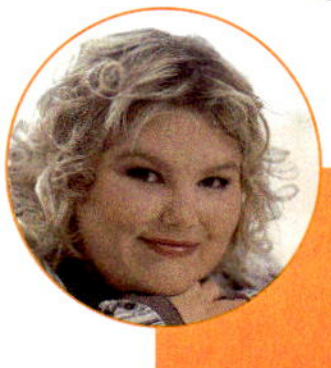

Starkes Übergewicht und Sport

Um abzunehmen, ist Sport wichtig, aber bei meinem Übergewicht so eine Sache. Gerade wenn man ein paar Pfunde mehr hat, darf Sport nicht so anstrengend für die Gelenke und Knochen sein. Ich gehe deshalb viel spazieren und mache jede Woche Aquaerobic, was wirklich effektiv ist. Außerdem will ich gar nicht so schnell abnehmen. Ich habe Angst, dass sich meine Haut den neuen Formen nicht gut anpassen kann und sich hässliche Hautlappen bilden, die dann am Körper herunterhängen.

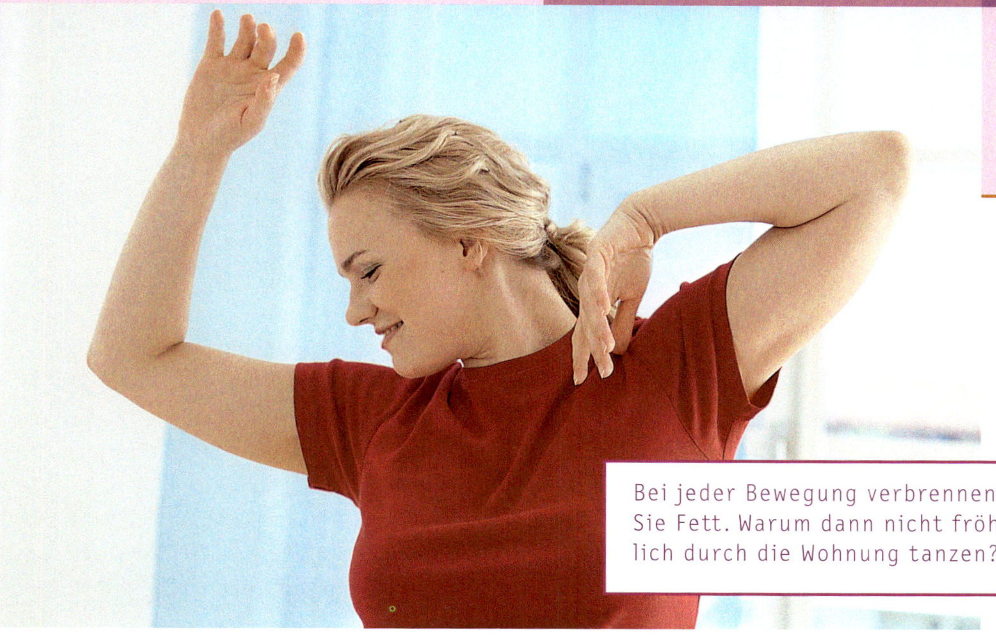

Bei jeder Bewegung verbrennen Sie Fett. Warum dann nicht fröhlich durch die Wohnung tanzen?

Fettreserven werden bei bewegungsarmer, sitzender Tätigkeit gar nicht erst angezapft. Und das kalorienreiche Fett, das wir gern und reichlich verzehren, wird dann ebenfalls nicht gebraucht. Es wandert sofort in die Fettdepots und wird gespeichert. Anders sieht es aus, wenn wir uns bewegen und angepasst, das heißt nach unserem tatsächlichen Bedarf ausgerichtet ernähren. Dann lässt sich auch bei etwas höherem Nahrungsfettanteil ein Bilanzausgleich erzielen. So brauchen sportlich Aktive keineswegs immer jedes Fettauge zu zählen. Um Übergewicht abzubauen und auf Dauer schlank zu bleiben, ist ein Mehr an Bewegung unbedingt erforderlich – zusammen mit einer bewussten Ernährung. Wollen Sie Ihr Gewicht halten, dann müssen Sie in Zukunft regelmäßig sportlich aktiv werden. Aus gesundheitlicher und gewichtsstrategischer Sicht erstrebenswert ist ein wöchentlicher Mehrverbrauch von 2000 Kilokalorien. Dies erreichen Sie, wenn Sie pro Woche drei bis vier Stunden trainieren (Vorsicht: Am Anfang aber nicht übernehmen!).

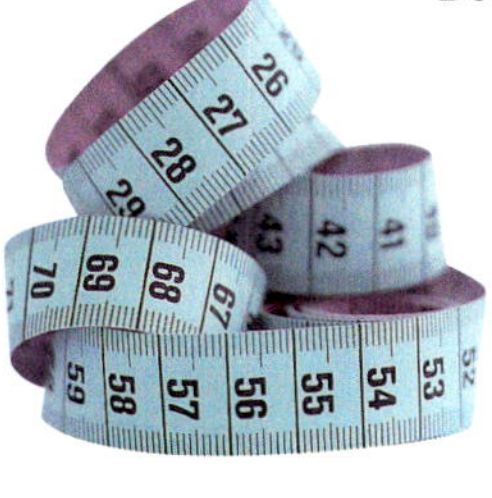

Die Alltagsaktivitäten umstellen

Es gibt mehr als genug Möglichkeiten sich zu bewegen, ohne dass Sie gleich auf den Sportplatz oder in ein Fitness-Studio gehen müssen. Wenn man wirklich alle Gelegenheiten nutzen würde, könnte man auf gezielten Sport als Mittel gegen Bewegungsmangel sogar verzichten. Bereits mit dem Aufstehen können Sie aktiv werden: Recken und Strecken mobilisiert die Gelenke und macht wach. Beim Zähneputzen ab und zu auf die Zehenspitzen stellen – schon haben Ihre Waden die erste Tageseinheit absolviert. Was Sie noch tun können, haben wir Ihnen im Ideal-Tipp unten zusammengestellt. Sie werden bald feststellen, dass Ihnen diese »kleinen« Aktivitäten gut tun – und dass Bequemlichkeit keineswegs wunschlos glücklich macht. Dennoch ist Ausgleichssport für viele ein zeitgemäßes Mittel gegen Bewegungsmangel, insbesondere für jene, die ungern auf Erleichterungen im Alltag wie Rolltreppen, Lift oder Fernbedienung verzichten.

Und noch einen Bonus haben all diese Aktivitäten. Neben den 200 Kilokalorien, die

Der Ideal-Tipp

Bewegung im Alltag

- Nutzen Sie Ihre Mittagspause, um ein paar Schritte an der frischen Luft zu gehen.
- Wenn möglich, hören Sie bei der Arbeit Musik. Wippen Sie mit den Füßen zum Rhythmus.
- Stehen und/oder gehen Sie beim Telefonieren.
- Wenn möglich, schaffen Sie sich einen Hund an. Er bringt Sie bestimmt jeden Tag für mindestens einen Spaziergang vor die Tür.
- Kleine Einkäufe zu Fuß oder per Rad erledigen. Dies spart auch Benzinkosten.
- Auf die Fernbedienung verzichten und fürs Umschalten aufstehen.
- Treppen anstatt Lift oder Rolltreppe benutzen – oder zumindest auf der Rolltreppe gehen.
- Bei öffentlichen Verkehrsmitteln eine Station früher aussteigen und nach Hause laufen.
- Abends Unternehmungen wählen, bei denen Sie noch mal raus kommen, wie ins Kino, Theater, zum Tanzen gehen oder Sport treiben.
- Im Garten arbeiten und regelmäßige Hausarbeit (auch mal Wohnung entrümpeln).
- Am Wochenende eine größere Rad- oder Wandertour planen.
- Alle Aktivitäten – auch Gehen, Stehen oder Sitzen – mit hoher Muskelspannung ausführen. Achten Sie auf Ihre Haltung.

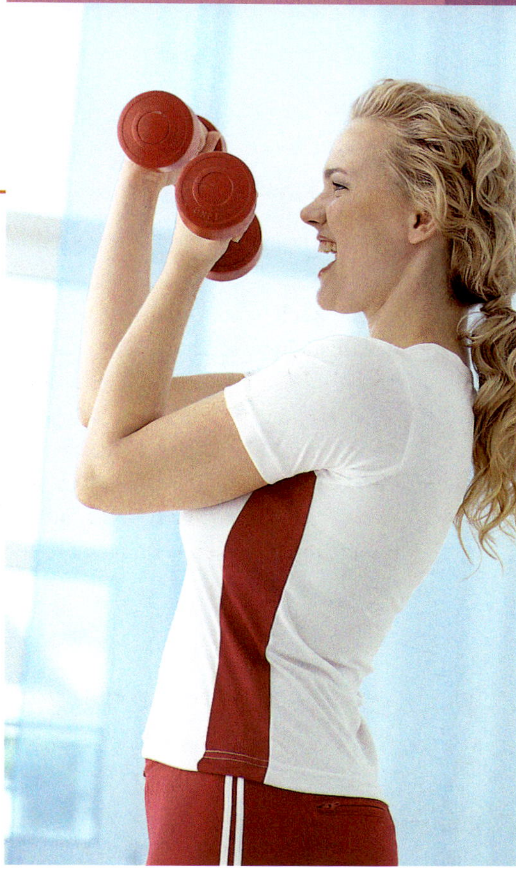

Unterbrechen Sie Ihre Schreibtischarbeit hin und wieder, und trainieren Sie auch Ihre Arme.

man so zusätzlich verbrennen kann, verändern sich damit allmählich Ihre Bewegungsgewohnheiten, und Sie werden von Grund auf aktiver. Diese kleinen Schritte können dazu beitragen, eines unserer Hauptübel zu bekämpfen, nämlich die lähmende Trägheit. Nutzen Sie diesen Aufschwung! Es bedarf regelmäßiger Anstöße, um aus dem Bequemlichkeitstrott herauszukommen, entweder täglich in Form kleinerer »Bewegungshappen« oder zirka dreimal pro Woche durch entsprechend ausdauernde Aktionen. Optimal wären tägliche körperliche Aktivitäten von zirka 30 Minuten; davon 2- bis 3-mal die Woche Ausdauer, 2-mal Kräftigung und 1- bis 2-mal Dehnen. Dies sollte unser Ziel sein. Und noch etwas: Nicht nur beim Essen ist die richtige Portionsgröße wichtig. Wer sich beim Sport anfänglich überfordert und deshalb frustriert das Fitnessprogramm bald wieder aufgibt, kommt nicht in den Genuss der purzelnden Pfunde.

Verbesserter Stoffwechsel – Figur in Form

Die positiven Auswirkungen eines Ausdauertrainings auf das Herz-Kreislauf-System sowie den Fett-, Kohlenhydrat- und Insulinstoffwechsel sind unumstritten. Neu sind dagegen Überlegungen, die das Krafttraining als eine ideale Ergänzung von Diäten sehen. Um überhaupt (Fett-)Kalorien in nennenswertem Umfang verbrennen zu können, sind schließlich ausreichend ausgeprägte Muskeln die Voraussetzung. Denn nur sie ergeben einen höheren Grundumsatz. Dagegen weist das träge Fettgewebe eine wesentlich geringere Stoffwechselaktivität auf. Ein weiterer Punkt ist der Muskelabbau als Folge rigoroser Diäten. Dem müssen Sie gegensteuern, denn nur in Muskeln wird Fett verbrannt. Je weniger Muskeln, desto schlechter nehmen Sie ab und desto

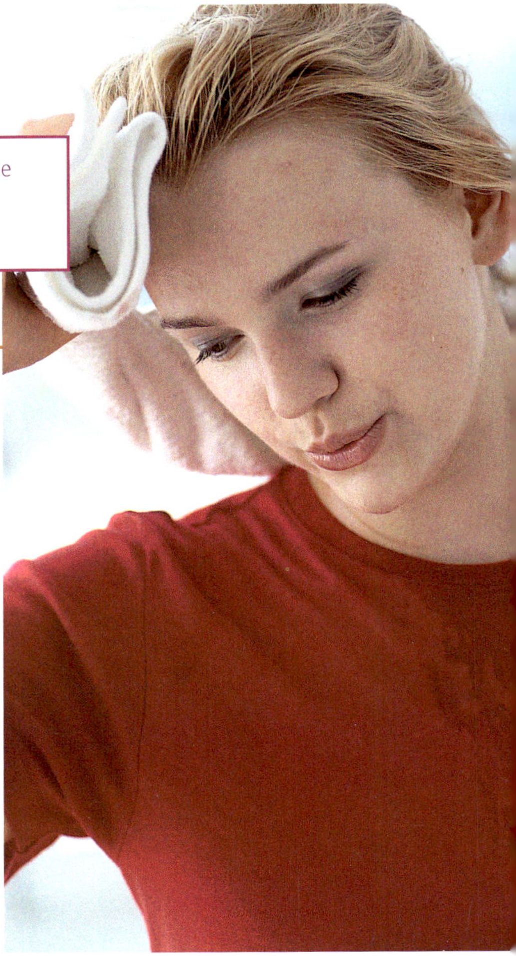

Lohn des Schweißes: Die Pfunde purzeln. Aber nur wer dabeibleibt, spürt auch den Erfolg.

eher nach Beenden einer Diät wieder zu. Daher der Jo-Jo-Effekt.
Beim Bodystyling durch einfache, kräftigende Übungen wie in unserem Workout ab Seite 167 gilt: Eine eventuelle Gewichtszunahme durch Muskelaufbau kann zwar vorübergehend den Fettabbau (das Resultat des Abnehmens) auf der Waage verdecken, denn Fett ist leichter als Muskelmasse. Ein Blick in den Spiegel auf die schlankere Linie zeigt aber, dass es sich lohnt, nicht nur auf den Zeiger der Waage zu schauen.

Pluspunkt »Nachverbrennung«

Darüber diskutieren Sportwissenschaftler heute. Nachverbrennung bedeutet, dass Sie nicht nur während des Trainings, sondern auch danach etwas für Ihre schlanke Linie tun. Als Erklärung heißt es, dass auch nach einem intensiven (Kraft-)Training der Grundumsatz erhöht bleibt und »Körperfett gleichsam im Nachbrenner eingeschmolzen« wird. Das hängt natürlich von der Dauer und Intensität der Belastung ab. Den größten Nutzen daraus werden allerdings nur gut trainierte Fitness-Sportler ziehen können, die in der Lage sind, intensive Belastungen über einen längeren Zeitraum überhaupt durchzuhalten.
Während traditionelle Trainingsempfehlungen für das Ziel »Kalorienverbrauch und Fettabbau durch körperliches Training« allein auf Ausdauertraining setzen, denkt man heute anders. So empfiehlt der Kölner Sportwissenschaftler Elmar Trunz, über die Woche verteilt Kraft- und Ausdauertraining zu kombinieren, um ihren Effekt auf Energieverbrauch, Erhaltung bzw. Zuwachs der Muskelmasse und Fettabbau optimal auszunutzen. Und noch etwas ist wichtig: Gut trainierte Ausdauersportler verbrennen bei geringen Belastungen deutlich mehr Fett als untrainierte. Dagegen verbrennen Anfänger, die bei niedrigen Belastungen bereits ihre Ausdauerleistungsgrenze erreichen, überwiegend Kohlenhydrate. Je besser der Trainingszustand also ist, desto mehr Fett kann eingeschmolzen werden. Auch die Vorstellung, dass Fett ausschließlich bei niedriger

Trainingsintensität verbrannt wird, ist nur bedingt richtig. Bei ruhigem Tempo ist zwar der prozentuale Anteil der Fettverbrennung an der gesamten Energiegewinnung (relativ) größer als bei intensiven Ausdauerbelastungen. Doch alles in allem wird bei höherer Intensität mehr Energie benötigt – und damit natürlich auch (absolut) mehr Fett verbrannt. Für Übergewichtige folgt daraus die praktische Konsequenz: Setzen Sie sich keine zu hohen Ziele für Umfang und Intensität. Verbessern Sie vor allem Ihre Ausdauer, denn nur wenn die Muskeln lange genug bewegt werden, verbrennen sie genügend Kalorien und damit auch Fett. Dafür sind Aktivitäten wie Laufen, Schwimmen, Radfahren oder Walking hervorragend geeignet.

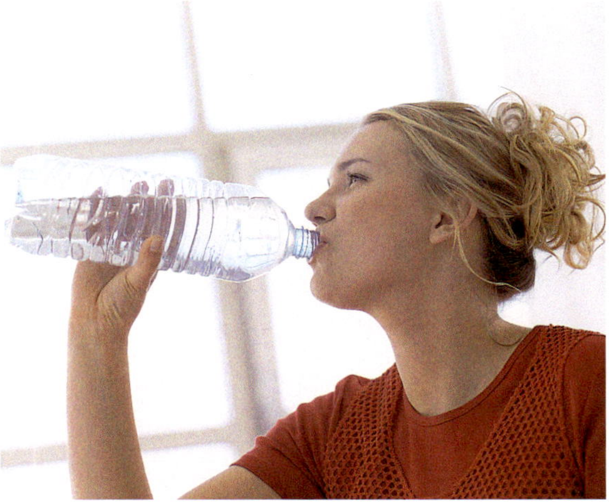

Trinken beim Sport nicht vergessen, denn Wasser hält Sie fit. Gut zwei Liter täglich sollten es allerdings schon sein.

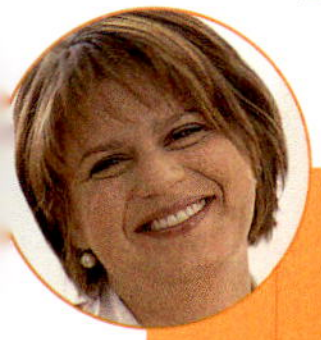

Iris' Tipp

Straffe Haut dank Sport

Ich bin viel gejoggt und habe dadurch regelmäßig abgenommen. Und obwohl ich viele Kilos verloren habe, blieb meine Haut straff. Vermutlich weil durch das regelmäßige Joggen Muskeln aufgebaut wurden und die Haut immer gut durchblutet war. Außerdem creme ich mich regelmäßig mit einer Körperlotion ein.

Straffe Haut – trotz Diät

Davor haben viele beim Abnehmen Angst: dass trotz Sport mit purzelnden Pfunden die Haut immer mehr unschöne Falten wirft

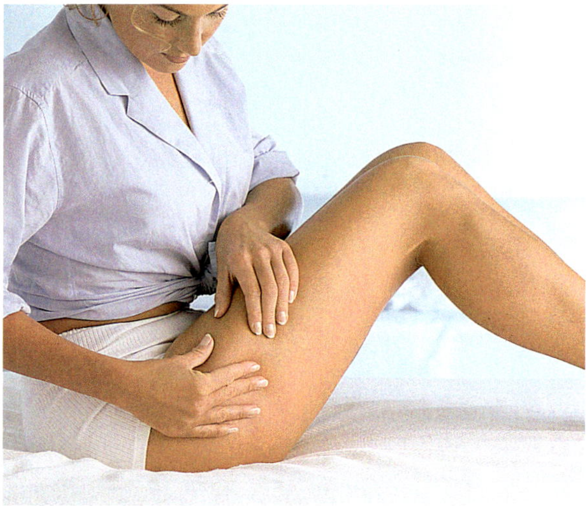

Der Kneiftest zeigt es: Bewegung beugt auch Zellulite vor.

Schmelzen beim Abnehmen die Fettzellen, kann sich die Haut oftmals nicht so schnell der neuen Situation anpassen. Dann hängt sie wie ausgeleiert herunter. Bei sehr massivem Übergewicht und bei strengen Diäten, wenn die Haut keine Zeit hat, sich auf den neuen Umfang einzustellen, kommt es – zwar selten – zu so genannten Fettschürzen: unschönen Hautlappen, die vom Bauch herunterhängen. Fünf wichtige Strategien helfen Ihnen, Ihre Haut auch nach der erfolgreichen Diät straff zu halten.

Fünf Strategien gegen Falten

→ Nehmen Sie nicht zu schnell ab. Je langsamer sich Ihre Haut auf die neue, schlanke Situation einstellen kann, desto besser ist es.

→ Treiben Sie viel Sport, und machen Sie gezielt Gymnastikübungen. Fast jede Körperregion lässt sich speziell trainieren, ganz besonders Bauch, Beine und Po, sodass dort, wo früher Fett wabbelte, jetzt straffe Muskeln den Body formen. Bemerken Sie, dass Ihre Haut an bestimmten Stellen an Spannkraft verliert, so trainieren Sie dagegen an. Das steigert gleichzeitig Ihren Kalorienverbrauch und Abnehmerfolg.

→ Pflegen Sie das Bindegewebe durch moderne Kosmetikpräparate. Denn das Bindegewebe hält die Haut straff. Helfen können beispielsweise Algenwickel, Aloe-Produkte oder hochwirksame Kosmetika mit Hibiskus und Mäusedorn bzw. Stechmyrte. Aber auch Salzbäder haben einen ähnlichen Effekt. Sie stärken das Bindegewebe, damit es jung bleibt und die Haut glättet.

→ Festigen Sie Ihr Bindegewebe durch Trockenbürsten mit einem Sisalhandschuh oder einer Massagebürste – am besten täglich morgens und abends. Zupfbehandlungen haben sich ebenfalls bewährt. Dabei heben Sie die Haut zentimeterweise zwischen Daumen und Zeigefinger schnell an und lassen sie wieder los. So »arbeiten« Sie sich schrittweise über Ihre Problemzonen. Zur Unterstützung reiben Sie die Haut vor der Behandlung mit durchblutungsfördernden (wie Ginseng oder Rosmarin) oder entschlackenden (Algen) Präparaten ein.

→ Essen Sie viel Gemüse und Obst. Besonders Vitamin C unterstützt das Bindegewebe, stabile Netze aufzubauen und somit elastisch zu bleiben. Zum Glück beschert die Ideal-Diät durch reichlich Obst und Gemüse einen großen Vorrat an diesem Hautstraffer-Vitamin. Nach der Theorie vieler Naturheilärzte stärkt auch eine säurearme und basenreiche Ernährung das Bindegewebe. Zu viel Säuren würden sich im Bindegewebe absetzen. Falten wären mögliche Folgen. Auch davor schützt die Ideal-Diät hervorragend. Denn die meisten Obst- und Gemüsesorten stellten sich in Versuchen als starke Basenbildner heraus.

Interview

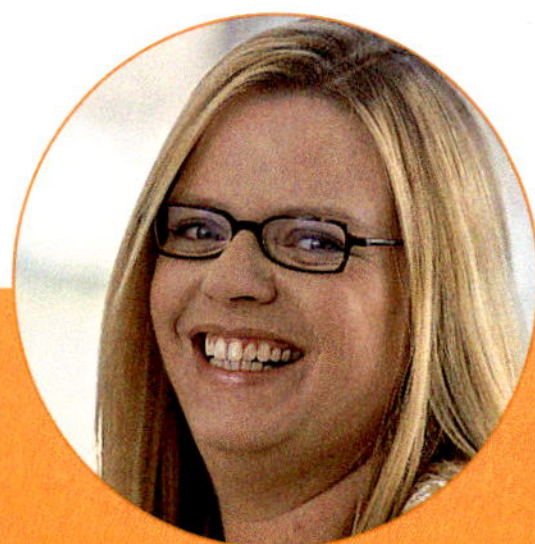

Schlaffe Haut durch Abnehmen

Frage: Du hast schon seit Jahren viele Kilos abgenommen. Nun leidest du unter einer so genannten Fettschürze. Was hast Du dagegen unternommen?

Britta: Ich habe eine Zeit lang viele Sit-ups gemacht, um die Bauchmuskeln zu stärken und damit auch die Haut über dem Bauch wieder etwas zu straffen. Aber leider war ich hierbei nicht so konsequent. Da möchte ich mich noch mal am Riemen reißen. Ich habe mir schon überlegt, ob ich mir die Schürze wegoperieren lassen soll. Doch das zahlt die Krankenkasse erst, wenn sich die Haut darunter entzündet hat! Ich hoffe immer noch, dass sich die Haut mit der Zeit wieder von allein zurückbildet.

Ausdauerübungen

Regelmäßige sportliche Aktivität powert den Stoffwechsel an und verhilft zu einer schlanken Linie

Durch die Kombination aus Ausdauertraining und kräftigenden Übungen steigern Sie nicht nur die Fettverbrennung, sondern Sie reduzieren auch das Schwinden der Muskelsubstanz, das bei ausschließlichem strengem Diäthalten zum Problem werden kann. Noch ein Tipp: Suchen Sie sich für Ihr Ausdauertraining als Motivationshilfe einen Partner, oder schließen Sie sich einer Walking- oder Laufgruppe an. Solche Gruppen bieten mittlerweile viele Vereine oder andere Organisationen an. Auch ein Hund als Partner auf vier Pfoten hält Sie bei Ihren Outdoor-Aktivitäten auf Trab.

Trainingspuls =
(HF max.* – HF in Ruhe**) x 0,6 – 0,75***
+ HF in Ruhe

* HF max. (= Herzfrequenz max.): 220 (Mann)/226 (Frau) minus Lebensalter
** HF in Ruhe (= Herzfrequenz in Ruhe, Ruhepuls): bitte per Hand oder Pulsuhr morgens im Liegen messen, direkt nach dem Aufwachen
*** Belastungsfaktor 0,6–0,75:
0,6 : Einsteiger
0,7 : mittel Trainierte
0,75: gut Trainierte

Laufen

Für eine optimale Fettverbrennung sind Aktivitäten wie Laufen, Schwimmen, Radfahren oder auch das gelenkschonende Walking hervorragend geeignet. Am besten bauen Sie 2- bis 3-mal pro Woche ein Training in Ihren normalen Tagesablauf ein. Nach einiger Zeit sollten Sie problemlos 45 bis 90 Minuten trainieren können.

Einstieg ins Laufen

Wenn Sie schon lange keine Ausdauersportarten mehr betrieben haben und älter als 35 Jahre sind, lassen Sie sich bitte vor Aufnahme eines Sportprogramms ärztlich untersuchen. Es empfiehlt sich, das Lauftraining langsam aufzubauen. Sie können sich an dem Plan rechts orientieren, um innerhalb von sechs Wochen entspannt eine halbe Stunde zu laufen. Dabei bedeuten die Trainingseinheiten, dass Sie das angegebene Pensum an drei Tagen pro Woche absolvieren. Also zum Beispiel jede Woche am Montag die 1. Einheit, am Mittwoch die 2. Einheit und am Samstag die 3. Einheit.
Vor dem Lauftraining bitte ca. 7 bis 10 Minuten locker warmgehen, danach ein Cool-

down mit ca. 5 Minuten Ausgehen und 5 Minuten Stretchen anhängen.
Beim Joggen ist es wichtig, dass Sie Ihren eigenen Lauf- und Atemrhythmus finden. Unterwerfen Sie sich keinen Vorgaben.

Herzfrequenz beim Laufen

Es gibt zahlreiche Pulsformeln. Eine Orientierung, welches Ihr Trainingspuls während des Laufens sein sollte, bietet die Formel nach Karvonen (siehe links). Jeder Mensch (und auch sein Herzschlag) ist individuell. Deshalb können die Pulsbereiche relativ stark schwanken. Weiterhin ist es für Anfänger schwer, die genaue Herzfrequenz durch Tasten des Pulses zu ermitteln, sodass sich die Anschaffung einer Pulsuhr empfiehlt.

Die Belastung steuern

Sie können den optimalen Fettverbrennungsbereich durch eine (leider nicht ganz kostengünstige) so genannte spiroergometrische Untersuchung beim Sportmediziner bestimmen lassen. Genauso gut können Sie

→ Woche 1:
- 1. Trainingseinheit:
  8 x 2 Min. Laufen, 1 Min. Gehpause
- 2. Trainingseinheit:
  6 x 3 Min. Laufen, 1 Min. Gehpause
- 3. Trainingseinheit:
  5 x 4 Min. Laufen, ca. 1:30 Min. Gehpause

→ Woche 2:
- 1. Trainingseinheit:
  5 x 4 Min. Laufen, 1 Min. Gehpause
- 2. Trainingseinheit:
  6 x 4 Min. Laufen, 1 Min. Gehpause
- 3. Trainingseinheit:
  5 x 5 Min. Laufen, ca. 1:30 Min. Gehpause

→ Woche 3:
- 1. Trainingseinheit:
  5 x 5 Min. Laufen, 1 Min. Gehpause
- 2. Trainingseinheit:
  6 x 5 Min. Laufen, 1 Min. Gehpause
- 3. Trainingseinheit:
  5 x 6 Min. Laufen, ca. 1:30 Min. Gehpause

→ Woche 4:
- 1. Trainingseinheit:
  5 x 6 Min. Laufen, 1 Min. Gehpause
- 2. Trainingseinheit:
  4 x 7 Min. Laufen, 1 Min. Gehpause
- 3. Trainingseinheit:
  3 x 9 Min. Laufen, 1 Min. Gehpause

→ Woche 5:
- 1. Trainingseinheit:
  3 x 10 Min. Laufen, 1 Min. Gehpause
- 2. Trainingseinheit:
  2 x 13 Min. Laufen, 2 Min. Gehpause
- 3. Trainingseinheit:
  2 x 15 Min. Laufen, 2 Min. Gehpause

→ Woche 6:
- 1. Trainingseinheit:
  2 x 15 Min. Laufen, 1 Min. Gehpause
- 2. Trainingseinheit:
  2 x 15 Min. Laufen, 1 Min. Gehpause
- 3. Trainingseinheit:
  1 x 30 Min. Laufen

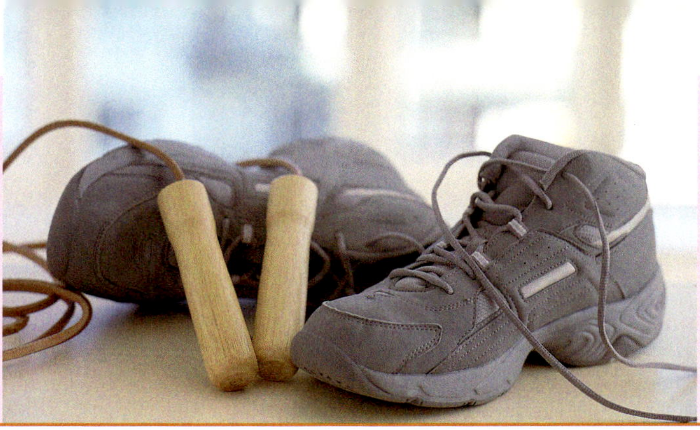

die Belastung aber auch nach der Skala des »subjektiven Empfindens während der Belastung« steuern (siehe Tabelle unten). Hierbei befindet man sich höchstwahrscheinlich im Bereich der Fettverbrennung.

Stufe	Belastungsempfinden
1 bis 2	sehr leicht
3 bis 4	leicht
5 bis 6	mittel
7 bis 8	schwer
9 bis 10	sehr schwer

Anfänger sollten sich im Bereich 3–6 wiederfinden, Trainierte im Bereich 5–6. Der Bereich 7–8 ist Leistungssportlern vorbehalten. Es gilt immer das Motto: »Laufen ohne zu schnaufen!«

Walken

Walking ist eine sanfte, aber dennoch sehr effektive und gelenkschonende Sportart. Es eignet sich besonders als Einstieg für wenig trainierte, ältere und übergewichtige Personen.

Einstieg ins Walking

Am besten bauen Sie 2- bis 3-mal pro Woche ein Training in Ihren normalen Tagesablauf ein. Es sollte nach einiger Zeit für Trainierte 45 bis 60 Minuten dauern. Für Anfänger empfiehlt sich der Plan rechts. Dabei bedeutet Trainingseinheit das Pensum eines Tages. Beispiel: Sie trainieren in der Woche 1 bis 4 jeweils montags 20 bis 30 Minuten und donnerstags 25 bis 30 Minuten. Dabei ist es wichtig, auf die Herzfrequenz (HF) zu achten. Sie sollte den angegebenen Wert nicht übersteigen.

10 Grundsätze fürs Walking

→ Langsam warmgehen
→ Knie leicht gebeugt halten
→ Über die ganze Ferse abrollen
→ Während des Walkens normal weiteratmen
→ Schultern tief, nicht hochziehen
→ Brustbein raus – aufrichten
→ Unterarme im 90°-Winkel halten und locker mitschwingen
→ Am besten die Handinnenflächen nach oben zeigen lassen – das fördert die aufrechte Haltung
→ Arme bewusst mit einsetzen. Dabei diagonal walken, d.h. rechten Arm und linken Fuß vor, dann linken Arm und rechten Fuß
→ Immer im Wohlfühltempo unterwegs sein. Man sollte sich noch unterhalten können!

→ Woche 1–4
1. Trainingseinheit:
20–30 Min., ca. 60% HF max.*
2. Trainingseinheit:
25–30 Min., ca. 60% HF max.*

→ Woche 5–8
1. Trainingseinheit:
35–40 Min., ca. 65–75% HF max.*
2. Trainingseinheit:
40–45 Min., ca. 65–75% HF max.*

→ ab Woche 9
Steigerung individuell auf bis zu 60 Min. bei max. 75% der HF max.

* HF max.: maximale Herzfrequenz = 220 (Mann)/226 (Frau) minus Lebensalter

Kräftigungs- und Dehnübungen

Auf den folgenden Seiten haben wir Ihnen ein Programm zusammengestellt, mit dem Sie nicht nur Ihre schlanke Linie erreichen, sondern auch halten – vorausgesetzt, Sie bleiben konsequent dabei, d.h. 3- bis 4-mal in der Woche Kräftigung und Dehnung. Planen Sie die Kraftübungen etwa 2-mal pro Woche ein, um zusätzlich zum Ausdauerprogramm die Muskeln zu stärken. Sie müssen nicht bis zur maximalen Wiederholungszahl trainieren, es reicht das subjektive Belastungsempfinden mittel!

Zu den Übungen

→ Wärmen Sie sich sowohl vor dem Ausdauer-, Kräftigungs- als auch Dehnprogramm immer auf, z.B. durch Auf-der-Stelle-Gehen oder Radfahren.

→ Bei den Übungen normal weiteratmen, Pressatmung vermeiden.

→ Übungen bitte ruhig und korrekt ausführen. Bei den Dehnübungen bis an Ihre Dehngrenze gehen, d.h., bis Sie ein leichtes Ziehen spüren.

→ Die Übungen auf einer weichen Unterlage ausführen, entweder auf einer Gymnastikmatte oder auf einem weichen Teppich.

→ Anfänger absolvieren so viele Wiederholungen wie möglich, maximal aber 20.

→ Halten Sie die Dehnposition für ca. 20 Sekunden. Je nach subjektivem Empfinden kann die Dehnung wiederholt werden!

Kraftübungen

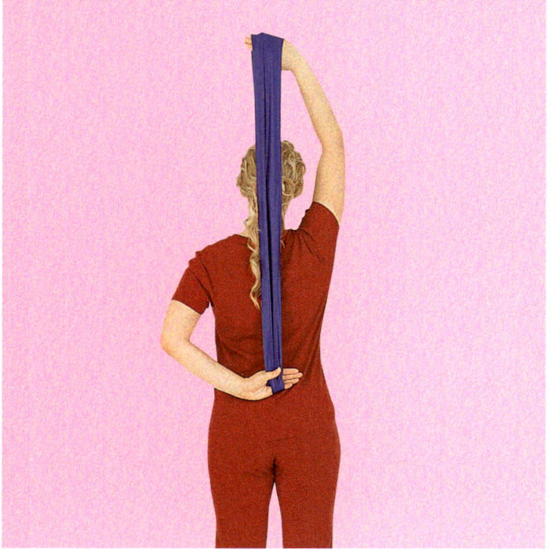

Übung 1

→ Trizeps

1. Hierfür benötigen Sie ein Theraband. Hüftbreit hinstellen, der Rücken ist gerade, der Bauch lang gespannt, leichtes Doppelkinn. Das Band mit den Händen hinter dem Rücken leicht spannen. Die linke Hand ruht in Beckenhöhe, der rechte Unterarm auf dem Kopf.

2. Den rechten Unterarm gegen den Widerstand des Bandes nach oben schieben, den hinteren Oberarmmuskel anspannen, dann wieder langsam in Richtung Kopf senken.

3. Dann den Arm wechseln.

Übung 2

→ Rücken

1. In Schrittstellung stehen, das rechte Bein steht vorn. Den Oberkörper so weit vorbeugen, dass hinteres Bein, Rücken und Kopf eine Linie bilden. Hände seitlich an den Kopf, Daumen an die Schläfen legen. Ellenbogen etwas nach hinten schieben.

2. Den Oberkörper langsam nach rechts drehen. Der Kopf ist gerade, er dreht sich mit.

3. Zurück in die Ausgangsposition. Dann das Bein wechseln und nach links drehen. Sobald Sie in die Bewegung gehen, ausatmen und den Bauch unter Spannung halten.

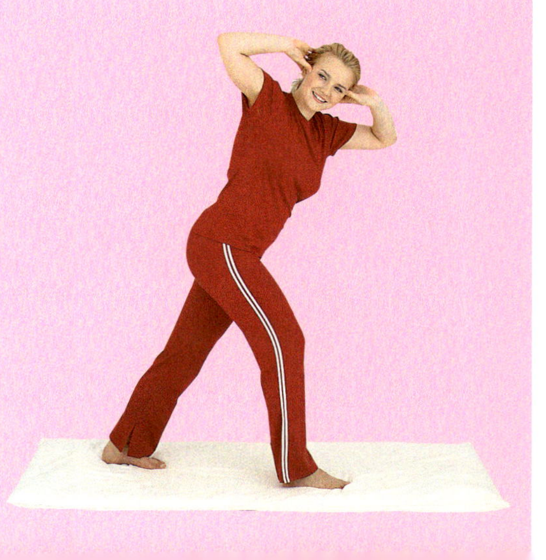

Übung 3

→ Oberschenkelvorder- und -rückseite, Gesäßmuskulatur

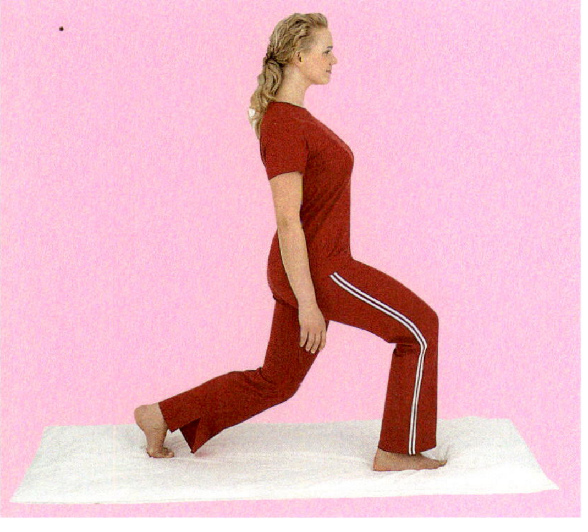

1. Gehen Sie in eine weite Schrittstellung, dabei muss das vordere Knie senkrecht über dem Fußgelenk bleiben. Die hintere Fußspitze ist aufgestellt, beide Fußspitzen zeigen nach vorn. Der Oberkörper bleibt aufgerichtet.

2. Stellen Sie sich vor, ein Lot zieht Sie von der Hüfte direkt nach unten. Im Wechsel nach unten gehen und wieder aufrichten.

3. Dann die Übung mit dem anderen Bein durchführen.

Für die Übung 1 bis 3:

→ Wiederholungen Anfänger:
Übung 1 und 3: 5 bis zu 20 pro Satz
Übung 2: 10 pro Seite
Sätze Anfänger
1 bis 3
Pause Anfänger
nach subjektivem Empfinden, ca. 1 bis 3 Minuten

→ Wiederholungen Fortgeschrittene:
pro Satz 15 bis 20
Sätze Fortgeschrittene
3 bis 5
Pause Fortgeschrittene
nach subjektivem Empfinden, ca. 1 bis 3 Minuten

Variante

→ Legen Sie beim Nach-unten-Gehen und Hochkommen jeweils eine kurze Pause ein.

→ In der tiefen Stellung bleiben und dort ein paar Zentimeter auf- und abbewegen.

Übung 4

→ Gerade und schräge Bauchmuskulatur

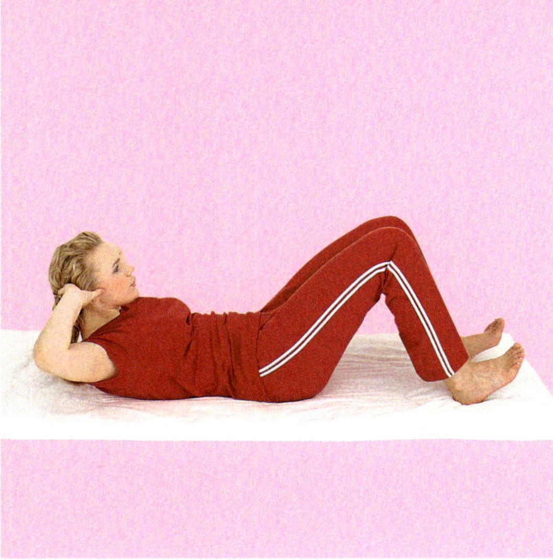

1. Auf den Rücken legen, die Beine sind aufgestellt. Legen Sie die Hände in Höhe der Ohren an den Kopf. Stellen Sie sich vor, den Bauchnabel in Richtung Wirbelsäule zu schieben. Atmen Sie dabei aber bewusst weiter.

2. Heben Sie den Kopf und die Schultern vom Boden ab (dabei nicht einrollen, d.h. den Nacken lang lassen).

3. Ziehen Sie sich nun mit der Kraft der Bauchmuskeln nach oben Richtung Decke. Legen Sie Kopf und Schultern in den Pausen zwischen den Wiederholungen nicht ab. Atmen Sie beim Hochkommen aus!

Übung 5

→ Seitliche und gerade Bauchmuskulatur

1. Auf den Rücken legen, die Beine sind aufgestellt. Halten Sie einen Arm angewinkelt, die Hand liegt hinter dem Ohr, der andere Arm liegt zur Seite ausgestreckt am Boden. Bauen Sie die Spannung auf, wie in der Übung 4 beschrieben.

2. Kopf und Schulterblatt des angewinkelten Arms von der Unterlage abheben, dabei zieht der Oberkörper diagonal in Richtung Knie. Legen Sie die Schulter und den Kopf in den Pausen zwischen den Wiederholungen nicht ab.

3. Dann die Seite wechseln.

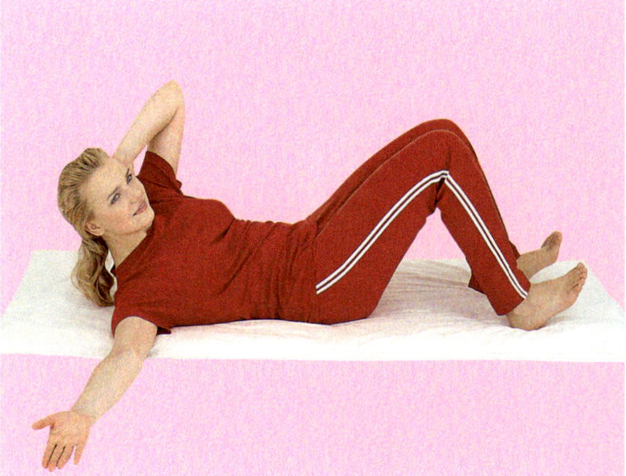

Übung 6

→ Oberschenkelrückseite, Gesäßmuskulatur und Rücken

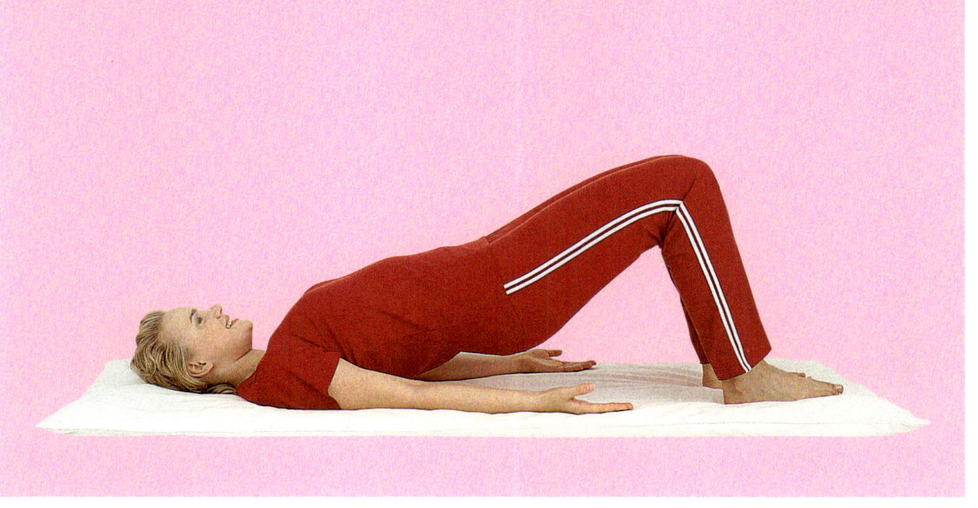

Für die Übungen 4 bis 6

→ Wiederholungen Anfänger pro Satz
so viele wie möglich, bis zu 20
Sätze Anfänger
1 bis 3
Pause Anfänger
nach subjektivem Empfinden, ca. 2 bis 3 Minuten

→ Wiederholungen Fortgeschrittene pro Satz
15 bis 20
Sätze Fortgeschrittene
3 bis 5
Pause Fortgeschrittene
nach subjektivem Empfinden, ca. 1 bis 3 Minuten

Nach Übung 5: In der Pause die Beine lang ausstrecken, die Arme sind hinter dem Kopf gestreckt. Atmen Sie tief in den Bauch, wobei sich die Bauchdecke wölbt.

1. Auf den Rücken legen. Bauch, Rücken und Gesäß anspannen.

2. Heben Sie das Becken mithilfe dieser Spannung, bis der Oberkörper und die Oberschenkel eine Linie bilden. Spannen Sie das Gesäß fester an, einatmen und langsam wieder mit der Gesäßspannung nach unten gehen. Das Becken nicht ganz ablegen.

3. Das Becken heben und senken.

Variante

Bleiben Sie in der Endposition, und strecken Sie ein Bein aus. Die Oberschenkel bleiben dabei parallel, der Fuß ist angezogen. Achten Sie darauf, das Becken gerade und das Gesäß auf der erreichten Höhe zu halten.

Übung 7

→ Oberschenkelanzieher, Rückenmuskulatur

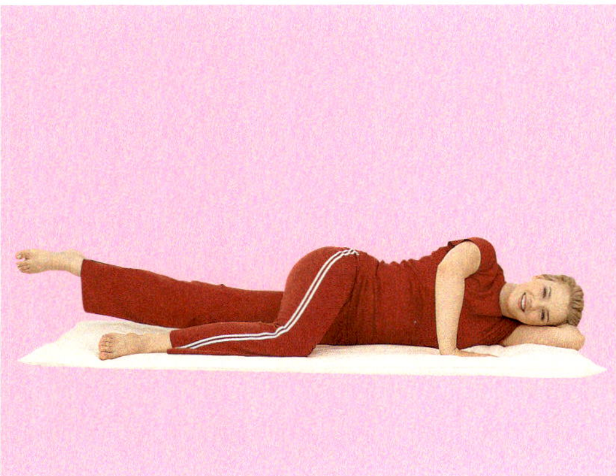

1. Auf die linke Seite legen. Der Kopf ruht auf dem unteren Arm. Mit dem anderen Arm vor der Brust abstützen. Das obere Bein liegt angewinkelt vor dem Körper, das untere ist in Verlängerung des Rückens gestreckt.

2. Den linken Fuß locker lassen. Heben und senken Sie nun das untere Bein im Wechsel, dabei das Bein aber immer kurz über dem Boden anhalten. Behalten Sie während der Übung die Spannung im gesamten Körper bei!

3. Dann die Seite wechseln.

Übung 8

→ Oberschenkelabspreizer, Gesäßmuskulatur

1. Auf die linke Seite legen. Das untere Bein ist angewinkelt, das obere in Verlängerung des Rückens gestreckt. Der Kopf ruht auf dem angewinkelten Arm, mit dem anderen Arm stützen Sie sich vor der Brust ab.

2. Heben und senken Sie das obere Bein. Dabei ist der Fuß locker, die Spitze zeigt nach vorn unten. Führen Sie die Ferse in Richtung Decke. Bei richtiger Ausführung reicht das Bein nicht sehr weit nach oben! Das Becken darf nicht nach vorn oder hinten kippen.

3. Dann die Seite wechseln.

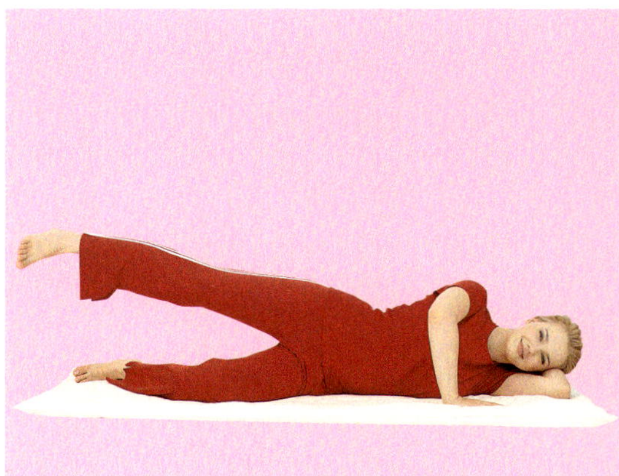

Übung 9

→ Gesäßmuskulatur, hintere Oberschenkelmuskulatur, unterer Rücken

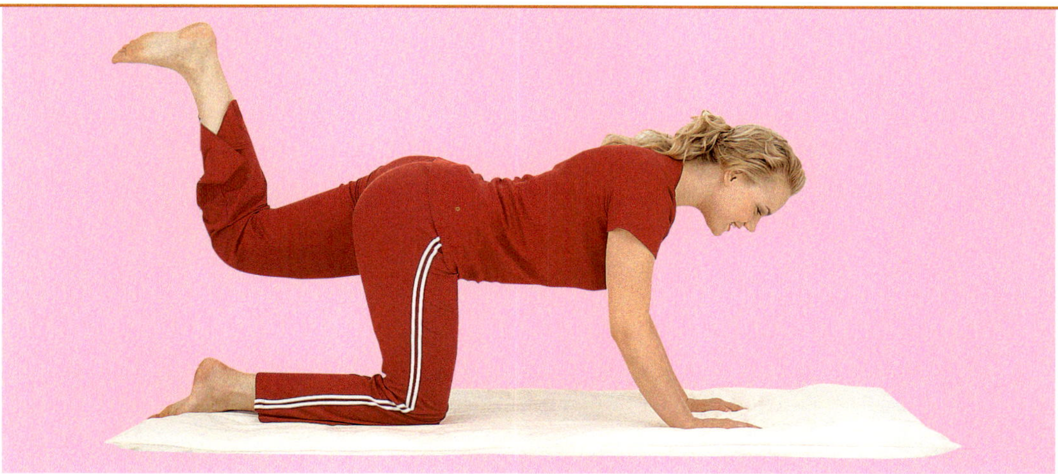

Für die Übungen 7 bis 9

→ Wiederholungen Anfänger pro Satz
so viele wie möglich, bis zu 20
Sätze Anfänger
1 bis 3
Pause Anfänger
Übung 7 und 8: beim Beinwechsel keine
Übung 9: beim Beinwechsel nur eine kurze Pause

→ Wiederholungen Fortgeschrittene pro Satz
15 bis 20
Sätze Fortgeschrittene
3 bis 5
Pause Fortgeschrittene
Übung 7 und 8: beim Beinwechsel keine
Übung 9: beim Beinwechsel nur eine kurze Pause

1. Knien Sie im Vierfüßlerstand mit gestreckten Armen. Achten Sie während der gesamten Übung darauf, dass Rücken und Hüfte gerade bleiben. Spannen Sie die Gesäß-, Bauch- und Beckenmuskulatur an.

2. Winkeln Sie ein Bein ab Richtung Decke. Der Fuß ist angezogen. Den Oberschenkel ein paar Zentimeter heben und senken.

3. Dann die Übung mit dem anderen Bein durchführen.

Variante

Fortgeschrittene können die Übung auch auf dem Bauch liegend durchführen. Dabei darauf achten, dass die Hüfte während der ganzen Übung auf dem Boden liegt.

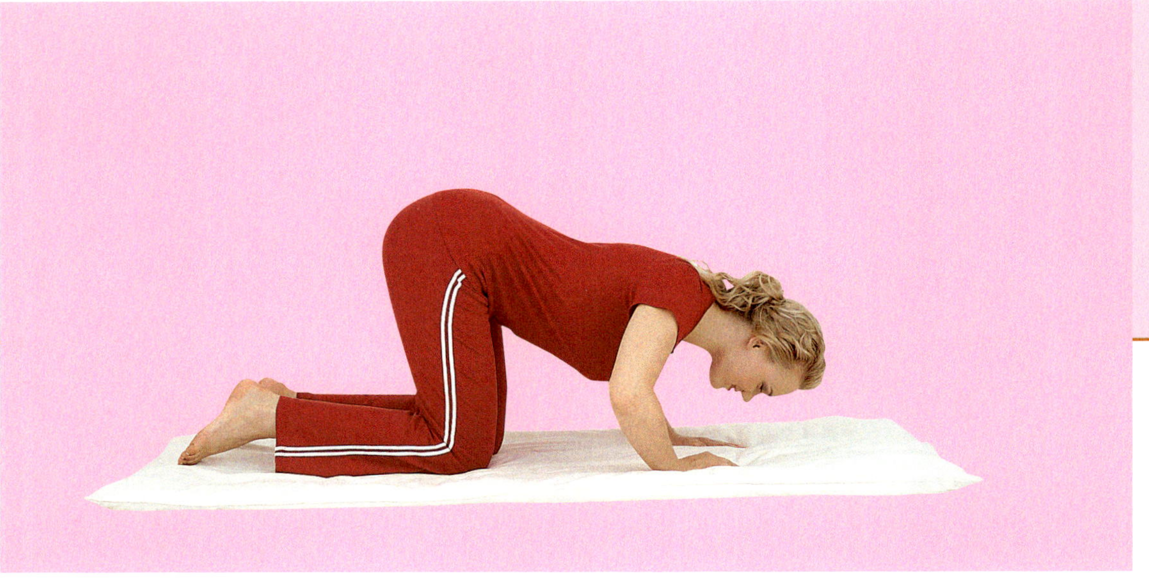

Übung 10

→ Brustmuskulatur, vordere Schultermuskulatur und Trizeps

→ Wiederholungen Anfänger pro Satz
so viele wie möglich, max. 15
Sätze Anfänger
1 bis 2
Pause Anfänger
nach subjektivem Empfinden, ca. 2 bis 3 Minuten

→ Wiederholungen Fortgeschrittene pro Satz
10 bis 15
Sätze Fortgeschrittene
3
Pause Fortgeschrittene
nach subjektivem Empfinden, ca. 1 bis 3 Minuten

1. Knien Sie im Vierfüßlerstand. Oberkörper bis Gesäß bilden eine Gerade. Die Arme sind etwa schulterbreit geöffnet. Die Fingerspitzen zeigen nach vorn oder leicht nach innen.

2. Heben und senken Sie den Oberkörper im Wechsel. Achten Sie darauf, dass die Wirbelsäule nicht durchhängt – behalten Sie bei der Übung die Spannung in Rücken und Bauch bei.

Variante

→ Halten Sie den Oberkörper in der abgesenkten Position kurz, dann wieder heben.

→ Führen Sie die Übung in der Liegestützposition mit gekreuzten Unterschenkeln durch, wobei der Auflagepunkt oberhalb des Kniegelenks ist. Gut Trainierte versuchen, die Beine bei der Übung gestreckt zu lassen!

Übung 11

→ Tiefe Bauchmuskulatur

→ Haltezeit Anfänger pro Satz
10 bis 20 Sekunden
Sätze Anfänger
1 bis 3
Pause Anfänger
nach subjektivem Empfinden, ca. 1 Minute

→ Haltezeit Fortgeschrittene pro Satz
20 bis 25 Sekunden
Sätze Fortgeschrittene
3 bis 5
Pause Fortgeschrittene
nach subjektivem Empfinden, ca. 1 Minute

1. Knien Sie im Vierfüßlerstand, der Oberkörper ruht auf den Unterarmen, die Ellenbogen befinden sich genau unterhalb der Schultern. Spannen Sie Bauch, Rücken und Gesäß an.

2. Heben Sie beide Knie mithilfe dieser Spannung ein paar Zentimeter vom Boden ab und halten Sie sie dort.
Ganz wichtig: Atmen Sie während des Haltens normal weiter!

Variante

→ Halten Sie die Knie in der gehobenen Position etwas, und heben und senken Sie sie ein paar Zentimeter.

→ Fortgeschrittene stützen sich auf den Händen ab.

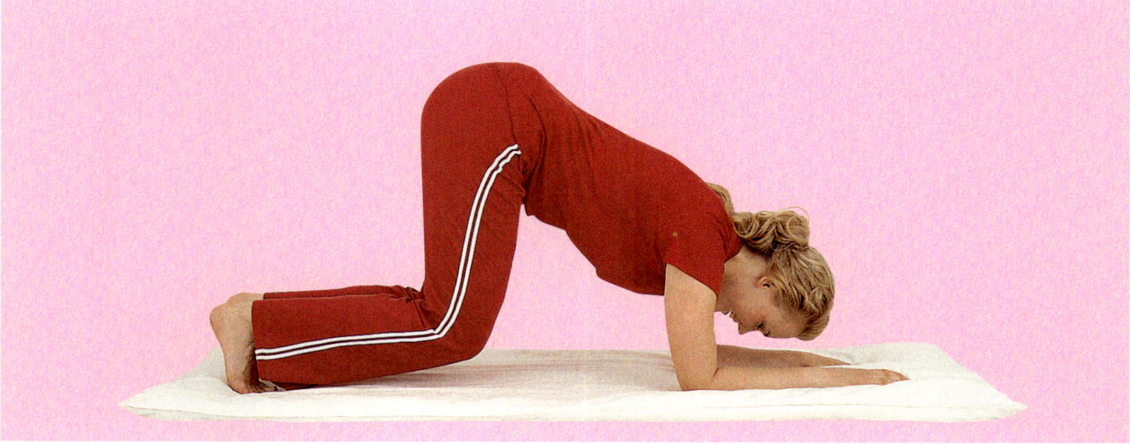

Nachdehn-Programm

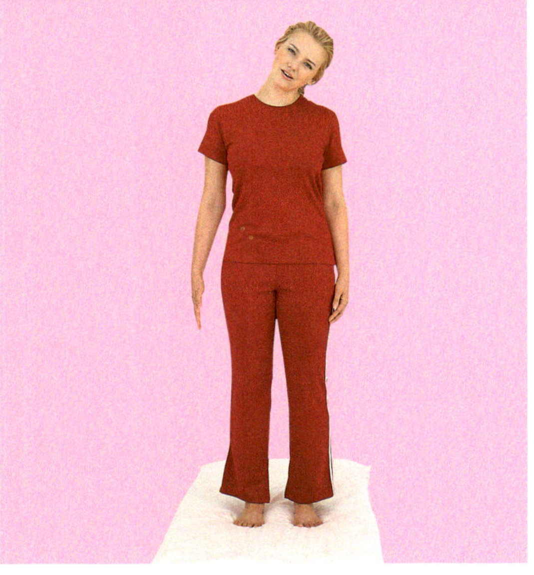

Übung 1

→ Halsmuskulatur

1. Stellen Sie sich hin, Füße hüftbreit auseinander. Die Knie sind leicht gebeugt.

2. Bewegen Sie den Kopf in Richtung Schulter. Die Schultern bleiben dabei waagerecht. Lassen Sie die Arme entspannt parallel zum Körper hängen. Zur Unterstützung können Sie mit der angewinkelten Hand des gegenseitigen Armes in Richtung Boden ziehen.

3. Dann den Kopf in die andere Richtung dehnen.

Übung 2

→ Brustmuskulatur

1. Stellen Sie sich hin, die Füße stehen hüftbreit auseinander. Die Knie sind leicht gebeugt.

2. Strecken Sie die Arme zur Seite aus und winkeln die Unterarme an. Dann die Arme nach rückwärts schieben. Die Handinnenflächen zeigen in Richtung Kopf, die Daumen nach hinten. Bleiben Sie während der gesamten Dehnung im aufgerichteten Stand.

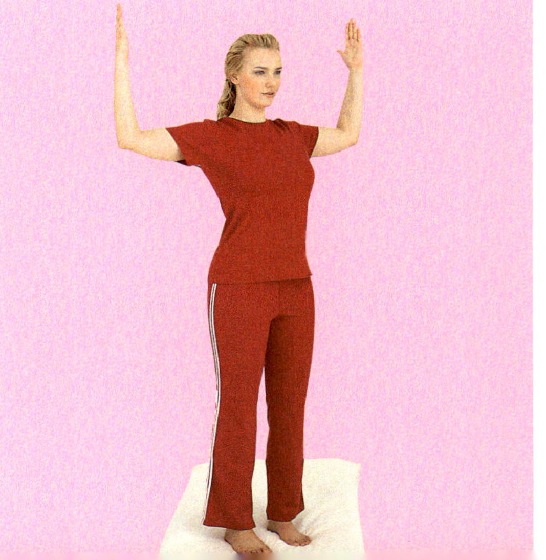

Übung 3

→ Schultermuskulatur

1. Stellen Sie sich hin, die Füße stehen hüftbreit auseinander. Die Knie sind leicht gebeugt.

2. Falten Sie die Hände hinter dem Rücken, und ziehen Sie diese vorsichtig mit gestreckten Armen vom Körper weg. Halten Sie hier die Dehnung.
Wichtig: Achten Sie darauf, dass der Körper gerade aufgerichtet bleibt.

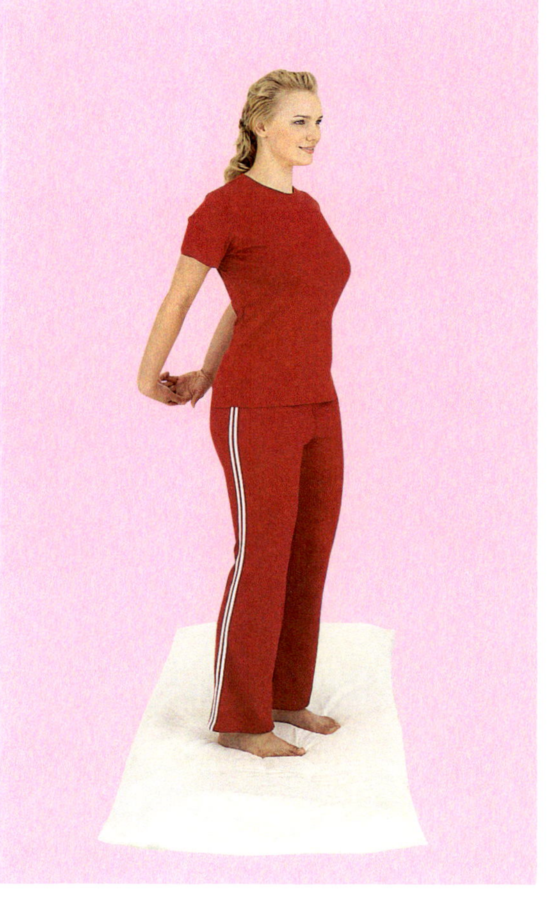

Variante

→ Diese Übung können Sie auch im Sitzen, beispielsweise im Büro, ausführen. Setzen Sie sich dazu vorn auf eine Stuhlkante. Dabei auf einen geraden Rücken achten. Strecken Sie Ihr Brustbein etwas nach vorn.

Übung 4

→ Armstreckermuskulatur

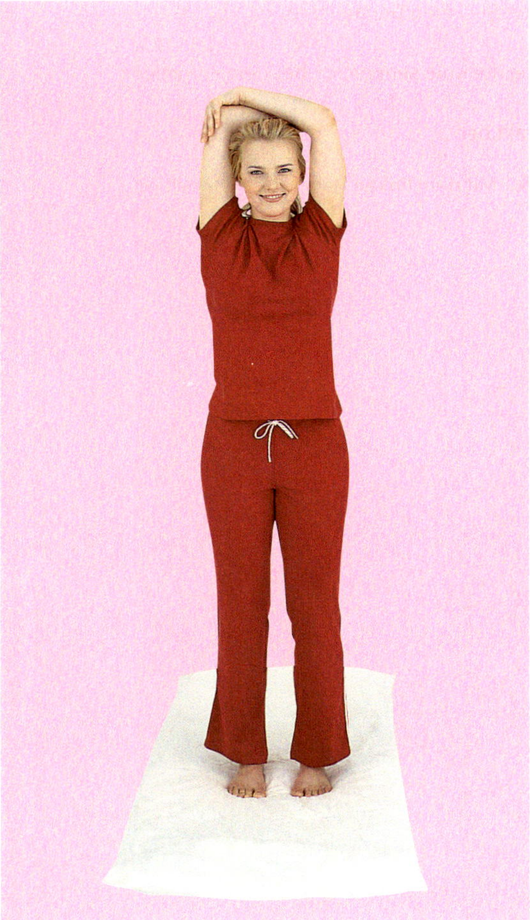

1. Stellen Sie sich hin, die Füße stehen hüftbreit auseinander. Die Knie sind leicht gebeugt. Strecken Sie beide Arme neben dem Kopf nach oben.

2. Fassen Sie nun mit der linken Hand den Ellenbogen des rechten Arms, und ziehen Sie den angewinkelten Arm dabei in Richtung hinter den Kopf. Die Hand des rechten Arms liegt zwischen den Schulterblättern.

3. Dann die Übung mit dem anderen Arm durchführen.

Der Ideal-Tipp

Führen Sie die Dehnübungen so oft wie möglich durch. Dehnen schützt nach neueren Erkenntnissen zwar nicht vor Muskelkater. Es erhöht aber auf jeden Fall Ihre Beweglichkeit und verbessert Ihre Körperwahrnehmung! Damit verhelfen die Übungen Ihnen zu einer aufrechten Haltung.

Übung 5

→ Wadenmuskulatur

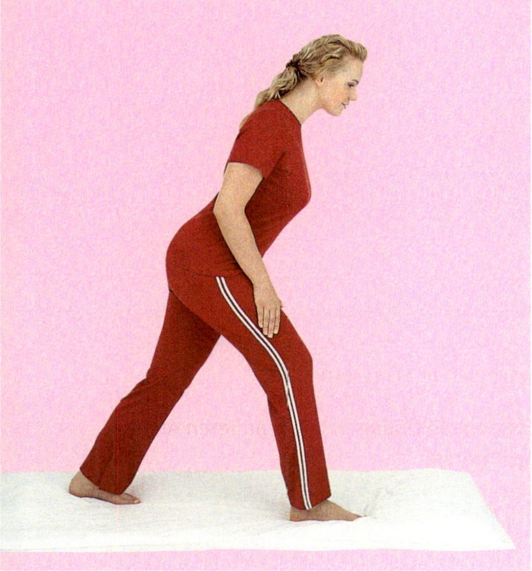

1. Gehen Sie mit dem rechten Bein in Schrittposition. Beide Füße zeigen parallel nach vorn. Mit den Händen auf dem rechten Oberschenkel abstützen. Die Daumen zeigen nach innen.

2. Verlagern Sie das Gewicht nach vorwärts, bis Sie einen Dehnungsreiz in der linken Wade spüren. Achten Sie darauf, dass das rechte Knie senkrecht über dem Fußgelenk bleibt und die linke Ferse immer Bodenkontakt behält.

3. Mit dem linken Bein in Schrittposition gehen und die Übungen durchführen.

Übung 6

→ Hintere Oberschenkelmuskulatur

1. Machen Sie einen Schritt vorwärts. Das Körpergewicht ruht auf dem hinteren Bein. Die vordere Ferse ist aufgestellt. Die Knie sind leicht gebeugt. Legen Sie die Hände auf die Oberschenkel, die Daumen zeigen nach innen.

2. Gehen Sie mit dem geraden Oberkörper – aus der Hüfte beugend – in die Dehnung. Versuchen Sie dabei das Gesäß nach hinten, Tendenz nach oben zu schieben, dadurch erhöhen Sie die Dehnwirkung.

3. Mit dem anderen Fuß in Schrittposition gehen und die Übung durchführen.

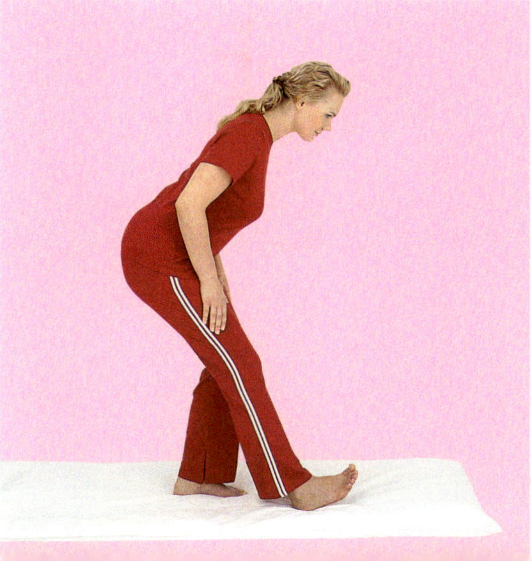

Übung 7

→ Hüftbeugemuskulatur

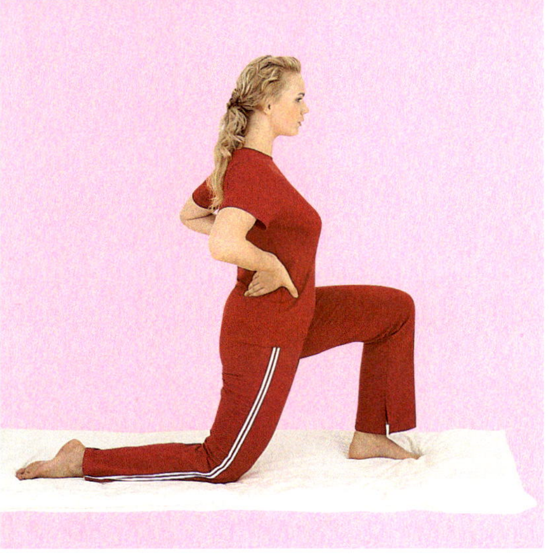

1. Gehen Sie in einen weiten Ausfallschritt, der hintere Unterschenkel liegt auf der Unterlage. Das vordere Bein ist angewinkelt.

2. Schieben Sie das Becken nach vorn in die Dehnung. Achtung: Das vordere Knie bleibt senkrecht über dem Fußgelenk. Der Oberkörper bleibt aufgerichtet. Stützen Sie sich mit den Armen in der Seite ab.

3. Dann mit dem anderen Fuß den Ausfallschritt machen und die Übung wiederholen.

Übung 8

→ Gesäßmuskulatur

1. Auf den Rücken legen und beide Beine nach oben strecken. Das rechte Bein über das linke schlagen, sodass das rechte Knie auf dem Oberschenkel des linken Beines liegt.

2. Das linke Bein anwinkeln und zu sich heranziehen.

3. Dann das Bein wechseln.

Variante

Das untere Bein nicht anwinkeln, sondern gestreckt zu sich heranziehen.

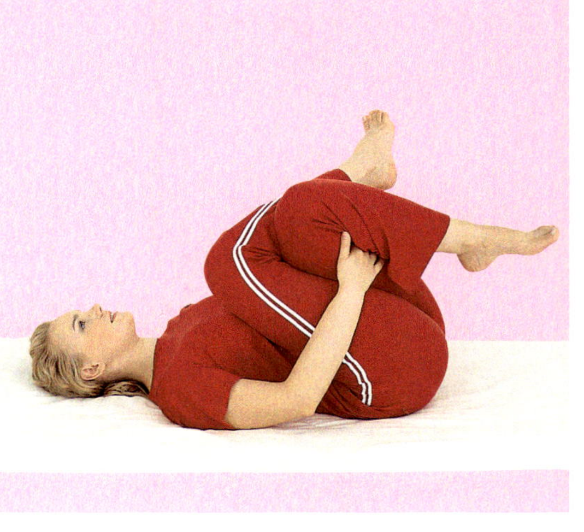

Übung 9

→ Beinanziehmuskulatur

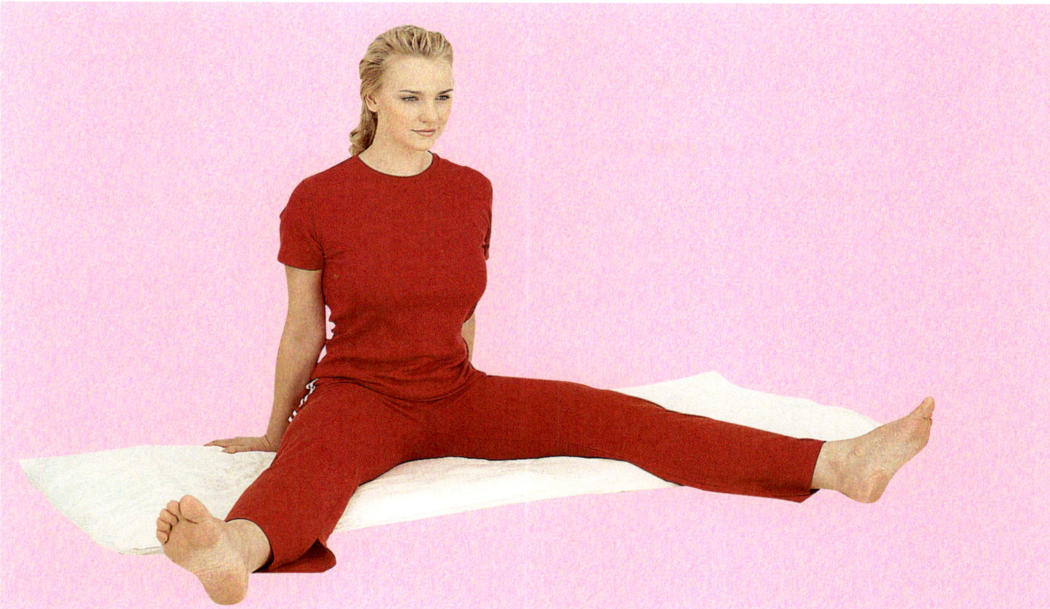

Variante

Stellen Sie bei der Übung auch die Finger gestreckt auf, d.h., nur die Fingerspitzen berühren den Boden. Dadurch erhöht sich der Dehnungsreiz in den Oberschenkeln.

1. Setzen Sie sich mit gestreckten und gespreizten Beinen auf Ihre Matte. Richten Sie den Oberkörper aus dem Becken heraus auf. Die Arme sind gestreckt hinter dem Körper aufgestellt.

2. Gehen Sie nun mit geradem Oberkörper in die Dehnung nach vorn, bis Sie einen Dehnungsreiz in den Oberschenkeln spüren.

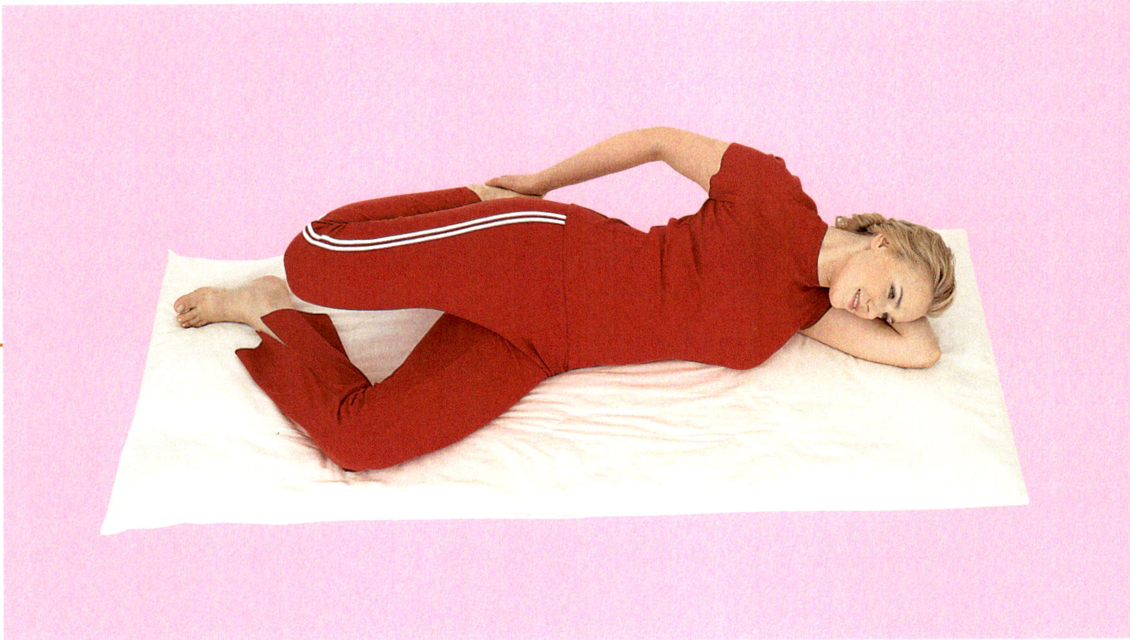

Übung 10

→ Vordere Oberschenkelmuskulatur

1. Legen Sie sich auf die linke Seite, der Kopf ruht auf dem angewinkelten unteren Arm. Winkeln Sie das linke Bein an, um die Lage zu stabilisieren.

2. Fassen Sie den rechten Fuß mit der rechten Hand am Fußgelenk, und ziehen Sie ihn vorsichtig in Richtung Gesäß. Der Fuß muss das Gesäß nicht berühren (Vorsicht bei Knieproblemen!). Zur Verstärkung der Dehnung können Sie auch noch die Bauch- und Gesäßmuskulatur anspannen. Behalten Sie auch im Liegen eine gerade Haltung mit dem Oberkörper bei.

3. Wiederholen Sie die Dehnung auf der rechten Seite liegend.

Variante

→ Sie können diese Dehnung auch in der Bauchlage ausführen. Winkeln Sie das rechte Bein an, und fassen Sie mit der rechten Hand den Fuß am Fußgelenk. Lassen Sie dabei beide Hüftknochen auf der Unterlage. Dann das Bein wechseln.

→ Um die Übung zu erleichtern, können Sie den Fuß auch mit einem Handtuch heranziehen!

Übung 11

→ Rückenstreckermuskulatur

1. Legen Sie sich auf den Rücken, und ziehen Sie die Beine an. Umfassen Sie mit den Armen die Unterschenkel.

2. Ziehen Sie diese zum Oberkörper heran. Versuchen Sie den Rücken so weit wie möglich rund zu machen.
Wenn Ihnen diese Position angenehm ist, können Sie gern länger in der Dehnung bleiben und mit einer kurzen Entspannung dieses Programm ausklingen lassen.

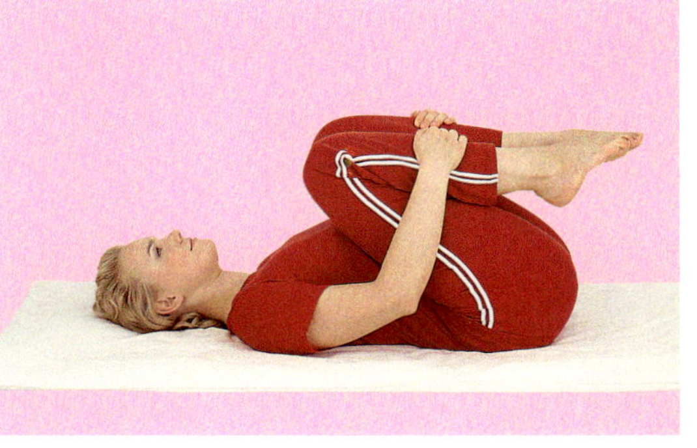

Interview

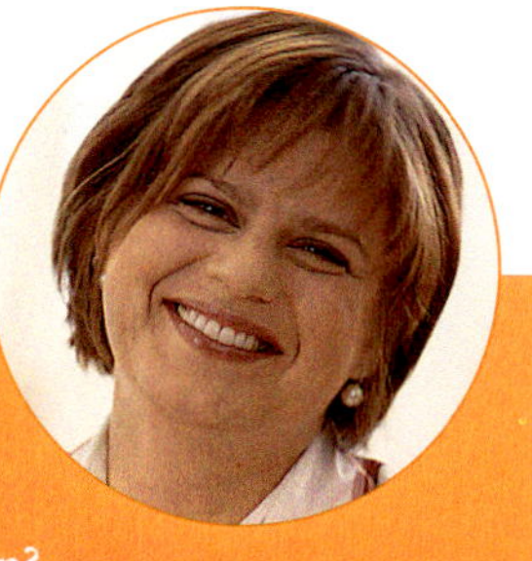

Abnehmen mit Sport

Frage: Welche Bedeutung hat der Sport für dich beim Abnehmen?

Iris: Ich glaube, ohne Sport geht bei mir (fast) gar nichts. Ich gehe schon vor dem Frühstück joggen und verbrenne dabei vermutlich besonders viele Kalorien. Außerdem merke ich am ehesten an meiner gestiegenen Fitness, dass das Abnehmen was bringt. Das motiviert mich dann weiterzumachen. Es ist wie ein Teufelskreis im Positiven: Der Sport zeigt mir, dass das Abnehmen mehr Ausdauer und Power gibt. Und das motiviert mich, bei der Ideal-Diät zu bleiben, um noch fitter und schlanker zu werden.

Frage: Was empfiehlst du Übergewichtigen, die keinen Sport machen?

Iris: Es ist unbedingt wichtig, sich mehr und regelmäßig zu bewegen, auch wenn es nur ein Spaziergang ist oder die Fahrradtour zur Arbeit. Erst die Routine zeigt, dass man langsam, aber sicher immer fitter wird. Damit kommt der Spaß an der Bewegung ganz von selbst.

Alles auf einen Blick

Den Kilos Beine machen

→ Sie brauchen Ausdauer, wenn Sie mit Sport abnehmen wollen. Weil ein untrainierter Körper zu Beginn jeder sportlichen Aktivität vor allem Kohlenhydrate verbrennt und erst nach 20 bis 30 Minuten die Fettverbrennung auf Touren kommt, sollten Sie Sportarten bevorzugen, bei denen Ihnen nicht gleich die Puste, der Spaß oder beides ausgeht. Trainieren Sie Ihre Ausdauer, damit Sie bald problemlos längere Zeit Sport treiben und damit viele (Fett-)Kalorien verbrennen können.

→ Kraftsport lässt Muskeln anschwellen. Jede Muskelzelle ist ein hervorragender Kalorien-Brennofen. Selbst im Schlaf verbraucht ein muskulöser Körper mehr Energie als ein Spargeltarzan. Deshalb garantieren gestählte Muskeln neben einem schönen Körper auch den langfristigen Abnehmerfolg. Weiterer Vorteil der Kraftanstrengung: Sie können gezielt dort für straffe Muskeln sorgen, wo eventuelle Fettpölsterchen etwas mehr Halt brauchen. Außerdem beugen Sie mit einem Muskeltraining einer schlaffen Haut vor, die immer entstehen kann, wenn die Fettzellen deutlich schrumpfen, ohne dass sich Muskeln bilden.

Der beste Fatburner

Sport ist der einzige wirkliche Fatburner. Nur mit mehr Bewegung können wir unseren Körper dazu bringen, mehr Fett als üblich zu verbrennen. So lässt sich der Energieumsatz schon mit täglich 30 Minuten Gehen um rund 5000 Kalorien pro Monat steigern. Und wer nur 2-mal pro Woche 30 Minuten schwimmen geht, verliert dabei nochmals satte 2500 Kalorien. Allein schon damit könnten Sie jeden Monat 1 Kilo Fett verbrennen.

3 x 30 Minuten

Damit Fette schmelzen, brauchen Sie einen Sport, den Sie 3-mal pro Woche mindestens 30 Minuten durchführen können. Also besser ein langer Spaziergang als nur 10 Minuten laufen.

Körpergefühl

Regelmäßige Bewegung beim Abnehmen hat nicht nur auf der Waage Folgen. Sie merken sie auch an Ihrer gestiegenen Fitness und an Ihrem besseren Körpergefühl.

Wer eine Diät startet, sollte sich mit einem neuen Sportprogramm nicht überfordern. Aber ein paar Gymnastikübungen oder eine kleine Fahrradtour helfen hervorragend gegen Diätfrust.

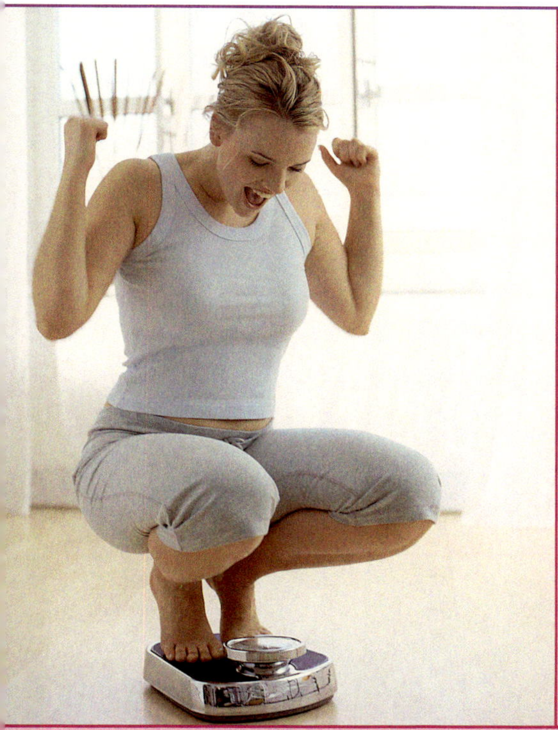

Wenn Sie häufig Sport treiben, ist der regelmäßige Genuss der roten Rezeptvorschläge (siehe Seite 142) durchaus drin, ohne dass Sie damit Ihren Diäterfolg riskieren. Wie oft Sie sich die roten Ausnahmen leisten können, entscheiden allein die Waage, Ihr Abnehm-Ehrgeiz sowie Ihr Eifer beim Sporteln.

Welche Sportarten bei Übergewicht?

→ Wer ohnehin seine Gelenke schon mit zu vielen Kilos belastet, sollte sie nicht auch noch mit Sprüngen, abrupten Bewegungen, einseitigen Belastungen oder allzu schweren Gewichten malträtieren. Wer seit Jahren keinen Sport mehr getrieben hat, dem raten wir, sich vorher vom Arzt durchchecken zu lassen und ihn zu fragen, ob und welcher Sport für ihn geeignet ist.

→ Für Übergewichtige allgemein sehr gut geeignet sind: Walking, Radfahren, Skilanglauf, Gymnastik, Schwimmen, Aquagymnastik, Wandern, langsame Tänze, leichtes Krafttraining und jedes gute Cardio-Training (Fitness-Studio, Volkshochschulen).

→ Für untrainierte Übergewichtige weniger gut geeignet sind: Tennis, Squash, Joggen (Gelenkbelastung), Skiabfahrt und schnelle Mannschaftssportarten. Allerdings: Wer einen solchen Sport bereits beschwerdenfrei betreibt, sollte sich in Absprache mit dem Arzt die Freude daran nicht nehmen lassen.

Sachregister

Interview-Themen

Register

Rezeptregister

Register

Adressen, die weiterhelfen

Verbraucherzentrale
Bundesverband e. V.
Markgrafenstraße 66,
10969 Berlin
E-Mail: info@vzbv.de
www.vzbv.de

Auswertungs- und Informationsdienst für Ernährung, Landwirtschaft und Forsten (aid)
Friedrich-Ebert-Straße 3
53177 Bonn
www.aid.de

Deutsche Gesellschaft für Ernährung (DGE)
Godesberger Allee 18
53175 Bonn
www.dge.de

Schweiz. Vereinigung für Ernährung (SVE)
Effingerstr. 2
Postfach 8333
3001 Bern
E-Mail: info@sve.org
www.sve.org

Österreichische Gesellschaft für Ernährung (ÖGE)
Zaunergasse 1-3 (Palais Fanto)
1030 Wien
E-mail: info@oege.at
www.oege.at

Vereine für Unabhängige Gesundheitsberatung (UGB)
Geschäftsstelle Deutschland
Sandusweg 3
35435 Wettenberg/Gießen
E-Mail: info@ugb.de
www.ugb.de

Geschäftsstelle Österreich
Unterstr. 253 B
6416 Obsteig
E-Mail: ugb@smidt.at

Geschäftsstelle Schweiz
Seewadelstrasse 7c
8444 Henggart
E-Mail: ugb.schweiz@bluemail.ch
www.ugb.ch

Internet-Adressen, die weiterhelfen
www.5amTag.de
www.was-wir-essen.de
www.verbraucherministerium.de
www.aid.de
www.diabetes-world.net
www.glycemicindex.com
www.richtig-essen-institut.de
www.richtigfit.de

M.O.B.I.L.I.S. – SportMed.
Schulungsprogramm Adipositas
info@mobilis-project.de

Gemeinsam schlank werden in apothekenbetreuten Abnehmgruppen mit dem am GLYX orientierten SENSO-AKTIV-Programm
www.easyway.de

Bücher, die weiterhelfen

Albrecht, Karin: Körperhaltung, Haltungskorrektur und Stabilität in Training und Alltag. Haug Verlag, Stuttgart

Albrecht, Karin et al.: Stretching – das Expertenhandbuch. Grundlagen für Trainer und Sportler. Haug Verlag, Stuttgart

Biesalski, H. K. et al.: Ernährungsmedizin. Georg Thieme Verlag, Stuttgart

Boeckh-Behrens, W.-U.; Buskies, W.: Fitness-Krafttraining. RoRoRo Verlag, Reinbek bei Hamburg

Brand-Miller, J. et al.: The New Glucose Revolution. Marlowe & Company, New York

Geiß, K.-R.; Hamm, M.: Handbuch Sportlerernährung. Rowohlt Verlag, Hamburg

Hamm, M.: Fit und schlank mit dem GLYX. Dauerhaft abnehmen mit den richtigen Kohlenhydraten. Droemer Knaur Verlag, München

Hamm, M.: Knaurs Handbuch Ernährung. Droemer Knaur Verlag, München

Hamm, M.; Scholz, A.: Musclefood, Droemer Knaur Verlag, München

Kopp, W.; Begusch, B.: Essen Sie sich schlank! Abschied vom Jo-Jo-Effekt. Schlank-und-Gesund-Verlag, Graz

Pape, D.; Schwarz, R.; Gillessen, H.: satt schlank gesund. Das Ernährungs-Praxisbuch nach dem Insulinprinzip. Deutscher Ärzte Verlag, Köln

Trunz, E.; Hamm, M.: Style your body. Midena Verlag, München

Wechsler, J. G.: Adipositas. Ursachen und Therapie. Georg Thieme Verlag, Stuttgart

Willett, W.: Eat, Drink, and Be Healthy. Simon & Schuster, New York

Bücher aus dem Gräfe und Unzer Verlag

Bromm, S.: Low Fat.

Casparek, P.: Backen für Diabetiker.

Das große GU Koch- und Backbuch für Diabetiker.

Das große GU Low Fat Buch.

Elmadfa, I. et al.: Die große GU Nährwert Kalorien Tabelle 2004/05.

Fritsche, D.: Diabetes.

Hederer, M.: Laufen zum Abnehmen.

Klevers Kompass Kalorien & Fette.

Knophius, H.: Fatburner.

Kühn, D.: Abnehmen für Kinder.

Kuhnert, C.: Superbody mit Pilates.

Rüdiger, M.: Bauch, Beine, Po.

Wade, J.: Fatburner. Das Fitnessprogramm.

Wade, J.: Das neue Bodystyling (mit CD).

Die Autoren

Professor Dr. Michael Hamm ist Ernährungswissenschaftler. Neben seiner Hochschullehrertätigkeit in Hamburg ist er vor allem als Referent und Buchautor bekannt. Er berät die Zeitschrift »Fit for Fun« bei Ernährungsthemen und ist bekannt für die Entwicklung effektiver Diät-Programme. Professor Hamm engagiert sich in zahlreichen Arbeitskreisen und Gremien für das Thema Sport- und Fitnessernährung sowie für die Prävention und Behandlung von Übergewicht durch Ernährung und Sport.

Friedrich Bohlmann ist Ernährungswissenschaftler. Er arbeitet als Ernährungsberater, Buchautor, Fachjournalist für verschiedene Zeitschriften sowie als Ernährungsexperte in Fernsehsendungen. Ihm liegt am Herzen, aktuelle Ernährungsinformationen interessant und verständlich zu vermitteln, um den Menschen beim Essen und Trinken mehr Verständnis und Vertrauen zu verschaffen.

Dank

Katrin Glang danken wir für die Entwicklung und Tanja Quade für die Unterstützung und Beratung beim Sportprogramm.

Impressum

Redaktionsleitung
Ulrich Ehrlenspiel
Redaktion
Barbara Fellenberg
Lektorat
Angelika Lang
Gestaltung und Layout
independent Medien-Design, Claudia Fillmann
Herstellung
Susanne Mühldorfer
Satz
Bernd Walser Buchproduktion, München
Repro
Fotolito Longo, Bozen
Druck
Appl, Wemding
Bindung
Großbuchbinderei Monheim, Monheim

ISBN: 3-7742-6035-4

Auflage	4.	3.	2.	1.
Jahr	07	06	05	04

GRÄFE UND UNZER

Ein Unternehmen der
GANSKE VERLAGSGRUPPE

Fotoproduktion
Nicolas Olonetzky (Peoplefotografie)
Chantal Ritter (Styling)
Christine Letzner (Make-up)

Studio L`EVEQUE Harry Bischof (Foodfotografie)
Tanja Major (Styling)

Für die freundliche Unterstützung der Fotoproduktion ein Dankeschön an:
- Kokon GmbH, Lenbach-Palais München
- C & A, erhältlich in allen Filialen
- Hennes & Mauritz, erhältlich in allen Filialen
- New Yorker, erhältlich in allen Filialen

Weitere Fotos
GU: U4 unten (A. Hoernisch), Seite 115, 116 u. (Studio Schmitz), 162 (C. Dahl)
Jump: Seite 34, 50
Stockfood: Seite 38, 57 re.
Christian Teubner: Seite 86, 87, 89, 98, 106, 121, 125, 127, 130 u., 134, 140, 143
Zefa: Titelbild

Umwelthinweis
Dieses Buch wurde auf chlorfrei gebleichtem Papier gedruckt. Um Rohstoffe zu sparen, haben wir auf Folienverpackung verzichtet.

Die GU-Homepage finden Sie im Internet unter www.gu-online.de

DAS ORIGINAL · GU · MIT GARANTIE

Das Original mit Garantie

Ihre Meinung ist uns wichtig.
Deshalb möchten wir Ihre Kritik, gerne aber auch Ihr Lob erfahren. Um als führender Ratgeberverlag für Sie noch besser zu werden. Darum: Schreiben Sie uns! Wir freuen uns auf Ihre Post und wünschen Ihnen viel Spaß mit Ihrem GU-Ratgeber.

Unsere Garantie:
Sollte ein GU-Ratgeber einmal einen Fehler enthalten, schicken Sie uns das Buch mit einem kleinen Hinweis und der Quittung innerhalb von sechs Monaten nach dem Kauf zurück. Wir tauschen Ihnen den GU-Ratgeber gegen einen anderen zum gleichen oder zu einem ähnlichen Thema um.

Ihr Gräfe und Unzer Verlag
Redaktion Gesundheit
Postfach 86 03 25
81630 München
Fax: 0 89 / 4 19 81-1 13
E-Mail: leserservice@graefe-und-unzer.de

Wichtiger Hinweis
Die Gedanken, Methoden und Anregungen in diesem Buch stellen die Meinung bzw. Erfahrung der Verfasser dar. Sie wurden von den Autoren nach bestem Wissen erstellt und mit größtmöglicher Sorgfalt geprüft. Sie bieten jedoch keinen Ersatz für kompetenten medizinischen Rat. Jede Leserin, jeder Leser sollte für das eigene Tun und Lassen auch weiterhin selbst verantwortlich sein. Weder Autoren noch Verlag können für eventuelle Nachteile oder Schäden, die aus den im Buch gegebenen praktischen Hinweisen resultieren, eine Haftung übernehmen.